Monika Niehaus / Andrea Pfuhl
Die Psycho-Trojaner

W0084427

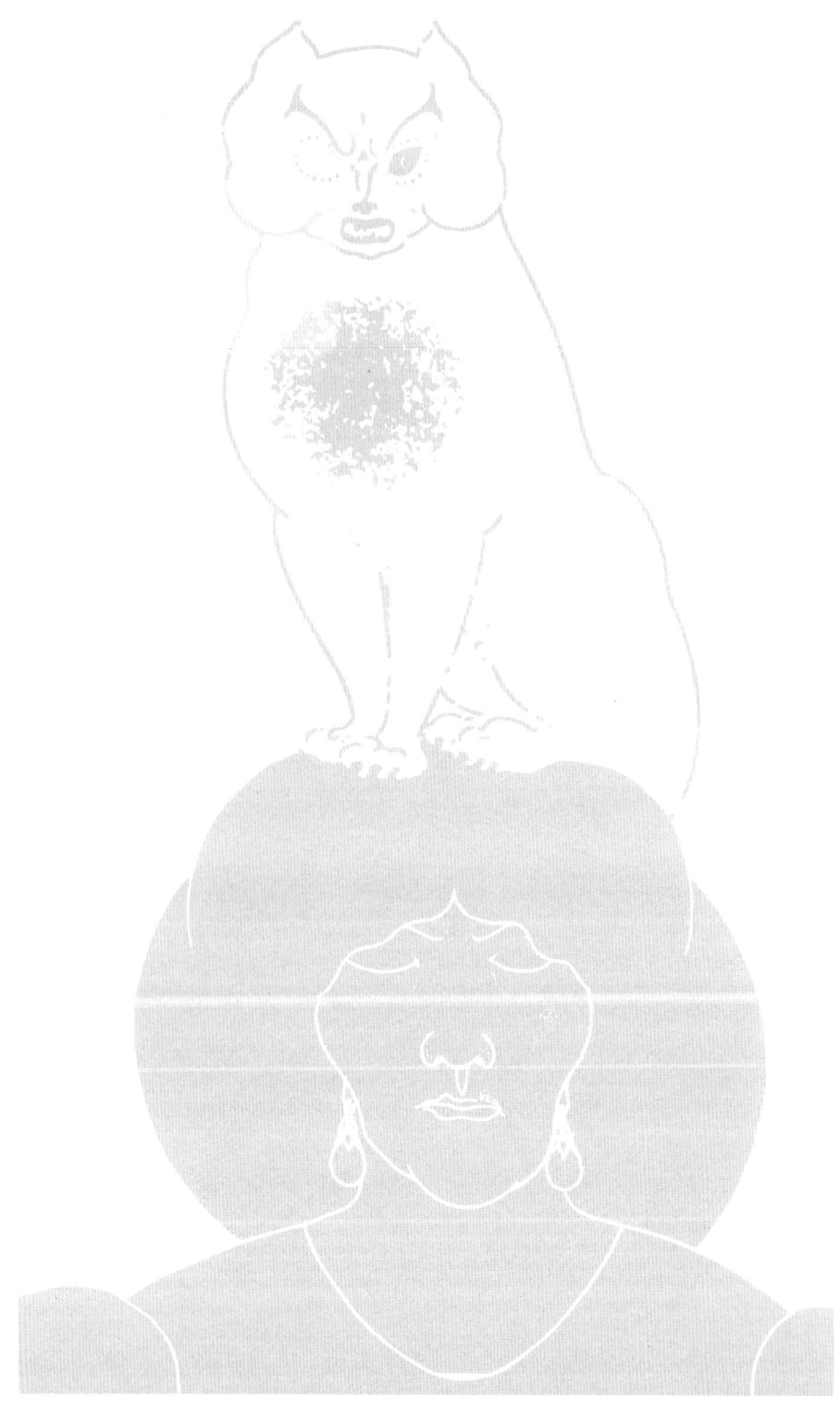

Monika Niehaus
Andrea Pfuhl

Die Psycho-Trojaner

Wie Parasiten uns steuern

2. Auflage

S. Hirzel Verlag

Dr. Volker Walldorf (Institut für Zoomorphologie, Zytologie und Parasitologie der Heinrich-Heine-Universität Düsseldorf) hat freundlicherweise sämtliche Kapitel fachlich gegengelesen und kommentiert (verbliebene Fehler sind natürlich unsere Sache). Und unser Dank gilt auch unserer Lektorin Dr. Angela Meder vom Hirzel-Verlag, die sofort auf das Thema ansprang und uns während der Entstehung des Buches tatkräftig unterstützt hat.

Bibliografische Information der Deutschen Nationalbibliothek
Die Deutsche Nationalbibliothek verzeichnet diese Publikation in der Deutschen Nationalbibliografie; detaillierte bibliografische Daten sind im Internet über https://portal.dnb.de abrufbar.

2. Auflage 2017

ISBN 978-3-7776-2680-2 (Print)
ISBN 978-3-7776-2682-6 (E-Book, PDF)

© 2017 S. Hirzel Verlag
Birkenwaldstraße 44, 70191 Stuttgart
Printed in Germany
Einbandgestaltung: deblik, Berlin unter Verwendung eines Bildes von Aubrey Beardsley
Satz: abavo GmbH, Buchloe
Druck & Bindung: Kösel, Krugzell

www.hirzel.de

Inhalt

Vorwort:
mit List und Tücke

Parasiten sind allgegenwärtig, praktisch kein Lebewesen ist vor ihrer unerwünschten Zuneigung sicher. Dabei verursachen sie ihren Wirten verblüffend hohe Energiekosten: Brüllaffen beispielsweise verbrauchen mehr als ein Viertel ihres Stoffwechselbudgets dafür, mit Händen, Füßen und Schwanz um sich zu schlagen, um geflügelte Plagegeister abzuwehren.[10]

Doch Parasiten sind nicht einfach nur lästige Mitesser, die sich dreist auf ihre Opfer stürzen und sie zu mehr oder minder heftiger Abwehr veranlassen. Die raffiniertesten dieser ungebetenen Gäste geben sich nicht allein mit der ausgiebigen Nutzung ihrer Nahrungsquelle zufrieden, sondern haben im Laufe ihrer Evolution sogar die Fähigkeit entwickelt, das Verhalten und die Psyche ihres Wirts zu ihrem eigenen Vorteil zu manipulieren.[22] Da sie dies bereits seit mindestens 500 Millionen Jahren[2] versuchen, leiden schon Insekten, Spinnen und Krebse unter den ebenso perfiden wie erstaunlichen Psychotricks diverser Parasiten. Um Ihnen die riesige Bandbreite dieser Tricks darzulegen, fassen wir den Begriff Parasit recht weit und zählen neben Viel- und Einzellern auch Bakterien und Viren dazu (siehe Glossar).

Ein Meister seines Faches ist der winzige Fadenwurm *Myrmeconema neotropicum*, der im mittel- und südamerikanischen Regenwald Färbung und Verhalten einer Ameise (*Cephalotus atratus*) so umprogrammiert, dass sie mit hoher Wahrscheinlichkeit von einem Vogel aufgepickt wird. Die „Idee" dahinter: Vögel lieben rotes Obst. Also lässt der Wurm zunächst den Hinterleib der infizierten Jungameise prächtig erröten, und zwar genau dann, wenn sie alt genug ist, das schützende Nest zu verlassen. Denn jetzt beherbergt die „Beerenameise" reife Wurmeier, die schleunigst unters nächste Ameisenvolk gebracht werden müssen. Also klettert sie auf Bäume, die rote Beeren tragen und spreizt ihren Hinterleib auffällig hoch. Der Vogel schnappt sich den interessanten Happen und scheidet die Wurmei-Füllung andernorts aus. Sobald die Ameisen den nahrhaften Vogelkot finden und an ihre Larven verfüttern, wird auch ihre Kolonie infiziert, und der Parasitenkreislauf schließt sich.[23, 27]

Andere Parasiten können buchstäblich ins Auge gehen, zumindest in das von den auch bei uns heimischen See-Flohkrebsen (*Gammarus lacustris*). Kratzwürmer (*Polymorphus paradoxus*) verändern den Spiegel des wichtigen Botenstoffs Serotonin im Hirn des Krebses, was die Signalübertragung vom

Auge ins Gehirn stört. Das Licht der Sonne erscheint ihm düster und so schwimmt er aus dem schützenden Dunkel des Teichschlamms nach oben – in sein Verderben. An der Wasseroberfläche klammert er sich am nächstbesten Gegenstand fest, bis er im Schnabel eines hungrigen Wasservogels verschwindet. Mit dem Vogelkot gelangen die Kratzwurmnachkommen dann zu den nächsten Flohkrebsen.[6, 13, 19, 25] Eine nahe verwandte Kratzwurmart löst bei diesen Krebschen hingegen eine Vorliebe für den aparten Geruch von Raubfischen aus, und sie beeilen sich, ihnen in selbstmörderischer Manier ins Maul zu schwimmen.[4]

Wie gelingt es den Parasiten, derart komplexe Verhaltensänderungen auszulösen? Manche stellen die Gehirnchemie ihrer Opfer neu ein, beispielsweise, indem sie direkt auf deren Hormone einwirken. Dieser Methode bedient sich ein *Baculovirus*. Das Virus befällt die Raupen des Schwammspinners (*Lymantria dispar*), eines gefürchteten Forstschädlings. Es zerstört ein Hormon, das den Raupen Sättigung signalisiert und den Befehl zur Verpuppung gibt. Die Raupen fressen hemmungslos weiter und gelangen bei der Nahrungssuche bis in die Wipfel der Bäume, daher der Name „Wipfelkrankheit". Dort sterben sie und zerfallen. Ihre Virenfracht segelt durch die Lüfte und landet auf weiteren Gelegen des Schwammspinners. Und schon infizieren sich die frisch geschlüpften Raupen. Je höher der Baum ist und je ausdauernder die Raupen klettern, desto breiter der Radius, den die Viren erreichen.[12, 14, 16]

Pfiffige Invasoren

Selbst Säugetiere werden von den unsichtbaren Strippenziehern nicht verschont, obwohl deren Gehirne aus wesentlich mehr Nervenzellen und deutlich komplexeren Schaltkreisen bestehen als die von Insekten und Krebsen. Fest steht, dass Parasiten auch beim Menschen zu auffälligen psychischen Veränderungen führen können – das wohl drastischste Beispiel sind akute virale Infektionen wie die Tollwut. Und von chronischen Bakterieninfektionen wie der Syphilis weiß man seit dem 16. Jahrhundert, dass sie zu „Geistesstörungen" führen: Im Spätstadium, der Neurosyphilis, kommt es neben Lähmungen zu Wahnideen und Halluzinationen.[8, 15] Heute steht nach Angaben des *Deutschen Ärzteblattes* mehr als ein Dutzend Infektionserreger in Verdacht, psychiatrische Erkrankungen auszulösen, darunter Bornaviren, Borrelien, Chlamydien, Herpesviren, HI-Viren, Streptokokken und *Toxoplasma gondii*[7], doch vermutlich sind es deutlich mehr.

Natürlich macht es der menschliche Körper Eindringlingen nicht leicht, sich im Hirn anzusiedeln. Die erste Barriere ist das Immunsystem. Es schüttet so genannte Zytokine aus, die es ihm erlauben, den Eindringling zu bekämpfen.[9] Dann ist wieder der Parasit am Zuge, indem er die Attacke zu seinen Gunsten beeinflusst. Die Psychoneuroimmunologin Shelley Adamo nimmt an, dass die Verbindungen zwischen Immunsystem, Nervensystem und Verhalten für parasitische Machenschaften prädisponiert sind: „Möglicherweise liegt nur ein kleiner evolutionärer Schritt zwischen der Manipulation des Immunsystems, [mit der der Parasit] seine Zerstörung zu verhindern sucht, und einer Manipulation, mit der er seinen Wirt zwingt, Stoffe zu produzieren, die aufs Nervensystem wirken und sein Verhalten beeinflussen.“[1, 2]

Immunsystem und Gehirn stehen in ständigem Austausch, um das Verhalten zu steuern und damit die Überlebenschancen zu erhöhen.[21] Die Evolution hat einerseits jene Parasiten gefördert, die vor allem das Immunsystem des Wirtes manipulieren, anderseits solche, die vor allem dessen Nervensystem beeinflussen – und sie hatten Millionen Jahre Zeit, die jeweilige Technik zu perfektionieren.[2] Das Gehirn bietet Parasiten zudem besondere Vorteile, denn dort sind sie vor der vollen Angriffswucht des Immunsystems geschützt und können sich in aller Ruhe daranmachen, das Verhalten ihres Wirtes zum eigenen Vorteil zu verändern.[18]

Ein wesentlicher Teil psychischer Symptome wird höchstwahrscheinlich durch die allgemeine Reaktion des Immunsystems auf Entzündungen ausgelöst. Sie gelten bei den Veränderungen im Gehirn von Alzheimerpatienten als Schlüsselelement, und das weist auf Infektionen hin: „Entzündungen auszulösen gehört zu den Dingen, die [Bakterien wie] Chlamydien besser können als alles andere“, erklärte der Alzheimerforscher Alan P. Hudson 2001 in einem *Science*-Interview. „Sind sie im Gehirn, führen sie zu Entzündungen.“[5, 17, 28, 29]

Descartes' Irrtum

Hirnparasiten – Adamo nennt sie die „Neurobiologen der Evolution" – können zum einen Substanzen ausscheiden, die die Aktivität der Nervenzellen direkt verändern, zum anderen Veränderungen im Genom oder im Proteinhaushalt des Wirtes hervorrufen, die zu gezielten und manchmal grotesken Verhaltensänderungen führen.[2, 22] „Fliegen, Ameisen, Raupen, Wespen, was immer Sie wollen“, zählt Janice Moore auf, „es gibt ganze Lastwagenladungen von Wirbellosen, die sich verrückt benehmen, weil sie parasitiert sind.“ Tollwutviren und *Toxoplasma* gehören zu den wenigen bekannten winzigen Strippenziehern, die es mit Säugern aufnehmen, doch das liegt nur an unserer Unkenntnis, glaubt der Parasitologe Robert Sapolsky: „Ich vermute, dass es bei Säugern noch haufenweise weitere Beispiele gibt, mit Parasiten, von den wir noch nie gehört haben."[20]

Was für körperliche Erkrankungen gilt, gilt auch für psychische – die auf den französischen Philosophen und Naturwissenschaftler René Descartes zurückgehende Trennung zwischen Körper und Geist bzw. Seele (Dualismus) ist eine rein willkürliche, wird aber von der psychiatrischen Zunft bis heute hochgehalten. Doch was ist mit den Ameisen, Flohkrebsen und Ratten, die sich „verrückt", ja selbstmörderisch benehmen? Niemand käme da auf die Idee, nach traumatischen frühkindlichen Erfahrungen zu suchen. Menschen sind keine Ameisen, aber für einen Parasiten ist unser Gehirn ein Organ wie jedes andere, und er tut dort, was er auch in seinen anderen Wirten tut.[8] Wie sich dieses Tun auswirkt – ob unspezifisch als Entzündung oder spezifisch als Verhaltensmanipulation –, hängt von den Umständen ab. Statt unsere Psyche als etwas Metaphysisches anzusehen, sollten wir die Möglichkeit einer Parasiteninfektion bei psychischen Erkrankungen in Betracht ziehen.

Inzwischen nehmen renommierte Experten wie der Virologe Nathan Wolfe an, dass ein beträchtlicher, wenn nicht gar der überwiegende Teil chronischer Erkrankungen von Infektionen hervorgerufen wird.[26, 29] Er hält das für eine gute Nachricht, denn die Tatsache, dass sich auch hinter Gemütskrankheiten Parasiten verbergen können, eröffnet endlich sinnvolle therapeutische Möglichkeiten. Denn die sind bei „endogenen" Krankheiten miserabel, während wir für eine Bekämpfung von Würmern, Einzellern, Viren und Bakterien deutlich besser gerüstet sind.[26]

Einige dieser „Psychoparasiten" mit ihren schier unglaublichen Tricks wollen wir Ihnen in diesem Buch vorstellen. Auch wenn wir bei dem Insektenparasiten *Wolbachia* von der Regel abweichen, uns auf Humanparasiten zu beschränken, wäre das Thema des Buches ohne die Mutter aller Manipulatorinnen unvollständig. Wie dieses Bakterium Geschlecht, Fruchtbarkeit und Verhalten von Insekten, Krebsen, Spinnen und Würmern nach Belieben verändert, ist fantastisch – und vor kurzem wurde *Wolbachia* auch im Menschen nachgewiesen. *Wolbachia* ist ein Paradebeispiel für den berühmten Ausspruch von Theodosius Dobzhansky (1900–1975), des Nestors der modernen Evolutionstheorie: „Nichts in der Biologie ergibt Sinn außer im Licht der Evolution."

Bevor wir uns diesen Strippenziehern zuwenden, die so virtuos auf der Klaviatur unseres Gehirns spielen und direkt auf unser Verhalten und unsere

Psyche einwirken, wenden wir uns einigen „klassischen" Parasiten zu, um zu zeigen, wie diese ungebetenen Gäste, dieser bunt zusammengewürfelte Haufen, der von mikroskopisch kleinen Viren, Bakterien, Pilzen und Einzellern bis zu meterlangen Vielzellern wie dem Fischbandwurm reicht,[3, 11, 24] seit eh und je die Geschicke der Menschheit beeinflusst haben – vielleicht mehr als die Generäle und Könige, Päpste und Mätressen, denen man dies gemeinhin zuschreibt.

Und das werden sie wohl auch künftig tun, prophezeit die Verhaltensbiologin Janice Moore von der Colorado State University: „Der Rüstungswettlauf zwischen Parasiten und ihren Wirten begann schon vor der Evolution der Mitochondrien und wird erst dann enden, wenn die Evolution selbst endet."[22]

Bis es soweit ist, hoffen wir, dass Sie beim Lesen ebensoviel Spaß haben, wie wir beim Recherchieren und Schreiben hatten.

Im Juni 2016   Monika Niehaus, Düsseldorf,
                                      und Andrea Pfuhl, Hamburg

Teil I:

Die Klassiker und ein wenig mehr

Läuse: eine peinliche Verwandtschaft

Läuse sind nur wenige Millimeter groß, flügellos und äußerst vermehrungs-freudig. Wie wir selbst sind sie Kosmopoliten, und sie haben im Lauf unserer gemeinsamen Geschichte nicht nur Privates wie unsere Haarmode beein-flusst, sondern belegen auch die relative Unwichtigkeit von Generälen und dienten zeitweilig sogar als Wegweiser ins Himmelreich.

Tierläuse verbringen ihr ganzes Leben auf ihrem Wirt, der ihnen nicht nur einen wohl temperierten Unterschlupf, sondern stets auch eine warme Mahlzeit garantiert. Dabei erweisen sie sich als sehr wählerisch, denn „Men-schenläuse" interessieren sich ausschließlich für *Homo sapiens*.[4] Eine enge Verwandte, *Pediculus schaeffi*, sorgt dafür, dass sich Schimpansen als unsere nächsten Verwandten ausgiebig kratzen, während Gorillas mit *Phthirus goril-lae* eine Läuseart beherbergen, die aus der Gattung unserer Filzlaus stammt.

Um Konkurrenz untereinander zu vermeiden, haben die drei Menschen-liebhaber, die Filzlaus, die Kopf- und die Kleiderlaus, ihren unfreiwilligen Gastgeber in mehrere Reviere, sprich ökologische Nischen, aufgeteilt: Die kaum 1,5 Millimeter große gedrungene Filzlaus (*Phthirus pubis*) lebt in Schamhaar, Bart, Wimpern und Augenbrauen. Sie überträgt im Gegensatz zu ihren lausigen Cousinen keine Krankheiten und ist so träge, dass man sie sich praktisch nur beim Sex einfangen kann, was sie zum peinlichsten Vertreter des Triumvirats macht. (Wer um eine Ausrede verlegen ist, der sollte aller-dings wissen, dass auch schon Übertragungen durch filzlausbefallene Scham-haare vorgekommen sind, die auf den Toilettenbrillen in schlecht gepflegten WCs zurückgeblieben waren.[48])

Die etwa doppelt so große Menschenlaus mit dem klangvollen lateini-schen Namen *Pediculus humanus* besiedelt *Homo sapiens* gleich in zwei Ver-sionen: Als Kopflaus (*P. humanus capitis*) hält sie sich ausschließlich im Kopf-haar auf, als Kleider- oder Körperlaus (*P. humanus corporis*) lebt sie nicht nur in der Körperbehaarung (wobei sie das Kopfhaar meidet), sondern auch auf der Innenseite der Kleidung. Im Gegensatz zur Filzlaus können die behänden Krabbler aktiv von Wirt zu Wirt klettern, so dass sie nicht nur in Herbergen jeglicher Art, sondern auch in Bus und Bahn neue Opfer finden. Natürlich werden sie ebenso durch Kleidung, Kamm und Bettwäsche übertragen.[28]

Die Kleiderlaus ist übrigens einer der jüngsten Parasiten des Menschen, denn sie konnte sich erst entwickeln, als unsere Vorfahren ihr dichtes Haar-kleid verloren hatten und in der Steinzeit begannen, zumindest in den kühle-ren Regionen regelmäßig Kleidung zu tragen. Ihr Alter wird auf rund 70 000

Jahre geschätzt, und sie stammt wie unsere eigenen Vorfahren aus Afrika.[23] Selbst die Frühbesiedlung Nordamerikas vor rund 15 000 Jahren lässt sich läusemäßig verfolgen; so ist die innige familiäre Beziehung zwischen den Kopfläusen auf chinesischen Häuptern und denen der aleutischen Inuit ein weiterer Beleg für die Völkerwanderung über die Beringstraße.[53]

Menschenläuse sind auf unsere Körperwärme angewiesen und spüren sehr schnell, wenn diese sich in die eine oder andere Richtung ändert: Fiebernde oder Tote werden in Scharen verlassen, denn die Tierchen sind gegen höhere wie tiefere Temperaturen empfindlich. Es genügt also, läuseverseuchte Kleidung bei mindestens 60° C zu waschen. Kälte bremst dagegen ihren Stoffwechsel, so dass eiliger Abzug geboten ist. Ein eindrucksvolles Beispiel lieferte die Beerdigung von Thomas Becket, Erzbischof von Canterbury, dessen frischer Leichnam 1170 in der Kathedrale aufgebahrt wurde. Damals trug man gegen die Kälte viele Kleidungsstücke übereinander, die selten gewechselt wurden. Und während die Trauernden schluchzten und der Tote langsam auskühlte, kam es zu einem solchen Exodus von Läusen aus seinen Gewändern, „als brodele das Ungeziefer über wie Wasser aus einem kochenden Kessel", so ein Augenzeuge. Dieser Anblick soll die Fassung der Umstehenden auf eine harte Probe gestellt haben.[14, 53]

Bei ihrer Suche nach einem neuen Wirt müssen sich die dünnhäutigen Insekten beeilen, denn sie trocknen sehr schnell aus. Zwar versuchen Läuse, Wasser zu sparen, indem sie einen extrem trockenen, staubartigen Kot abgeben, der nur 2 Prozent Wasser enthält, doch ihre einzige Möglichkeit, dem Ausdörren zu entkommen, ist eine Blutmahlzeit.[4] Darum können Läuse im Gegensatz zu den stärker gepanzerten Flöhen auch nur wenige Tage hungern. Haben sie mit Hilfe ihres Geruchs- und Wärmesinns ein geeignetes menschliches Opfer gefunden, verankern sie sich mit ihren kräftigen Klammerbeinen so fest, dass sie kaum abzustreifen sind. Während die Kopflaus im Haar direkt an der Quelle sitzt, steigt die Kleiderlaus mehrmals am Tag auf die Haut ihres Opfers um. Dort ritzt der Parasit eine Kapillare in der obersten Hautschicht an und saugt das austretende Blut, wobei er gleichzeitig Speichel in die Miniwunde abgibt, der die Blutgerinnung verhindert. Beim Stich bilden sich leichte, aber stark juckende Quaddeln.[28]

Bald nach der ersten Blutmahlzeit kommt es zur Paarung, und schon 48 Stunden später beginnen die Weibchen mit der Eiablage. Innerhalb der nächsten Wochen kitten Kopfläuse bis zu 300 sehr widerstandsfähige Eier, so genannte Nissen, an die Haarschäfte des Wirtes; Kleiderläuse hingegen bevorzugen Nähte und Säume zur Eiablage, wobei ihnen raue Stoffe, beispielsweise aus Wolle oder grobem Leinen, eindeutig lieber sind als solche aus glatter Seide oder – heutzutage – Kunstseide. Der Kitt ist vollkommen wasserunlöslich, darum reicht einfaches Haarwaschen auch nicht aus, um der Läuseplage Herr zu werden. Nach 1–2 Wochen schlüpfen die Junglarven (Nymphen) als winzige Abbilder ihrer Eltern. Sie saugen ebenfalls Blut und sind nach der dritten Häutung erwachsen und geschlechtsreif. Je nach Temperatur dauert diese Entwicklung einer Kopf- bzw. Kleiderlausgeneration etwa 2–4 Wochen. Eine ausgewachsene Kopflaus lebt bis zu einem Monat, eine Kleiderlaus immerhin doppelt so lange.[6]

Explosive Geburt

Der amerikanische Bakteriologe Hans Zinsser beschrieb 1934 die Geburt einer Junglaus so liebevoll, dass wir Ihnen diesen Bericht nicht vorenthalten wollen: „Beim Schlupf aus dem Ei zeigt die junge Nymphe außerordentlichen Unternehmungsgeist. Zunächst stemmt sie den Deckel der Nisse auf. Das ermöglicht ihr den ersten faszinierenden Blick in die Freiheit, doch das Loch ist zu klein, um hinauszuschlüpfen. Mit großem Einfallsreichtum beginnt das Tierchen dann, vorn Luft zu schlucken und hinten wieder auszustoßen, so dass der Druck allmählich steigt, bis es schließlich in die große weite Welt hinaus katapultiert wird."[53]

Dass Menschen die einzigen Wirte sind, auf denen Kopf-, Kleider- und Schamlaus überleben können, bringt übrigens Kreationisten in arge Bedrängnis, denn demnach müssen schon Adam und Eva verlaust gewesen sein[53], eine Tatsache, die im 2007 eröffneten Creation Museum in Kentucky schamhaft unterschlagen wird.

Medusenhaar und Elfenlocken

Kopfläuse finden sich heutzutage vorwiegend im Schopf von Schulkindern zwischen 6 und 12 Jahren (in Deutschland liegt die Befallsrate bei etwa 6 Prozent); dabei bevorzugen die fiesen Krabbler ganz eindeutig Mädchen – wegen ihrer schönen langen Haare.[10, 21, 27] Diese Parasiten gelten als peinlich, doch das war nicht immer so; früher schätzte man sie als Ausdruck von Vitalität und Glaubenseifer (siehe unten).

Ein auffälliges Zeichen eines starken Kopflausbefalls ist der so genannte Weichselzopf, bei dem die Haarschäfte zu filzigen Strähnen verflochten sind. Die Läuse kleben ihre Nissen ja nicht einfach an ein einziges Haar, sondern fassen dabei gleich mehrere zusammen. Dieser Kopfputz begleitet die Menschheit schon seit langem. Bereits in einer jungsteinzeitlichen Höhle im

7. Jahrtausend v. Chr. fand sich eine Mumie mit verfilztem Haar, das voller Nissen war.[32] Und auch eine ägyptische Mumie, deren Haar man mit balsamischen Wachsen behandelt hatte, steckte voller Läuse.[51] Daher wird vermutet, dass die schlangenhaarigen Gorgonen- und Medusenhäupter der Antike die mythologische Verbrämung einer wohlbekannten Plage darstellen.[31] Auch die Sitte des Rasierens, die die Griechen und später die Römer in der hellenistischen Zeit von den Ägyptern übernahmen, diente wohl dazu, die überbordende Läusebesiedlung von Haupt- und Körperhaar einzudämmen, denn im Bart fand „das lausige Getier gern Unterschlupf wie das Wild im Walde". Und von römischen Witwen, die sich aus Trauer die Haare abschneiden ließen, sagte man, sie würden „bis auf die Laus geschoren".[5]

Da laust mich doch der Affe!

Wie stark Läuse lange Zeit unseren Alltag geprägt haben, zeigt sich an den volkstümlichen Sprichwörtern und Redewendungen, die sich um diese ungeliebten Mitbewohner ranken: „Jemanden eine Laus in den Pelz setzen" hieß ursprünglich, etwas völlig Unnötiges tun, denn schließlich hatte jeder Läuse (vergleichbar „Eulen nach Athen tragen"); heute versteht man darunter eher, jemanden misstrauisch zu machen bzw. ihm Schwierigkeiten zu bereiten. Wem „eine Laus über die Leber gelaufen" ist, der ist schlecht gelaunt und regt sich über jede Kleinigkeit auf – die Leber wird hier als Sitz des Gemüts angesehen.[41] Auch modisch machten sich die Läuse bemerkbar, in Modejournalen wurden die Kleiderstoffe ganz selbstverständlich nach Ungeziefer benannt, nämlich läuse-, floh- und wanzenfarbig.[44] Und nicht zuletzt nennen die Norweger ihre bekannten, aufwendig gemusterten Pullover oder Jacken „Lusekofte". Deren kleinteiliges „Läusemuster" erinnert an die wohl nicht ganz so gute alte Zeit, in der sich diese Tierchen noch höchstpersönlich in den Pullis der Skandinavier tummelten.

Gefördert wurde der Läusebefall durch das erstarkende Christentum, erhob diese Religion doch die Unsauberkeit zur Glaubensmaxime: je schmutziger und übelriechender, desto heiliger. Schließlich ging es den frühen Religionsstiftern darum, körperlichen Gelüsten durch ein abschreckendes Erscheinungsbild wirksam zu begegnen. Dabei beriefen sich die Kirchenväter auf den Ausspruch der heilige Paula von Rom aus dem 4. Jahrhundert, die offensichtlich nichts vom Baden gehalten hatte: „Die Reinlichkeit des Körpers und des Kleides", so Paula, „bedingt die Unreinheit der Seele", was die gute Frau wohl als Läusepatronin qualifizieren dürfte. Läuse galten als „Perlen des lieben Gottes", und wer besonders heilig sein wollte, der folgte dem Beispiel der Einsiedlerin Sisu (um die Jahrtausendwende) und setzte sich heruntergefal-

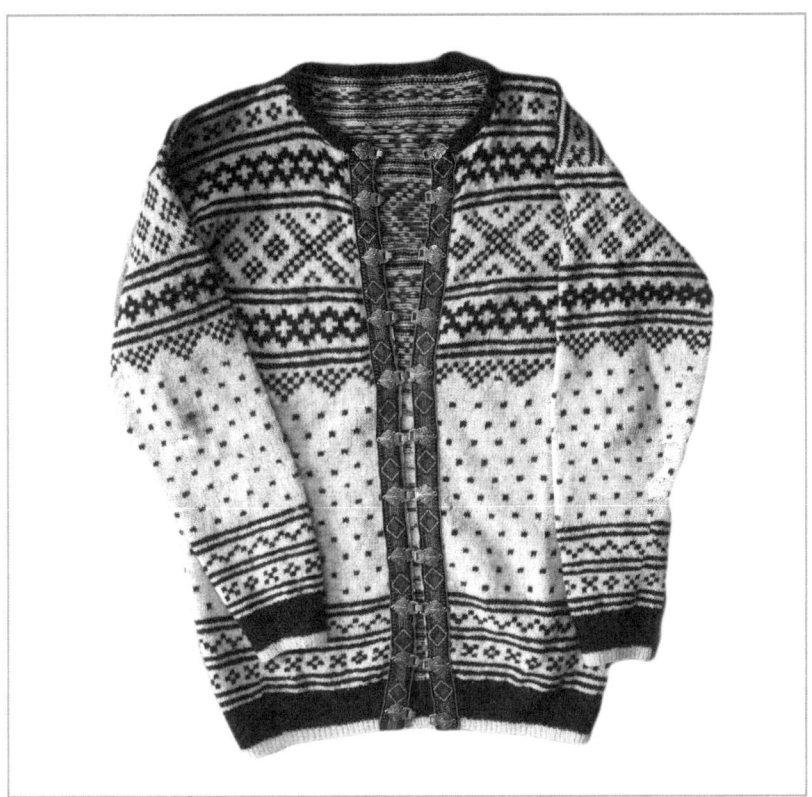

Woll-Läuse: Klassische Norwegerjacken sind von winzigen „Läusen" bedeckt – eine beachtliche Fleißarbeit der Strickerinnen. Solche kleinteiligen Einstrickmuster wärmen hervorragend, da beim Arbeiten mit zwei Farben die Fäden auf der Innenseite mitgeführt werden, so entsteht ein doppellagiges Gestrick.

lene Krabbler wieder auf den Kopf.[29, 51] Ohne Läuse war man als mittelalterliche Heilige einfach nicht komplett. Kein Wunder, dass gerade längere Haare so verfilzten, dass Kamm und Bürste machtlos blieben.

In schlimmen Fällen ist beim Weichselzopf das ganze Haupthaar betroffen und bildet eine verfilzte Matte. Da der Juckreiz zum Kratzen animierte, traten meist nässende Ekzeme auf, wodurch der Haarfilz klebrig und feucht wurde. Besonders in Polen war diese „Haartracht" einst bei der armen Bevölkerung recht häufig; das spiegelt sich in der medizinischen Bezeichnung *Plica polonica*, aber auch im englischen *polish plait* und im französischen *plique polonaise* wider.[18, 31] Allerdings war er ebenso in Russland, der Schweiz, im Elsass und in den Niederlanden, dort namentlich am Rhein, verbreitet. Der deutsche Ausdruck „Weichselzopf" verweist jedoch wohl eher auf die magische Bedeutung des verfilzten Haarzopfs denn auf sein gehäuftes Vorkommen in Polen: Er ist eine Verballhornung der polnischen Bezeichnung *wieszyczyce*, die sich von *wieszyczyca*, Nachtgespenst, herleitet. Aus dem bei Posen gesprochenen Dialekt wurde *wickselsupp* und endlich Weichselzopf.[3]

Wohl weil sich so viele Aberglauben um die filzige Flechte rankten, wurde sie auch von höheren Klassen getragen: Der Weichselzopf sollte Krankheiten aus dem Körper ziehen und bösen Geistern ein Heim bieten, die sich anderenfalls im Körper eingenistet hätten. Bis weit ins 19. Jahrhundert war ja in der Volks- wie auch der Schulmedizin die Meinung verbreitet, dass gefährliche Krankheitsmaterie vom Körperinneren auf die Körperoberfläche abgeleitet werden könnte, wo sie unschädlich gemacht würde.[3] Das Abschneiden eines Weichselzopfs galt darum als unglücksbringend, denn der böse Geist, rüde seiner Heimstatt beraubt, könnte sich bitter rächen und seinen ehemaligen Besitzer mit Krankheit strafen.[14, 31]

Weichselzöpfe waren zeitweilig in Europa derart *à la mode*, dass manch einer sie mit Wachs und Tinkturen sogar künstlich herbeiführte; beispielsweise trug der dänisch-norwegische König Christian IV. (1577–1648) sein Haar in diesem Stil. Der Glaube, dass Weichselzöpfe („Elfenlocken") von übernatürlichen Wesen wie Elfen hervorgerufen werden und darum tunlichst unangetastet bleiben sollten, findet sich auch in deutschen Märchen und in William Shakespeares *Romeo und Julia*. So erklärt Mercutio Romeo (1. Aufzug, 5. Szene):

Ebendiese Mab [Feenkönigin]
Verwirrt der Pferde Mähnen in der Nacht
Und flicht in strupp'ges Haar die Weichselzöpfe,
Die, wiederum entwirrt, auf Unglück deuten.

In unseren Tagen sind Feen selten geworden, und auch Weichselzöpfe findet man – zumindest in Europa – nur noch in Ausnahmefällen.[18] Sie sind in der Regel ein Anzeichen für vernachlässigte Körperhygiene, wie sie häufig mit psychischen Erkrankungen (zum Beispiel Schizophrenie) einhergeht. Daher hat die Plica polonica inzwischen auch den Beinamen Plica neuropathica („nervenkrank") erhalten.[39] Eine Wiederauferstehung in modischer Hinsicht erlebten die verfilzten Haarsträhnen jedoch im 20. Jahrhundert mit den Dreadlocks, wie man sie in der karibischen Rastafari-Mode und Reggae-Szene findet. Sollten sich in der Lockenpracht ungebetene Gäste einnisten, raten Hautärzte zur Radikalkur: abschneiden! Und zwar ratzekahl![15]

Revolutionäre Läusekur

Über das Ausmaß der Verlausung, das im 17./18. und noch bis ins 19. Jahrhundert hinein in Europa herrschte, macht man sich heute kaum mehr Vorstellungen. Jedermann hatte Läuse, vom Bettler bis zum Edelmann, und die in der Renaissance aufgekommene Vorliebe für Pelze unter den höheren Ständen kam den Krabblern sehr zupass. Gerade bei Hofe fanden Läuse dank barocker Putz- und Kleiderlust ideale Lebensbedingungen. Auch dass die meisten Edelleute eher zur Parfümflasche als zu Wasser und Seife griffen, kam den Blutsaugern entgegen. Denn Läuse galten zwar als lästig, aber keineswegs als peinlich, vielmehr als Zeichen strotzender Gesundheit und Manneskraft, da man ganz im Sinne der antiken Galenischen Humorallehre (siehe Seite 98) annahm, sie zögen die schädlichen Säfte aus dem Körper.[14]

Läuse machten im Frühbarock auch modisch ihren Einfluss auf die feine europäische Gesellschaft geltend. Zweifellos förderten die starke Verlausung und der damit verbundene ständige Juckreiz die Kopfrasur und das Aufkommen der Perückenmode bei Männern. Gleichzeitig sorgte die damals grassierende Syphilis und die dagegen verordnete Quecksilberbehandlung für Haarausfall (Alopecia syphilitica), doch nun konnten Glatzen, gleich welcher Genese, dank der angesagten Pariser Zweitfrisur endlich kaschiert werden (siehe Kapitel Syphilis).[12, 51] Zum Durchbruch verhalf der neuen Mode übrigens der französische Sonnenkönig Ludwig XVI. höchstpersönlich, denn er machte die Allongeperücke zu einem unentbehrlichen Accessoire bei Hofe.

Den Läusen kam diese Mode gelegen, wurden sie doch mit der Perücke, die in feinen Kreisen selbstredend aus menschlichem Haar geknüpft war, oft gleich mitgeliefert. So notierte der berühmte englische Chronist des 17. Jahrhunderts, Samuel Pepys, 1663 in seinem Tagebuch: „Mein alter Perückenmacher Jervas brachte mir eine Perücke, doch sie war, wie ich besorgt feststellen musste, voller Nissen. Ich ärgerte mich fürchterlich, dass er mir so etwas zumutete, und schickte ihn zurück, damit er sie reinige."[36, 53]

Das konnte den Siegeszug der Perücken an europäischen Höfen jedoch nicht aufhalten; jedermann, der auf sich hielt, trug einen solchen Kopfputz – nicht selten Krabblerbesiedlung inklusive. Dementsprechend lästerte die scharfzüngige Markgräfin Wilhelmine von Bayreuth (1709–1758) in ihren Memoiren über die Landadligen, die ihr am Hofe ihres Bruders, Friedrich des Großen, ihre Aufwartung machten: „Sie hatten ihre Haare in Gestalt von Perücken zugestutzt, in welchem Läuse, die ihren Stammbaum wenigstens so weit wie sie selbst hinaufführen konnten, ihren Sitz aufgeschlagen hatten."[47]

Und nicht nur die Perückenmode verdanken wir den *Pediculus* & Co., sondern auch die zugehörigen eleganten Accessoires. Denn wurden die Plagegeister gar zu lästig und der Juckreiz unter der Perücke unerträglich, griffen die Damen zu langstieligen, oft aus Elfenbein geschnitzten *Grattoires* (Kratzhändchen), mit deren Hilfe sie die Untermieter auf ihrem Skalp aufscheuchten. Dazu gab es zierliche elfenbeinerne Pinzetten, „mit denen der Kavalier seiner Tischdame unter galanten Bemerkungen ein vorwitzig sich am Dekolleté zeigendes Läuschen abzulesen hatte", wie der Entomologe Heinrich Kempter süffisant bemerkte.[22] Da weder Kleider noch Frisuren häufiger gewechselt wurden und Duftwässer oft das Baden ersetzten, wundert es nicht, dass der Parfümverbrauch zu jener Zeit boomte wie nie zuvor.[51] Im Frankreich des ausgehenden 18. Jahrhunderts wurden die aufwendig gestalteten Perücken geradezu zum Statussymbol des verhassten Adels, und so kam es, dass viele Edelleute 1789 dank „Madame Guillotine" nicht nur ihre Perücke, sondern gleich auch ihren Kopf verloren – Läusekur *à la revolution*.

Parasitierte Parasiten

Die Erkenntnis, dass Parasiten wie Kopf- und Kleiderläuse weit mehr als juckende Quaddeln und verfilzte Haare verursachen, setzte sich erst mit dem Fortschritt der Medizin langsam durch, und die Tatsache, dass Läusebefall tödlich enden kann, drang erst Anfang des 20. Jahrhunderts ins allgemeine Bewusstsein. Denn Menschenläuse – also Kopf- und Kleiderlaus, nicht aber die Filzlaus! – saugen nicht nur ein wenig Blut, sondern übertragen auch gefährliche Krankheitserreger, von denen sie selbst parasitiert werden. Für diese Mikroparasiten sind die Läuse ideale Vehikel oder, wie Zoologen sagen, Vektoren: Sie sind ebenso vermehrungsfreudig wie wanderlustig und können darum innerhalb kürzester Zeit zahllose Menschen infizieren.

Unter den von Läusen übertragenen Infektionskrankheiten kommt der größte Einfluss auf den Werdegang der europäischen Geschichte, ja sogar der Weltpolitik, wohl dem Fleckfieber zu. Es geht mit hohem Fieber und masernartigem Ausschlag einher, gelegentlich auch mit Halluzinationen, wenn das Gehirn befallen wird. Früher führte die Infektion in einem beträchtlichen Prozentsatz aller Fälle zum Tode. Verursacht wird das Fleckfieber durch *Rickettsia prowazekii*, parasitischen Bakterien, die sich vor dem Zugriff des Immunsystems in den Zellen ihrer Opfer verstecken.[4]

Zunächst vermehren sich die Rickettsien so stark in den Epithelzellen des Läusedarms, bis diese platzen. Der Inhalt der Zellen ergießt sich in den

Darm, und auf diese Weise geraten die Rickettsien aus der Laus heraus. Da Läuse ihren Kot direkt an der juckenden Einstichstelle absetzen, wird er von Verlausten leicht in die Haut eingekratzt, und dadurch gelangen die mikrobiellen Parasiten ins Blut. Zudem kann die Infektion auch über die Schleim- und Bindehäute erfolgen: Ärzte und Pflegepersonal infizieren sich nämlich vorwiegend mit dem trockenen, staubartigen Läusekot, der leicht verwirbelt und eingeatmet wird. Mit Rickettsien infizierte Läuse erkennt man übrigens an ihrer roten Farbe (siehe Kasten Seite 28).[4]

Bei dem ähnlich gefährlichen Läuse-Rückfallfieber, wie es noch heute in Entwicklungsländern verbreitet ist, sind die Erreger dagegen Borrelien (*Borrelia recurrentis*), bakterielle Erreger, die in die Haut gelangen, wenn man beim Kratzen Läuse zerdrückt. Dieser Infektionsweg gilt ebenfalls für das Wolhynische Fieber, auch Fünftagefieber oder Schützengrabenfieber genannt, das von *Bartonella quintana* hervorgerufen wird.[35] (Das berühmteste *Bartonella*-Opfer dürfte übrigens der Fantasy-Autor R. R. Tolkien gewesen sein, Autor des *Herrn der Ringe*, der sich die Infektion in den Schützengräben des Ersten Weltkriegs zuzog.[16]) In allen drei Fällen führt also nicht der Stich zur Ansteckung, sondern diese geschieht indirekt. Wer die Krankheit überstand, war anschließend weitgehend immun. Daher kam es in den Endemiegebieten trotz starker Verlausung der Bevölkerung nicht ständig zu Epidemien. Für den Ausbruch von Epidemien spielten stets Begleitumstände wie miserable hygienische Bedingungen, Hungersnöte und Kriege eine entscheidende Rolle.

Alle für Einen

Bevor der wissenschaftliche Fortschritt und die Entwicklung der Hochleistungs-Mikroskopie es ermöglichten, Mikroorganismen als Krankheitsursachen dingfest zu machen, wurde das Fleckfieber auch Flecktyphus genannt. Denn damals blieb den Ärzten nichts anderes übrig, als die Symptome zu beobachten, daher gaben sie einer neuen Krankheit bei ähnlichem Krankheitsverlauf die entsprechende Bezeichnung einer ihnen bekannten Erkrankung. Der Bevölkerung und auch den Ärzten blieb es noch bis ins 20. Jahrhundert verborgen, dass hinter vielen fiebrigen Erkrankungen mit Ausschlag eine einzige, durch Insekten wie Läuse oder Flöhe übertragene, von Rickettsien hervorgerufene Infektionskrankheit steckte.[1] So sprach man allgemein von „Typhus" und „Fieber" und gab diesen Rickettsiosen zahlreiche Namen, die noch heute viel über die Lebensumstände der Menschen sagen und zeigen, in wie viele Lebensbereiche die Krankheit eingriff.

Ende des 15. Jahrhunderts tauften die Spanier das Fleckfieber wegen des rötlichen Hautausschlages *Tabardillo*, „rotes Mäntelchen". Damals suchte der spanische Hof seine prunkvolle Hofhaltung und seine zahlreichen Kriege durch Gold und Silber zu finanzieren, die er in der gerade entdeckten Neuen Welt zu finden hoffte. So schleppten die Konquistadoren dort auch das Fleckfieber ein, das rund 30 Prozent der dagegen nicht immunen Indianer dahingerafft haben soll. Unter den Azteken hat es allein im Jahr 1576 angeblich fast 2 Millionen Todesopfer gegeben. *Tabardillo* war ein mächtiger Bundesgenosse der Spanier im Kampf um die Macht in der Neuen Welt.[51]

Die Bezeichnung „Hungertyphus" verweist darauf, dass Fleckfieberepidemien oft während Hungersnöten auftraten, bei denen die Abwehrkräfte der Betroffenen naturgemäß stark herabgesetzt waren. Als „jail fever" (Kerkerfieber) wütete das Fleckfieber in den unbeschreiblich schmutzigen und überbelegten englischen Gefängnissen des 16. Jahrhunderts. Auch daran waren die Läuse nicht unschuldig, denn die spanischen „Silberflotten" brachten einen gigantischen Strom von Edelmetallen nach Europa, was zu bedeutenden wirtschaftlichen Umwälzungen führte. Der Vermehrung von Edelmetallen folgte nämlich keine entsprechende Vermehrung von Waren, was einen immensen Preisanstieg zur Folge hatte. Und die damit einhergehende Verelendung sorgte natürlich für steigende Kriminalität und volle Gefängnisse.[42]

Schuld am Kerkerfieber trug auch eine aberwitzige Steuer aus dem Jahre 1696, die Fenstersteuer. Sie belegte Häuser ab zehn Fenstern aufwärts mit einem saftigen Obolus. Den Gefängnisverwaltungen kam diese Steuer womöglich zupass: Um sie zu umgehen, vermauerten sie die meisten Fenster, und nun hatten es die Insassen noch schwerer, zu entweichen. Doch die fehlenden Lüftungsmöglichkeiten verschlechterten auch die sanitäre Situation weiter, so dass sich die Seuche noch schneller ausbreiten konnte.[20]

Das Übel blieb jedoch nicht auf den Kerker beschränkt, denn nicht selten wechselten fleckfieberverseuchte Läuse bei Prozessen von der Anklagebank in die Perücken der gestrengen Richter und Geschworenen, und die Todesrate unter diesen wohlgeborenen Herren war beträchtlich.[51] Diese damals unerklärlichen Todesfälle mussten den Bürgern wie eine Vergeltung durch die Entrechteten erscheinen, und schon bald fand sich ein Name dafür: *black assizes*, schwarze Schwurgerichte. Bevor die Herren der Krankheit erlagen, verbreiteten sie den Erreger in den Städten weiter. So starben 1577 in Oxford innerhalb eines Monats 510 Menschen, vermutlich rund ein Siebtel der Einwohner.[45]

Matrosen und Miasmen

Wenn das Fleckfieber in höheren Kreisen nur selten ausbrach, dann deshalb, weil die Herrschaften nicht so beengt lebten wie die übrige Bevölkerung, mit der sie jede direkte Berührung strikt zu meiden trachteten. Das Sterben in den Gefängnissen kümmerte die Oberschicht herzlich wenig. Prekär wurde die Sache jedoch bei Soldaten und Matrosen, Stütze von Politik und Wirtschaft, denn beste Bedingungen für den Ausbruch von Seuchen boten sich auch in Heerlagern und auf Schiffen der Handels- wie der Kriegsmarine, wo viele Menschen wochen-, wenn nicht monatelang auf engstem Raum zusammengepfercht waren. Kein Wunder, dass es schnell zu Fleckfieberausbrüchen kam, von den Seeleuten Schiffsfieber (*ship fever*) genannt, denn an Bord trugen sie dieselbe Kleidung wie bei ihrer Anmusterung an Land, und da die Männer höchst selten wohlhabenden Familien entstammten, bestand diese oft nur in ungezieferverseuchten Lumpen.[46]

Schrieben die meisten Ärzte des 18. Jahrhunderts das Fleckfieber – wie auch andere Infektionskrankheiten – noch verdorbener Luft, also übelriechenden Ausdünstungen, den Miasmen zu, dämmerte dem schottischen Schiffsarzt James Lind (1716–1794), dass die Krankheit etwas mit eben jenen Lumpen der Mannschaften zu tun hatte. Ihm fiel auf, dass das Schiffsfieber nach dem Anlegen im Hafen häufig auf die Bevölkerung an Land übertragen wurde. Dasselbe geschah, wenn ein Matrose von einem verseuchten Schiff in einen Kerker geworfen wurde. Bald erkannte Lind, dass Schiffs- und Kerkerfieber im Grunde dieselben Krankheiten waren. Zwar musste ihm die Ursache der Seuche mangels leistungsfähiger Mikroskope unbekannt bleiben, doch er wusste, wie man eine Verschleppung der Krankheit vermeiden konnte, und zwar indem „… ein jeder Häftling gleich nach seiner Einlieferung seine Lumpen ablegt, damit sie in einem Ofen ausgeräuchert werden. Ein solche Verfahren dürfte zugleich zwei treffliche Vorsätze erfüllen, indem es sowohl den Ansteckungsstoff als auch jegliches Ungeziefer vernichtet."[46] Und auch in anderer Hinsicht war Lind seiner Zeit voraus: Er verurteilte den Aderlass bei fiebernden Patienten als ebenso gefährlich wie schädlich.[26]

An Land ging es den Menschen nicht besser. Die Arbeiter des aufkommenden Industriezeitalters konnten ihre verlauste Wäsche kaum wechseln, da sie, wenn überhaupt, oft nur ein einziges Hemd besaßen, denn sie schuftete zu erbärmlichen Löhnen und unter furchtbaren Arbeitsbedingungen in Fabriken und Manufakturen. So erhielt das Fleckfieber, das in den wuchernden, überbelegten Slums der Industriestädte seinen Tribut forderte, in England denn auch bald den Namen „industrial typhus". Genau wie sein schottischer Kollege Lind zog der deutsche Arzt Johann Friedrich Struensee (1737–1772), der als Armenarzt in Altona wirkte, den Schluss, dass die Ansteckungen in Menschenansammlungen, wie sie in Zuchthäusern, Waisenhäusern, in Krankenhäusern, bei der Armee oder der Marine herrschten, kaum zu vermeiden seien.[52]

In der kalten Jahreszeit zogen die Armen sämtliche Kleidungsstücke, die sie ihr Eigen nannten, übereinander und legten die vor Ungeziefer strotzenden Lumpen selbst nachts nicht ab. Auch aus diesem Grunde brach das Fleckfieber vor allem im Winter aus. Zum einen drängten sich die Menschen, um sich gegenseitig zu wärmen, dichter aneinander, zum anderen sorgen die biologischen Vorlieben der Kleiderläuse dafür, dass sich die Rickettsien gerade jetzt besonders gut ausbreiteten. Denn die Läuse lieben Temperaturen um 30 °C, verlassen aber Fiebernde.

General Laus

Besonders gute Voraussetzungen für die Verbreitung von Läusen und den von ihnen transportierten Erregern boten Kriegszeiten, in denen nicht-immunisierte Menschen in großer Zahl in Endemiegebiete kommen und ein regelmäßiger Kleiderwechsel die geringste Sorge der Söldner/Soldaten oder auch Flüchtlinge ist.

„Über die relative Unwichtigkeit von Generälen" lautet eine Überschrift in dem Buch *Ratten, Läuse und die Weltgeschichte* des amerikanischen Mikrobiologen Hans Zinsser. „Soldaten haben nur selten Kriege gewonnen … Typhus und seine Geschwister – Pest, Cholera, Fleckfieber, Dysenterie – haben mehr Feldzüge entschieden als Cäsar, Hannibal, Napoleon und all die großen Generäle der Geschichte", schrieb er 1934.[53] Die historischen Fakten sprechen durchaus für diese defätistische Sichtweise. Bei der Belagerung von Granada durch den spanischen König Ferdinand Ende des 15. Jahrhundert büßte das spanische Söldnerheer an die 17 000 Mann durch Läusefieber ein, fünfmal mehr als durch Feindeinwirkung. Während des Russlandfeldzuges verlor Napoleon I. im Winter 1812/13 deutlich mehr Soldaten durch Fleckfieber als im Kampf; von den 600 000 Mann der Grande Armée kehrte nur ein Häuflein in die Heimat zurück.[38, 51, 53] Und das zurückweichende Heer trug das Fleckfieber in die Zivilbevölkerung; in Mainz starb ein Zehntel der Einwohner an der Seuche. Noch heute nennen die Franzosen das Fleckfieber „Le typhus à Mayence". Verantwortlich für die hohen Verluste auf Napoleons Russlandfeldzug war weniger das militärische Genie der gegnerischen Strategen als der verheerende Einfluss von „General Winter" und „General Laus".

Napoleon selbst blieb übrigens von all dem verschont, vielleicht auch deswegen, weil er als Emporkömmling im Gegensatz zu seinen hochwohlgeborenen Feldherren nicht der damals üblichen höfischen Waschphobie unterlag. Er führte auf seinen Feldzügen eine lederne Reisebadewanne mit sich, um sich nicht wieder erneut mit der Krätze, einer durch Milben hervorgerufenen Hautkrankheit, zu infizieren. Der ausgiebige Gebrauch der Wanne brachte ihm zwar viel Spott ein, schützte ihn aber auch vor dem grassierenden Fleckfieber.

Neuere Untersuchungen gehen davon aus, dass Napoleons Armee nicht nur vom Fleckfieber, sondern in ganz erheblichem Maße auch vom Wolhynische Fieber (Fünftage- oder Schützengrabenfieber) dezimiert wurde, das von dem Bakterium *Bartonella quintana* hervorgerufen und ebenfalls durch Kleiderläuse übertragen wird.[40] Die Gattung *Bartonella* ist seit 1992 erheblich erweitert worden, ihre Bedeutung als Pathogene wurde vermutlich lange Zeit unterschätzt; sie ruft zudem neurologische Beschwerden hervor.[7, 8] Je nach Art werden Bartonellen nicht nur von Läusen, sondern auch von Katzenflöhen übertragen (Katzenkratzkrankheit). Auch heute verursachen diese Bakterien bei immungeschwächten Menschen wie Aids-Kranken oder Obdachlosen das Symptom des Schützengrabenfiebers.

Läuse – Wegbereiter der IRA

Eine der schlimmsten und politisch auch folgenreichsten Katastrophen des 19. Jahrhunderts war die Große Hungersnot in Irland. Aufgrund einer Pilzerkrankung, der Kartoffelkrautfäule, kam es von 1843–1849 zu einer Missernte bei Kartoffeln, dem damaligen Hauptnahrungsmittel der Iren. Die Getreideernte war zwar nicht betroffen, doch die englische Besatzungsmacht erlaubte der irischen Bevölkerung nicht, ihr Getreide selbst zu verzehren, da es zum Export bestimmt war; dasselbe galt für tierische Erzeugnisse. Etliche englische Großgrundbesitzer verweigerten ihren hungernden Pächtern jede Hilfe, in der Folge suchte auch so mancher wohlhabende irische Farmer die Hungernden mit Waffengewalt von seinem Gehöft fernzuhalten. Schätzungsweise 1–1,5 Millionen Menschen starben, und Irland verlor mehr als ein Zehntel seiner Bevölkerung! Die wenigsten verhungerten direkt, sondern fielen völlig entkräftet dem Fleckfieber, der Cholera und dem Rückfallfieber zum Opfer.[13] Und das Fleckfieber verdiente sich dabei einen weiteren Namen – *Irish fever*, Irisches Fieber.[38] Um dem Hunger und dem Massensterben zu entkommen, emigrierten die Iren in Scharen in die USA – ein Exodus, an dem das Läusefieber einen beträchtlichen Anteil hatte.

Jürnjakob Swehn, der Amerikafahrer

Auch in der zeitgenössischen Literatur haben Läuse ihre Spuren hinterlassen. Nicht nur aus Irland, auch aus den ärmeren Regionen Mecklenburgs und Brandenburgs wanderten in der Mitte des 19. Jahrhundert zahlreiche Menschen über Hamburg oder Bremen nach Amerika aus. Der Schriftsteller Johannes Gillhoff (1861–1930) hat in seinem 1917 erschienenen Roman *Jürnjakob Swehn, der Amerikafahrer*[17] anhand zahlreicher Briefe deutscher Emigranten die Erlebnisse des realen Auswanderers Carl Wiedow (1847–1913) rekonstruiert:

„Endlich kam das Schiff, und als ich es besah, siehe, da war es alt und wackelig, und ich dachte: Wenn dieser vermoderte Kasten nach Amerika kommt, dann ist das Gottes Wille. [...] Auf dem Schiff waren bei vierhundert Menschen, meist Irländer ... das Schiff war ein richtiger Schweinestall. Soviel Krätze, Wanzen und Läuse [...] Von den Läusen will ich auch noch ein paar Wörter machen. Das waren keine gewöhnlichen. Das waren solche, wovon sechs Stück einen Hammel festhalten. An einem Tag kam Wilhelm Rump mit der Axt. Was willst du? – Schlachten! – Woso? Was willst du schlachten? – Komm und siehe es. – Ich ging mit. Da saß der Hebenkieker auf den Brettern und hielt eine Laus fest. Die war mächtig groß und gräsig anzusehen. Mein Lebtag hab ich so ein Biest nicht gesehen. Die hatte er gefangengenommen auf der Grenze zwischen dem irischen und deutschen Distrikt. Dort hat Rump sie erschlagen. Ein Irländer sprach: Die Laus gehört euch zu. Ein anderer: Sie ist gerade so langsam wie die Deutschen. [...] Ich sprach: Alles, was recht ist. Aber bei uns gibt es höchstens die gewöhnlichen kleinen Mücken, die manchmal auch in der feinsten Hemdnaht rumspazieren. So ein Biest aber kommt nicht vor von den Alpen bis an die Nordsee. Auch trägt sie einen roten Sattel quer über den Rücken. Den gibt es bei uns auch nicht. Die Laus gehört in euren Distrikt, und ihren Heimatschein trägt sie bei sich. Ich sehe es an der Ähnlichkeit, daß sie eine Irländerin ist. Ihr Irländer tragt alle blaue Unterbüchsen. Aber die Farbe taugt nichts, denn sie färben ab. Darum habt ihr auch alle blaue Beine, wenn ihr morgens aufsteht. Die Laus gehört zu euch, denn siehe, ihre Beine sind auch blau. In euren Unterbüchsen ist Überbevölkerung eingetreten, darum wollte sie auswandern. So ist sie bis an die Grenze gekommen."

Carl Wiedow trat seine Reise über den „großen Teich" 1868 an und dürfte daher an Bord mit zahlreichen Iren Bekanntschaft gemacht haben, da die Auswanderung von der Grünen Insel wegen der schlechten wirtschaftlichen Lage der Landbevölkerung in vollem Gange war.[19] Sein literarisches Alter Ego Swehn erweist sich dann auch als genauer Beobachter, denn Läuse färben sich rot, wenn sie mit Fleckfiebererregern infiziert sind (siehe oben).

Das sollte nicht nur für Irland, sondern bis in die jüngste Zeit hinein auch für die Weltpolitik nicht ohne Folgen bleiben. Denn viele der irischen Auswanderer importierten ihren Hass auf die Engländer in die neue Welt. Schon in den 1850er Jahren formierten sich in den USA Bewegungen wie die „Fenian Brotherhood", die die Aufständischen in Irland mit Waffen, Freiwilligen und Geld versorgten. Später unterstützten irischstämmige Amerikaner, die oft selbst niemals einen Fuß auf die Insel ihrer Vorfahren gesetzt hatten, den Kampf der katholischen Irisch-Republikanischen Armee (IRA) gegen die protestantischen englischen Besatzer mit Spendengeldern. Und noch bis in die jüngste Vergangenheit wurde der Kampf der IRA gegen das protestantische Nordirland („Nordirland-Konflikt") auf diese Weise aufrechterhalten.[11, 33]

Ursache und Wirkung

Für die Wissenschaftler war es damals alles andere als leicht, dem Erreger des Fleckfiebers auf die Spur zu kommen und Läuse als Überträger der Krankheit dingfest zu machen. Zwar hatte Louis Pasteur bereits in den 1860er Jahren die Keimtheorie entwickelt und Mikroorganismen als Verursacher von Krankheiten erkannt, aber die fraglichen Bakterien wurden durch die Luft übertragen. Dass auch Läuse & Co. als Zwischenträger (Vektoren) dienen können, ahnte man zwar, doch erst 1903 erhärtete sich der Verdacht: Französische Forscher entdeckten, dass das Bakterium *Borrelia gallinarum* von Zecken auf Geflügel übertragen wird. Es löst eine tödliche Hühnerseuche aus.[44]

Daraufhin fragte man sich, ob Zecken und andere Gliedertiere (Arthropoden) wie Insekten auch beim Menschen Krankheiten übertragen können. 1906 entdeckte der amerikanische Mikrobiologe Howard T. Ricketts (1871 bis 1910), dass Zecken eine dem Fleckfieber verwandte Krankheit übertragen. Aber erst 1909/10 erkannten sowohl der französische Arzt und Mikrobiologe Charles Nicolle als auch Ricketts die Bedeutung der Kleiderlaus als Überträgerin des Fleckfiebers.[44] Da das Fleckfieber in Deutschland seit dem Ende des 19. Jahrhunderts aufgrund der verbesserten hygienischen Umstände in der Bevölkerung keine große Rolle mehr spielte, war die Forschung am Fleckfiebererreger zum Erliegen gekommen und wurde erst wieder aufgenommen, nachdem man sie als kriegswichtig erkannte.[49]

Kurz nach Ausbruch des Ersten Weltkriegs wurde daher der Leiter des Protozoenlabors im Hamburger Tropeninstitut, der tschechisch-österreichische Sanitätsoffizier Stanislaus von Prowazek (1875–1915), auf Anforderung des Kriegsministeriums in das fleckfiebergeplagte russische Kriegsgefangenenlager nach Cottbus geschickt. Der Zoologe und Bakteriologe hatte bereits 1913/14 während des Balkankriegs Erfahrungen mit dieser Seuche gesammelt, als man ihn im Oktober 1913 in die Türkei berief, wo er zusammen mit seinen Kollegen das Sanitätswesen unter der Leitung des bayerischen Oberstabsarzt Georg Mayer reformieren sollte. Mayer sah die Seuchenbekämpfung als seine oberste Aufgabe an. „Damals wußte man noch nichts über die Verbreitung des Fleckfiebers durch Läuse, ich ließ aber gleichwohl die Entlausung durchführen, da ich diese Verbreitungsart für die nächstliegende hielt."[49]

In der Tat hatte der französische Mikrobiologe und Arzt Charles Nicolle 1909 gezeigt, dass das Fleckfieber von Kleiderläusen übertragen wurde, indem er Affen mit Läusen infizierte, die an einem Fleckfieberkranken gesogen hatten. Wenige Monate später, im Jahre 1910, bestätigte Howard T. Ricketts zusammen mit seinem Studenten Wilder diese Befunde. Fatalerweise infizierte sich Ricketts dabei mit dem Erreger und starb kurz darauf erst 39-jährig. Auch Prowazek stellte 1913 fest, dass sich Fleckfieber durch Läuse übertragen ließ. Damit war zwar der Übertragungsweg geklärt, aber nicht, was genau die Krankheit verursachte. Wie schon Ricketts vor ihm infizierte sich auch Prowazek und starb im Februar 1915 im Alter von 40 Jahren an Fleckfieber.[2] 1916 entdeckte der brasilianische Arzt und Pathologe Henrique da Rocha-Lima (1879–1956) dann anfärbbare Stäbchen in den Darmwandzellen von Kleiderläusen, die er den beiden Opfern der Wissenschaft zu Ehren *Rickettsia prowazekii* taufte.

Lausige Geschenke

Im Ersten Weltkrieg sahen sich die Deutschen zunächst gezwungen, die Läuseplage unter den russischen Kriegsgefangenen zu bekämpfen, da die Krabbler vor allem in Osteuropa von den miserablen hygienischen Bedingungen profitierten. Französische Kriegsgefangene waren praktisch frei von der Plage. Als die Deutschen jedoch die Gefangenen zusammenführten, begannen diese, Souvenirs wie Schulterklappen auszutauschen. Da die Kleiderläuse ihre Nissen besonders gern unter diesen Rangabzeichen ablegten, konnten sie sich auf diesem Wege schnell im ganzen Lager verbreiten.[37]

Wurde den Läusen in den Uniformen zunächst noch mit Heißdampf oder Kerosin der Garaus gemacht, verfiel man später auf weitaus riskantere Methoden wie das Vergasen mit Blausäure. Abgesehen davon, dass dieses Verfahren extrem gefährlich war, lag noch eine besondere Gefährdung für das Entseuchungspersonal darin, dass, genetisch bedingt, nicht jeder Mensch in der Lage ist, Blausäure in geringen Konzentrationen zu riechen. Darum erprobte man auch das Giftgas Chlorcyan zur Läusebekämpfung. Es reizt die Nasenschleimhäute stark, daher lässt sich jedes eventuelle Leck des Entlausungsbehälters entdecken, bevor toxische Effekte eintreten. Im Jahr 1916 wurde dieses Giftgas erstmals von den Kriegsgegnern des Deutschen Reiches, der Entente, als Kampfstoff eingesetzt – bekanntlich nicht gegen Läuse.[37]

Läuse spielten auch beim ersten Genozid des 20. Jahrhunderts, dem Völkermord an den Armeniern, eine wichtige Rolle. Der preußische General und osmanische Marschall Otto Liman von Sanders schrieb über das Debakel an der Kaukasusfront, bei der das Osmanische gegen das Russische Reich unter der Führung des Kriegsministers Enver Pascha im Winter 1914/15 eine vernichtende Niederlage erlitt: „Von der gesamten Armee in etwa 90 000 Mann ursprünglicher Stärke sind […] nur etwa 12 000 Mann zurückgekommen […] Bald brach unter den zurückkehrenden Soldaten, die körperlich stark heruntergekommen waren, Fleckfieber aus und forderte noch zahlreiche Opfer."[25]

Da die Regierung für die gescheiterte Operation und die katastrophale allgemeine Lage einen Sündenbock brauchte, beschloss sie, die christlichen Armenier der Konspiration mit dem russischen Feind zu beschuldigen. Bei der darauf folgenden gewaltsamen „Umsiedlung", die nichts anderes war als ein kaum kaschierter Völkermord, starb mehr als eine Million Armenier an Hunger, Erschöpfung, Typhus und Fleckfieber.[25, 51] Und dieses Ereignis, dessen 100. Gedenktag wir gerade begangen haben, wirkt sich bis heute auf die internationalen Beziehungen aus.

Auch der real existierende Sozialismus in Russland blieb nicht verschont. In den Bürgerkriegswirren nach dem Ersten Weltkrieg, die sich an die Oktoberrevolution anschlossen, erkrankten rund 25 Millionen Menschen an Fleckfieber, und fast 3 Millionen erlagen der Krankheit. Die Auswirkungen der Epidemie 1917–1921/22 waren so katastrophal, dass Wladimir Iljitsch Lenin den Erfolg seiner Revolution auf der Kippe sah, was ihn zu seiner dramatischen Prophezeiung veranlasste: „Entweder besiegen die Läuse den Sozialismus, oder der Sozialismus besiegt die Läuse."[38, 51] Der Sozialismus hat sich zwar zumindest zeitweise durchgesetzt, die Läuse wurden dann aber nicht vom Sozialismus besiegt, sondern vom DDT und vor allem von verbesserter Hygiene. Darum stellen Läuse in Europa heute kein großes Problem mehr dar. Gegen den mikrobiellen Parasiten, den Fleckfiebererreger *Rickettsia prowazekii*, fand der amerikanische Chemiker Lloyd H. Conover (geboren 1923) allerdings erst 1948 wirklich wirksame Antibiotika: die Tetracycline.

Das 1928 entdeckte und 1941 klinisch erprobte Penicillin erwies sich gegen diese Zellparasiten nämlich als wenig wirksam.[30]

Das Aus für die Laus: DDT

Auch wenn die meisten Menschen das DDT wohl zunächst mit der Bekämpfung der Malariamücke (*Anopheles*) verbinden, hatte diese Substanz einen entscheidenden Anteil am Rückgang des Fleckfiebers. Dabei wurde die insektizide Wirkung des 1874 von dem österreichischen Chemiker Othmar Zeidler in Straßburg erstmalig hergestellte Dichlor-Diphenyl-Trichloräthylen (DDT) nur zufällig und wesentlich später entdeckt. Erst 1939, als der Chemiker Paul H. Müller (1899 bis 1965) in Basel in einem Labor der Chemiefabrik Ciba-Geigy viele tote Fliegen herumliegen sah, zog er den entscheidenden Schluss: DDT killt Insekten.[43] Müller erhielt für seine Entdeckung 1946 den Nobelpreis für Medizin.[34]

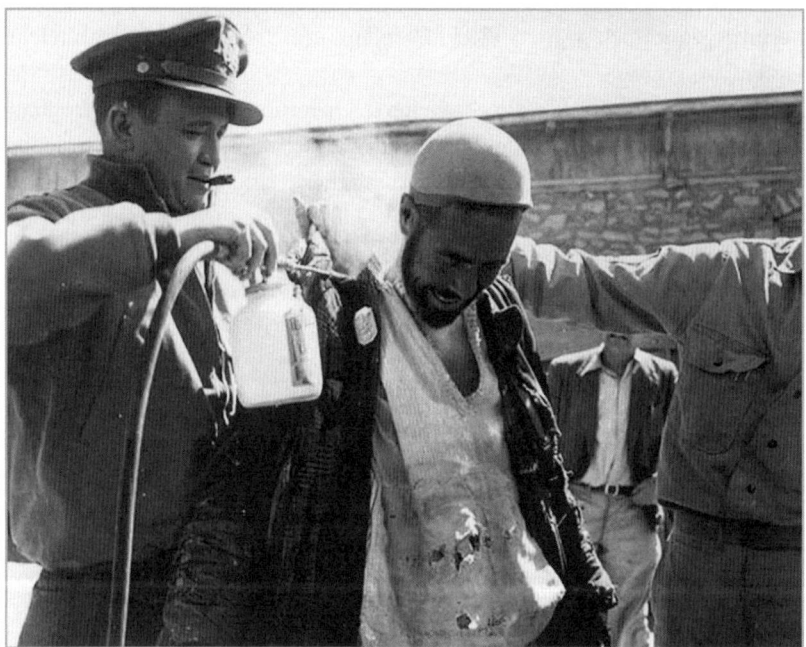

Nun geht's den Läusen an den Kragen! Dieser freundliche Sani der US-Armee macht vorhandenen und potenziellen Läusen mit einer Portion DDT den Garaus. Für Läuse und andere Insekten endet die Berührung mit dem Kontaktgift schnell tödlich, der Mensch nimmt DDT über die Haut dagegen nur in so geringem Maße auf, dass er durch die Behandlung keine Vergiftungen erleidet.[24]

Zunächst erprobte man die Substanz gegen Motten, Wanzen und Pflanzen-schädlinge und erst 1942 gegen Läuse. Noch im selben Jahr nahm die amerika-nische Chemieindustrie die Produktion des „neuen" Insektenbekämpfungsmit-tels auf. Dank des DDTs brauchte man die Leute weder zu entkleiden noch zu waschen, rasieren oder zu scheren, um sie von Läusen zu befreien. Im Winter 1943/44 erprobten die Amerikaner das Mittel zur Bekämpfung der Fleckfieber-epidemie in Neapel. Mit großen Spritzen wurde DDT unter Hemd und Hose ge-sprüht, was pro Person gerade einmal 2 Minuten in Anspruch nahm.[43, 50]

Seuchenherde existieren auch heute noch in Afrika, den USA und im Nahen Osten. Man kann das Fleckfieber zwar effektiv mit Antibiotika behandeln, doch im Vordergrund muss die Bekämpfung des Überträgers stehen. Zur Vernichtung der Schmarotzer werden Kontaktinsektizide, Heißluftsterilisati-on, läusetötende Shampoos und Nissenkämme eingesetzt, die so fein sind, dass sie die Nissen von den Haarschäften ziehen.[9, 27] Vor einem erneuten Be-fall schützt man sich am besten durch regelmäßige Körperpflege, Haarwä-sche, Kleider- und Bettwäschewechsel, so dass den Läusen keine Zeit bleibt, ihren ca. dreiwöchigen Entwicklungszyklus zu vollenden. Doch diese einfa-chen Vorbeugemaßnahmen setzen genügend sauberes Wasser, ausreichend Wäsche und möglichst ein Dach über dem Kopf voraus – Dinge, die in weiten Teilen unserer Welt, vor allem in Bürgerkriegsregionen und in Flüchtlingsla-gern, durchaus keine Selbstverständlichkeit sind.

Wenn es darum geht, *Homo sapiens* rasch und flächendeckend unter die Erde zu bringen, gehören unsere Kopf- und Kleiderläuse als Vektoren diver-ser pathogener Bakterien sicherlich zu den „Big Players". Nur wenige andere Insektengruppen, die uns ungefragt als Wirte benutzen, spielen in derselben Gewichtsklasse, und dazu gehören zweifellos die Flöhe.

Flöhe: lästig bis tödlich

Neben Läusen gehören Flöhe zu den bekanntesten ungeflügelten Parasiten von Mensch und Tier, denn die 2–5 Millimeter langen blutsaugenden Insekten sind mit ihren kräftigen Hinterbeinen und dem extrem seitlich abgeplatteten Leib unverwechselbar. Im Gegensatz zu den behäbigen, flachen Läusen oder den heimlichen Bettwanzen sorgen die sprungstarken Hüpfer eher für Heiterkeit und tauchen darum sogar als Künstler in Flohzirkussen und als Hauptpersonen in Schwänken auf, zum Beispiel in Grimms Märchen *Läuschen und Flöhchen*. Wie ein schnittiger Schiffsbug die Wogen durchpflügt, so schieben sich die seitlich stark abgeplatteten Flöhe durch das dickste Fell oder die üppigste Haarpracht ihrer Wirtstiere, wobei sie sich beim Saugen mit ihren kräftigen Klauen an den Haarschäften festklammern. Auch die Abwehr ihrer Opfer unterlaufen sie wirkungsvoll, denn ihr zäher Panzer lässt sich schwer zerbeißen, und sogar der Mensch kann Flöhe nur mit einigem Geschick zwischen den Fingernägeln zerknacken. Wird die Gegenwehr gar zu heftig, ist der Blutsauger satt oder braucht er eine neue Nahrungsquelle, springt er einfach ab. Dabei kommt der Menschenfloh (*Pulex irritans*) auf Bestwerte von mehr als einem halben Meter, was bei einer Körperlänge von 2–4 Millimetern nicht übel ist.[24]

Sowohl die Männchen als auch die deutlich größeren Weibchen saugen mehrmals täglich Blut. Dabei injizieren sie Speichel in die Stichwunde, um die Blutgerinnung zu verhindern. Das erzeugt einen starken Juckreiz, der von besonders empfindlichen Menschen sogar als schmerzhaft empfunden wird.[24] Da Flöhe ein recht nervöses Temperament haben und sich bei ihrer Mahlzeit leicht stören lassen, schrecken sie häufig hoch und stechen dann ein Stückchen weiter erneut zu – so entstehen die charakteristischen „Flohstraßen". Die erwecken aufgrund der großen Zahl der Einstichlöcher zugleich den nicht immer berechtigten Eindruck, dass Unmengen der kleinen Blutsauger am Werke sind.

Beim Biss legt sich ein Floh derart ins Zeug, dass er fast einen Kopfstand macht, und saugt so viel Blut, dass ein Teil am After wieder austritt, trocknet, zu Boden fällt und dort den Flohlarven als Eiweißquelle dient – Brutpflege der etwas anderen Art.[13] Die meisten Fltoharten halten sich übrigens nur zur Mahlzeit auf ihren Wirten auf und verbergen sich zwischenzeitlich in seiner näheren Umgebung, also in ihren Nestern, etwa in Dielenritzen, Teppichen und Betten.

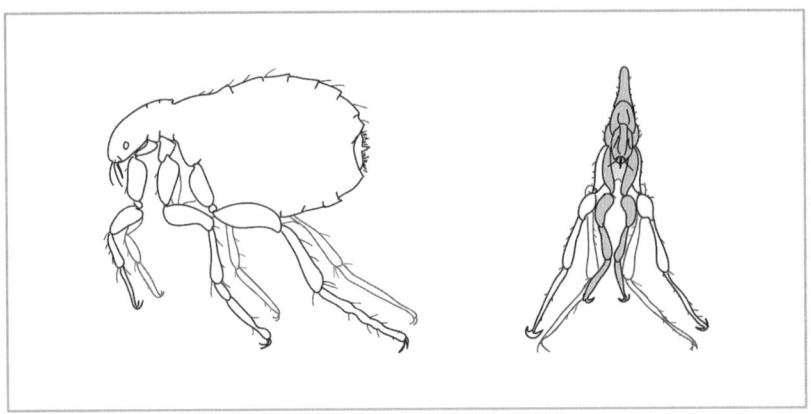

Schmales Hemd: Flöhe sind seitlich so stark abgeplattet, dass sie sich ohne großen Reibungswiderstand durch die Haarpracht ihrer Wirte voranschieben können.

Im Gegensatz zu Läusen parasitieren die Larven der Flöhe nicht auf ihren Wirten: Nach der Paarung legt das Weibchen nach und nach bis zu 450 Eier, oft auf den Körper des Wirtes[13], die dann meist dort abfallen, wo der Wirt ruht oder schläft. Flöhe machen im Gegensatz zu Läusen eine vollkommene Verwandlung durch; aus dem Ei schlüpft eine wurmförmige, beinlose, etwa 0,5 Millimeter lange Larve. Sie liebt es feuchtwarm und ernährt sich von tierischen und pflanzlichen Abfällen. Nach 2–3 Wochen verpuppt sie sich, nach weiteren 3 Wochen ist die Verwandlung zum sechsbeinigen Hüpfer vollzogen. Frisch geschlüpfte Flöhe sind Hungerkünstler und können in ihrem Puppengespinst bis zu einem (!) Jahr lang fasten. Daher können auch in lange leerstehenden Gebäuden schlagartig Flohplagen auftreten.[24] Was geschieht, sobald sich ihnen ein potenzieller Wirt nähert, hat der deutsche Zoologe Alfred Brehm im 19. Jahrhundert höchst anschaulich geschildert:

„Der Neugeborene bedient sich sofort seiner kräftigen Hinterbeine, und von Blutdurst getrieben sucht er in langen Sätzen denjenigen, der ihm Nahrung bietet. Mit meisterhafter Fertigkeit bohrt er seine spitzen Klingen ein und saugt in vollen Zügen, stets in Gefahr, in seinem Behagen gestört zu werden oder gar seine Lust mit dem Leben büßen zu müssen."[11]

Dicke Dinger
Flöhe können auf eine ehrwürdige Ahnenreihe zurückblicken, denn ihre ältesten bekannten Vorfahren stammen aus der Jurazeit (vor 165 Millionen Jahren).

Sie waren Riesen von 2 Zentimetern Länge und mit Mundwerkzeugen ausgestattet, mit denen sich die dickste Dinosaurierhaut durchbohren ließ.[19] Wie Bernsteinfunde aus dem Baltikum belegen, sahen Flöhe bereits vor rund 35−40 Millionen Jahren so aus, wie wir sie heute kennen. Dabei sind die Blutsauger weltweit verbreitet. Der Großteil der Flöhe, etwa 95 Prozent, saugt an Säugetieren Blut, die restlichen Arten bevorzugen Vögel – auf jeden Fall sollte es eine *warme* Mahlzeit sein.

Wege in die Welt

Für den Menschen kommen etwa zehn der rund 2500 Floharten als Reservoir und Überträger von bakteriellen Krankheiten eine besondere Bedeutung zu. An erster Stelle steht natürlich die Pest, aber Flöhe können auch die Tularämie übertragen, eine bakterielle Infektion der Nager, die beim Mensch leicht fatal enden kann, und manche Arten übertragen zudem Viren und Bandwürmer.[24] Als Überträger von Pestbakterien tut sich vor allem in den Tropen und Subtropen der wärmeliebende Tropische Rattenfloh, auch Pestfloh genannt (*Xenopsylla cheopis*) unrühmlich hervor[48], der kälteresistente Menschenfloh (*Pulex irritans*) übernimmt diese Rolle vor allem in den gemäßigten Zonen. Diese Floharten zeichnen vorrangig für die verheerenden Pestepidemien der Menschheitsgeschichte verantwortlich.[20, 24]

Dabei ist die Pest ursprünglich eine Infektionskrankheit der Nagetiere. Wenn die Pestbakterien (*Yersinia pestis*) ins Blut gelangen und wenn sie sich – was ihnen vor allem in geschwächten Wirten gelingt – dort massenhaft vermehrt haben, sterben sie ab und scheiden hochtoxische Giftstoffe aus. Diese führen zu einer Blutvergiftung, die den Opfern den Garaus macht. Um schnell zum nächsten Nager zu kommen, setzen die Bakterien auf sechsbeinige Transportunternehmer. Der Hüpfer darf die mit dem Blut aufgenommenen Bakterien aber weder verdauen noch anderweitig unschädlich machen. Damit das nicht passiert, musste das Bakterium sich im Laufe der Evolution erst einmal an seinen neuen Spediteur anpassen, denn einst wurden die Bakterien nicht von infizierten Rattenflöhen übertragen, sondern wie die Grippe durch Tröpfcheninfektion. Damals fehlte den Yersinien nämlich noch ein entscheidendes Gen, um in Flöhen überleben zu können. Dieses Gen namens *Yersinia Murine Toxin* (*ymt*) haben die Bakterien erst um etwa 1000 v. Chr. erworben. Es codiert für ein Enzym, mit dem sich die Yersinien im Flohdarm schützen (siehe Kasten).

Große Sprünge

Wie aktuelle Untersuchungen zeigen, begleitet die Pest den Menschen schon deutlich länger als gedacht, nämlich seit der Bronzezeit (ca. 3000–1000 v. Chr.). Das Bakterium wurde im Zahnmaterial von Skeletten aus der Bronzezeit nachgewiesen, 3000 Jahre vor den ersten historischen Berichten über die Pest.[36] Möglicherweise waren frühe Pestepidemien Ende des 4./Anfang des 3. Jahrtausends v. Chr. für den damaligen Bevölkerungsrückgang und für die bronzezeitlichen Völkerwanderungen in Asien und Europa mit all ihren tiefgreifenden sozialen und wirtschaftlichen Veränderungen verantwortlich. Zu dem von Flöhen übertragenen Säugerpathogen wurde Y. pestis erst Anfang des 1. Jahrtausends v. Chr. und rief anschließend die historisch belegten Pandemien hervor.[2, 18, 36]

Das Pestbakterium *Yersinia pestis* hat sich vermutlich in Ostasien aus dem Bodenbakterium *Y. pseudotuberculosis* entwickelt. Dieses führt bei Mensch und Tier in der Regel nur zu leichten Darmbeschwerden, verleiht aber eine gewisse Resistenz gegen die Pest.[37] Alle *Yersinia-pestis*-Stämme sind sehr eng verwandt und leiten sich von *Y. pseudotuberculosis* ab.[34] Der jüngste gemeinsame Vorfahr aller *Yersinia-pestis*-Stämme lebte vor rund 6000 Jahren. In der Bronzezeit war *Y. pestis* bereits in ganz Eurasien weit verbreitet, und wie DNA-Proben zeigten, zog eine Gruppe von nomadischen Hirten, die Jamanjas, vor rund 5000 Jahren aus der pontischen Steppe gen Westen nach Europa. Neben der proto-indoeuropäischen Sprache brachten sie vermutlich auch *Yersinia pestis* mit.[2, 18, 36]

Mit genanalytischen Methoden wurde jetzt nachgewiesen, dass es sich beim Erreger des Schwarzen Tods tatsächlich um *Y. pestis* handelte. Der mittelalterliche Erreger steht nahe an der Wurzel der vier für den Menschen gefährlichen Stämme. Offenbar ist das Genom von *Y. pestis* sehr konservativ und hat sich in den letzten rund 700 Jahren kaum verändert. Damit ist die mittelalterliche Pest die direkte Vorläuferin der ostasiatischen Pandemie im 19. Jahrhundert, und der Erreger hat, statt immer wieder in Wellen aus Asien eingeschleppt zu werden, in Europa überdauert.[39, 40]

Nur wenige genetische Veränderungen waren nötig, damit Yersinien in Säugetieren gedeihen konnten[33, 43], doch sie sind von entscheidender Bedeutung: Während *Yersinia pestis* im Darm der Flöhe bei ihr angenehmen 26 °C lebt, erleidet sie nach dem Stich und dem Übergang in ihren Säugerwirt einen Temperaturschock: 37 °C.[34] Und dann auch noch die Attacken des Immunsystems! Da muss enzymatisch aufgerüstet werden, und hierbei kam dem Bakterium der Erwerb von Genelementen (Plasmiden) anderer Bakterien gerade recht.[34] Dieser so genannte horizontale Gentransfer erlaubt *Yersinia*, die schwierige Anfangsphase im neuen Wirt zu überleben.[33]

> Zunächst werden die Bakterien von der schnellen Eingreiftruppe des Immunsystems, den Neutrophilen, geschluckt, in denen sie sich kaum vermehren können. Deshalb wenden sie den beliebten Trojaner-Trick an und kennzeichnen diese Zellen mit Oberflächenmolekülen als geschädigt, so dass die Schwergewichte der Immunabwehr, die Makrophagen, herbeieilen und die Neutrophilen samt ihren blinden Passagieren verschlingen (so genannte Phagozytose). Und in diesen Zellen können sich die Bakterien wunderbar vermehren und bequem in den nächsten Lymphknoten schleusen lassen.[17]

Nun konnten sich die Menschen bei pestinfizierten Flöhen anstecken, die von der Jagdbeute wie Murmeltieren und Zieseln mangels besserer Wirte auf die Jäger übersprangen. Auch der pestbakterienhaltigen Staub aus kontaminierten Nagerbauen war eine probate Ansteckungsquelle, denn die Erreger können im Flohkot monatelang überleben.[24] Als die Menschen sesshaft wurden und begannen, Getreide anzubauen, interessierten sich Nager wie Ratten und Mäuse natürlich auch für diese reiche Nahrungsquelle und zogen in die festen Behausungen und Vorratsspeicher ein. Alsbald wurden diese Kulturfolger zur Hauptinfektionsquelle für Floh und Mensch.

Die dunklen Einblutungen unter der Haut, die der Pest im Mittelalter den Namen „Schwarzer Tod" einbrachten, kommen durch die Bakteriengifte zustande: Diese zerstören die Wände der Blutgefäße. Der Beulen- oder Bubonenpest, die rund 90 Prozent aller Pestfälle ausmacht, erliegt ein Drittel bis die Hälfte der Erkrankten unbehandelt innerhalb weniger Tage.[13, 34, 35] Sie entsteht nur, wenn die Bakterien durch einen Flohstich direkt in die Blutbahn injiziert werden. Noch rascher tötet die Pestsepsis (Pestseptikämie, „Blutvergiftung"); hier beträgt die Sterblichkeit fast 100 Prozent.[35] Gelangen die Erreger in den Lungenkreislauf, lösen sie die ebenso gefährliche Lungenpest aus. Bevor die Pestbakterien durch Flöhe übertragen werden konnten (siehe oben), wurden sie allein durch die Tröpfcheninfektion weitergegeben; hierdurch wurde also nur die extrem ansteckende Lungenpest (und die Pestsepsis) ausgelöst, nicht aber die Beulenpest. Ein infizierter Floh bleibt übrigens mehrere Wochen infektiös und scheidet die Bakterien mit seinem Kot aus. Im Boden, aber auch in Kleidung können die Erreger bis zu einem halben Jahr überleben und beim Einatmen Lungenpest auslösen[35] – daher die plötzliche, wie aus heiterem Himmel auftretende Pest bei Lumpensammlern.[32, 35, 49]

Hat sich die Pest beim Menschen etabliert, kann sie von Menschen-, Katzen- und Hundeflöhen weiterverbreitet werden und die Zahl der Opfer steigt explosionsartig an, denn 90–95 Prozent der Erkrankten sterben.[35]

Der Tropische Rattenfloh wird auch als „Pestfloh" bezeichnet – aus gutem Grund, denn er eignet sich in besonderem Maße zur Übertragung des Pestbakteriums *Yersinia pestis* (siehe Kasten). Hat der Floh mit dem Blut einer infizierten Ratte Bakterien eingesogen, gelangen bei der nächsten Blutmahlzeit rund 20 000 Pestbakterien in den Blutstrom des Menschen.[35] Sie werden am nächsten Lymphknoten herausgefiltert, wo sie schließlich die für die Beulenpest typischen Schwellungen am Hals, in den Achselhöhlen oder den Leisten hervorrufen. Diese „Pestbeulen" nekrotisieren, brechen auf und entleeren Eiter nach außen. Nach einer Inkubationszeit von 2–7 Tagen treten Schmerzen in der Brust, Blutspucken, hohes Fieber, Lichtscheu und Atemnot auf.[47]

Kleines Flohbrevier

Vermutlich stammt der Vorfahr des Menschenflohs aus Süd- oder Zentralamerika und lebte auf Meerschweinchen oder Nabelschweinen.[12] Seit dem Pleistozän hat er sich dann weltweit verbreitet. Erst als unsere Vorfahren sesshaft wurden, begann sich der ungebetene Gast auch bei uns einzuquartieren und wurde zu *Pulex irritans*, dem Menschenfloh; eigentlich eine irreführende Bezeichnung, denn erwachsene Flöhe sind bei der Wahl ihres Wirtes nicht wählerisch, und der Menschenfloh saugt auch sehr gern an Schweinen und anderen Haustieren Blut. Aber Flohlarven können sich nur in einem „Nest" entwickeln, sei es ein Strohsack, eine Bettfuge oder eine Dielenritze, und so kam dieser Floh zu seinem Namen. Heute ist der Menschenfloh dank besserer Wohnverhältnisse und Körperhygiene in Mitteleuropa sehr selten geworden. Von den zentralgeheizten Wohnungen profitieren jetzt vor allem die Wärme und Trockenheit liebenden Katzenflöhe, auf sie entfallen 80 Prozent der hiesigen häuslichen Flohfauna.[24] Wen's juckt und wer dann eine Flohstraße findet, dient wahrscheinlich gerade einem Katzenfloh, manchmal auch einem Hundefloh, als Nottankstelle. Die bleiben aber nicht länger – Duschen genügt!

Der Erstbeschreiber des Tropischen oder auch Indischen Rattenflohs (damals noch *Pulex*, heute *Xenopsylla cheopis*) war übrigens der britische Bankier Baron Charles Rothschild, der nicht nur ein Händchen für Geld hatte, sondern auch ein international anerkannter Flohexperte war.[38] Der Rattenfloh braucht sich im Gegensatz zu seinem Vetter, dem Menschenfloh, keine Sorgen um seine Zukunft zu machen, denn er hat ein breites Wirtsspektrum und gedeiht weltweit auf Milliarden Nagetieren.

Pest an Bord

In der Geschichte der Menschheit hat *Yersinia pestis* (siehe Kasten Seite 38) drei große Pestepidemien ausgelöst[39, 46], die man mit Fug und Recht als Pandemien bezeichnen kann: die Justinianische Pest (6.–8. Jahrhundert), den „Schwarzen Tod" (14.–17. Jahrhundert) und die asiatische Pest (19. Jahrhundert). Letztere brach um 1850 in China aus und erreichte über Indien und die Philippinen Ende des Jahrhunderts schließlich Nordamerika.[34, 51]

Wohl mit ägyptischem Getreide, das Ratten und Flöhen ein besonders begehrtes Domizil bot[47], erreichte die Justinianische Pest, benannt nach Kaiser Justinian I. (527–565), um 542 Konstantinopel, die Hauptstadt des Oströmischen (Byzantinischen) Reiches.[39] Konstantinopel an der Schnittstelle von Orient und Okzident war damals nicht nur die „Perle des Orients", sondern auch einer der wichtigsten Handelsknotenpunkte; über den Seeweg und Karawanenrouten wurden hier Waren aller Art angeliefert und umgeschlagen – eine ideale Brutstätte für Seuchen. Die zahlreichen großen Handelsflotten der Mittelmeeranrainer mit ihren Schiffsratten sorgten für eine schnelle Verbreitung der Seuche, die sich von den Küsten bald in das rheinische Germanien und große Teile Galliens weiterbewegte.

Auf dem Höhepunkt der Seuche starben in Konstantinopel täglich an die 10 000 Menschen, was zu einem völligen Kollaps des öffentlichen Lebens führte: Handel und Verkehr brachen zusammen, auf den Straßen türmten sich Leichenberge, und es herrschten Mord und Totschlag; wer überlebte, nahm sich von den Sterbenden und Toten, was er brauchte. Im Jahr 544 wurde die Pest offiziell für beendet erklärt, flammte jedoch immer wieder auf und setzte sich für die nächsten rund 200 Jahre im Mittelmeerraum fest.[32] Bis Ende des 6. Jahrhunderts hatte das Byzantinische Reich rund die Hälfte seiner Bevölkerung eingebüßt.

Die meisten mitteleuropäischen Zeitgenossen sahen in der Pest einen Ausdruck göttlichen Zorns. Wie in der Antike nahm man allgemein an, die Pest verbreitet sich durch Pestpfeile, die vom Himmel regneten. An Ratten dachte niemand, obwohl sich das Drama vor aller Augen abspielte. Denn in südlichen Gefilden verließen die infizierten, todgeweihten Tiere ihre Löcher, kamen tagsüber ins Freie und verloren jede Scheu vorm Menschen. „Man sieht vor den Pestzeiten Ratten [...] auf die Oberfläche kommen und sich wie betrunken gebärden", schrieb der arabische Arzt Avicenna im 11. Jahrhundert.[49] Aber lange Zeit zog niemand die richtigen Schlüsse aus diesem auffälligen Verhalten.

Fliehe früh, fliehe weit und kehre spät zurück

Dann legte die Pest aus unbekannten Gründen eine Ruhepause ein und verschwand rund 800 Jahre aus dem südlichen Europa, um schrecklicher als je zuvor wieder zuzuschlagen. Die verheerende Epidemie des Mittelalters nahm ihren Ausgang vermutlich in den weiten Steppen Zentralasiens, das Anfang des 14. Jahrhunderts von den Mongolen beherrscht wurde. Dort brach um 1332 eine Pestepidemie aus, die sich über den Nahen Osten ausbreitete und den reisenden Gelehrten und „arabischen Marco Polo", Ibn Battuta, auf seiner Rückreise von China im syrischen Damaskus einholte.[21] Von dort sprang sie auf Europa über: 1346 belagerten die Mongolen („Goldene Horde") die von den Genuesen gehaltene Stadt Caffa/Jaffa (heute Feodossijia), um die Halbinsel Krim zu erobern. Im Heer brach jedoch die Pest aus; die Mongolen mussten die Belagerung abbrechen, doch um die Stadtbevölkerung zu vernichten, ließ der Anführer angeblich die Leichen seiner Soldaten mit Wurfmaschinen in die Stadt katapultieren. (Diese Attacke wird oft als der erste Akt bakteriologischer Kriegsführung bezeichnet, aber infizierte Ratten hätten wohl auch so früher oder später den Weg in die Stadt gefunden.)

Mit den aus der Stadt fliehenden Christen gelangte die Pest auf dem Seeweg sehr rasch in italienische Hafenstädte wie Genua und Messina, wo der Schwarze Tod wütete wie nie zuvor. Von dort verbreitete sich die Seuche mit verheerender Geschwindigkeit in ganz Europa. Innerhalb weniger Jahre (1347–1351) verlor Europa einen beträchtlichen Teil seiner Bevölkerung – ging man früher von 20 Millionen Pestopfern aus[32], so wurden die Zahlen inzwischen nach oben korrigiert: Ungefähr 30–50 Millionen Europäer, also 30–50 Prozent der damaligen Bevölkerung[39], starben an der Seuche, und diese sollte 300 Jahre lang, bis ins 17. Jahrhundert, in verschiedenen europäischen Städten und Ländern immer wieder aufflammen.[32]

Auch die blühende italienische Handelstadt Florenz blieb nicht von der Pest verschont. Der berühmte florentinische Dichter Giovanni Boccaccio (1313–1375) beschrieb in seiner Novellensammlung *Dekameron* die Symptome der Seuche mit klinischer Genauigkeit:

> „Es entstanden […] entweder an den Leisten oder unter den Achseln Geschwülste, die […] zum Teil die Größe eines Eies erreichten, vom Volk Pestbeulen genannt. Dann begannen sich die todbringenden Beulen überall am ganzen Körper auszubreiten; bald erschienen schwarze oder bräunliche Flecken an den Armen und Lenden, die bei einigen groß und gering an der Zahl, bei anderen aber klein und dicht waren. Und wie zu-

erst die Beulen ein sicheres Zeichen des Todes waren, so waren es nun die Flecken bei jedem, den sie befielen. Zur Heilung dieser Krankheit schienen weder der Rat eines Arztes noch Arzeneien irgendetwas zu vermögen […] fast alle verstarben innerhalb von drei Tagen."[10]

Wer morgens aufstand, wusste nicht, ob er abends schon todkrank sein würde: „Wieviel rüstige Männer, schöne Frauen und blühende Jünglinge […] aßen noch am Morgen mit ihren Verwandten, Gespielen und Freunden, um am Abend des gleichen Tages in einer andern Welt mit ihren Vorfahren das Nachtmahl zu halten!", schreibt Boccaccio weiter.

Man braucht nicht viel Fantasie, um sich vorzustellen, wie die Pestknechte, die nachts bei Fackelschein mit langen Haken durch die Stadt zogen, die Leichen von der Straße zerrten und auf die Pestkarren warfen, um sie anschließend in Massengräbern zu verscharren, auf die Psyche einer abergläubischen, vor Angst fast wahnsinnigen Bevölkerung wirkten. Denn die Ursa-

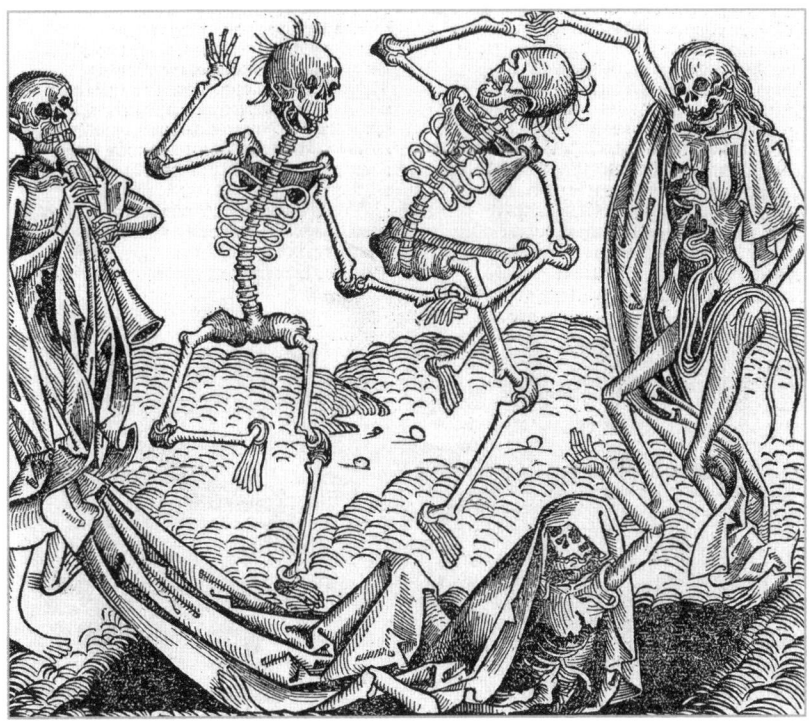

Tanz der Gerippe, Holzschnitt von Michael Wolgemut (Schedelsche Weltchronik von 1493)

chen dieser schrecklichen Seuche lagen völlig im Dunkeln. Astrologen zufolge war der „Schwarze Tod" auf eine ungünstige Planetenkonstellation zurückzuführen, viele Menschen glaubten sogar, man könne sich allein durch

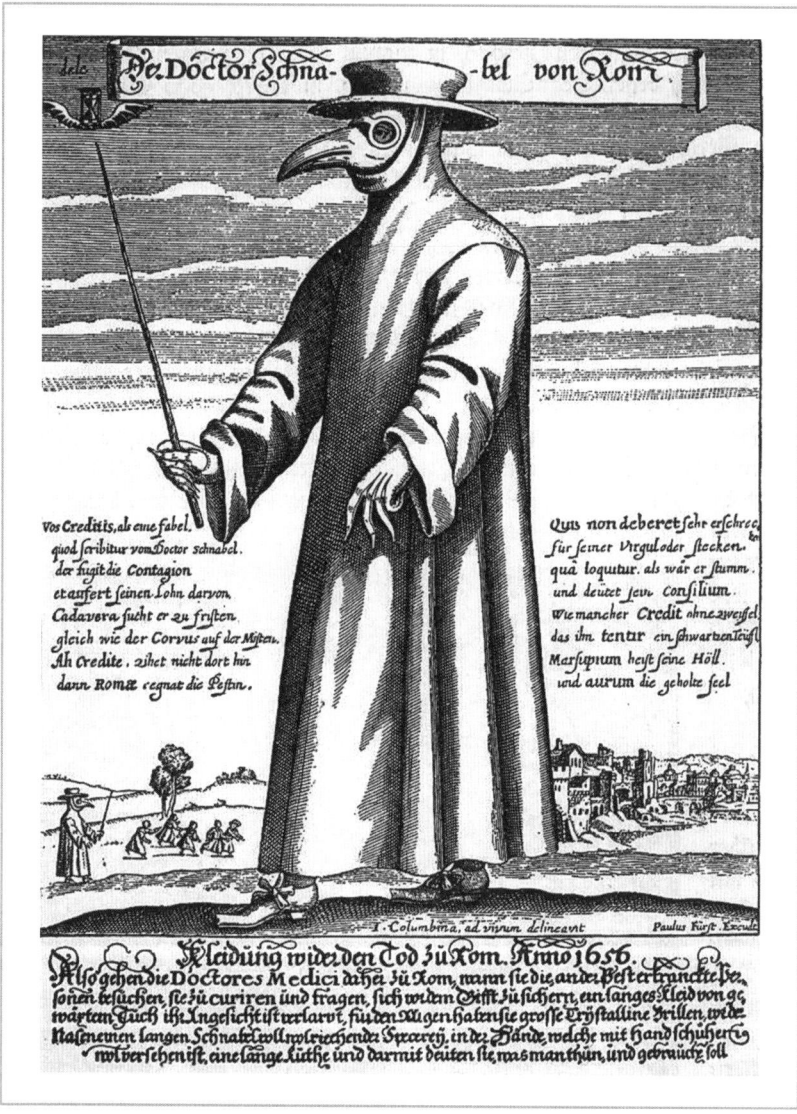

Pestarzt mit kräutergefüllter Schnabelmaske und Stock zum Fernhalten von Erkrankten (Gravur eines anonymen Künstlers, 1656). Ob ihrer Hilflosigkeit wurden Pestärzte von Zeitgenossen gern als Doktor Schnabel oder Storch karikiert; ihre Masken haben im venezianischen Karneval bis heute überlebt.

den „Bösen Blick" mit der Pest anstecken.[7] An Ratten und ihre Flöhe dachte niemand; so ließ der Magistrat von Florenz zu allem Übel auf dem Höhepunkt der Seuche sämtliche Hunde und Katzen der Stadt töten, was die Situation nicht gerade verbesserte, weil diese Tiere gewöhnlich die Rattenpopulationen kurz hielten.[32] Auch andere gut gemeinte Maßnahmen verfehlten ihr Ziel: Vielerorts (Marseille, Venedig, Genua, Pisa) wurden Reisende aus Pestgebieten erst nach 40 Tagen oder „quarante giorni" Wartezeit in die Stadt gelassen. Diese „Quarantäne" blieb jedoch weitgehend wirkungslos, denn Ratten und Flöhe hielten sich nicht daran. Der Tod tanzte auf allen Straßen …

Die Ärzteschaft stand der Seuche ebenfalls hilflos gegenüber; man hing der antiken Miasmenlehre des Hippokrates an und behauptete, verdorbene „verpestete Luft" sei an der Erkrankung schuld –ein Ausdruck, der noch heute an die Miasmenlehre erinnert. Die Doctores suchten sich durch lange Lederkutten und Kräuterelixiere vor dem „Pesthauch" zu schützen. Manche wappneten sich zudem mit einer Prise des Universalmittels Theriak[7], das als Zutat gemeinhin zerriebene Mumie enthielt – subtiler Kannibalismus zur Abwehr von üblen Ausdünstungen, auch keine schlechte Idee! Und während Laien wie der Dichter Boccaccio erkannten, dass die Kranken die Gesunden ansteckten, blieb die Ärzteschaft stur bei ihrer Miasmentheorie, ließ reiche Patienten zur Ader oder räucherten die Häuser aus, da sich der „Pesthauch" nach klassischer Lehrmeinung durch noch stärkere Gerüche fernhalten ließ.*[7, 10] Helfen konnten sie ihren Patienten jedoch ganz offensichtlich nicht, darum folgten die meisten Ärzte der Stadt dem Rat: „Fliehe früh, fliehe weit, und kehre spät zurück."[7, 49]

Allein in Florenz starben in den Jahren 1348/49 mehr als 100 000 Menschen an der Pest (in Deutschland gab es über eine Million Pestopfer).[7, 49] Überall dort, wo der Schwarze Tod wütete, kam es zu einem zu einem völligen Zusammenbruch des Sozialgefüges und der staatlichen Ordnung; Die einen feierten, als ob es kein Morgen gäbe (was häufig genug der Fall war), die anderen sahen den Weltuntergang kommen und suchten mit Beten und Fasten ihr Seelenheil zu retten.

---

* Eine gewisse Ironie liegt darin, dass das Ausräuchern der Häuser tatsächlich nicht selten der Pestepidemie ein Ende setzte, was die Anhänger der Miasmentheorie als Beweis ihrer These ansahen. Dabei übersahen sie jedoch die Tatsache, dass die meisten Häuser in mittelalterlichen Städten, vor allem in den Armenvierteln, aus Holz bestanden und beim Ausräuchern regelmäßig in Brand gerieten. Die Flammen verschlangen dann auch die Ratten samt Flöhen, und die Pest erlosch.

Sündenböcke

Schon in der Antike symbolisierte der Pfeil göttlichen Zorn und plötzlich aufflammende Krankheit. Im christlichen Abendland wurde die Pest von der Kirche als von Gott gesandte Strafe für die sündhafte Menschheit angesehen, meist durch Pfeile symbolisiert, die vom Himmel kommen. Daher trägt derjenige der vier apokalyptischen Reiter, der die Pest symbolisiert, auch Pfeil

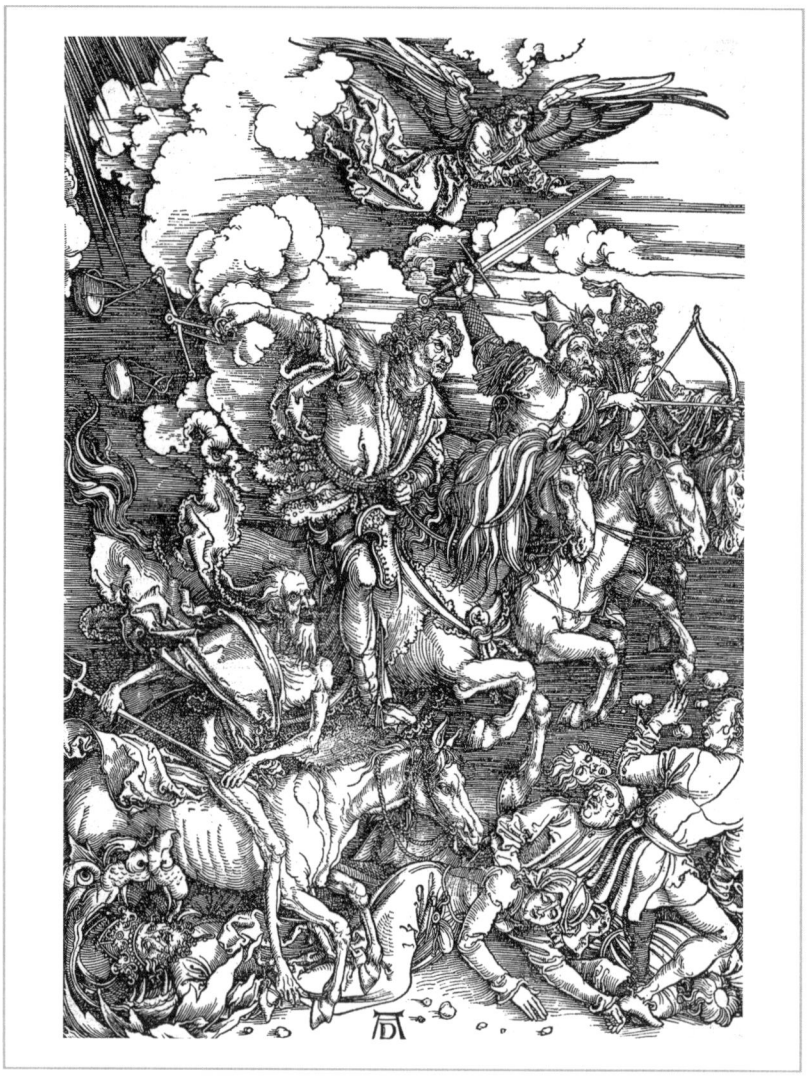

Die apokalyptischen Reiter, Holzschnitt von Albrecht Dürer, um 1497

und Bogen, und der römische Bogenschütze und Märtyrer Sebastian, der den Pfeilhagel (sprich die Sünden) auf sich nimmt, wurde zum Pestheiligen.

Die Strafe-Gottes-Theorie führte zu den berühmt-berüchtigten Flagellantenprozessionen, vor allem in Deutschland: Fanatische Christen zogen, sich mit Geißeln blutig schlagend, von Stadt zu Stadt, um für ihre und anderer Leute Sünden zu büßen, die Bevölkerung zur Umkehr aufzurufen und so Gott um Verschonung von der Seuche und Aufschub des Weltuntergangs zu bitten. Dabei konnten bis zu 10 000 Geißler zusammenkommen[7], und da sich ihnen nicht selten bereits Erkrankte anschlossen, flammte die Pest beim Eintreffen dieser schauerlichen Prozessionen erst recht auf, so 1349 in Straßburg. Das verlangte nach einem Sündenbock, und da kamen die Juden als „Brunnenvergifter" und „Pestsalber" (angeblich erzeugten sie schädliche Miasmen und salbten Klinken mit einer teuflischen Tinktur) gerade recht – Untaten, die viele unter der Folter bereitwillig gestanden. Offiziell wurden die brutalen Judenmorde (zum Beispiel in Straßburg, Mainz, Frankfurt am Main) von der Obrigkeit verurteilt und die Flagellantenprozessionen wegen öffentlicher Unruhestiftung schließlich von Papst Clemens IV. verboten. Da Adel und Magistrat jedoch häufig bei jüdischen Geldverleihern hoch verschuldet waren, wartete man mit dem Einschreiten gern bis nach dem Pogrom; da waren die Pfandbriefe verbrannt, die lästige Konkurrenz ausgeschaltet und das Eigentum der Ermordeten geplündert[32, 49] – ein Muster, das Erinnerungen an die Neuzeit weckt.[7]

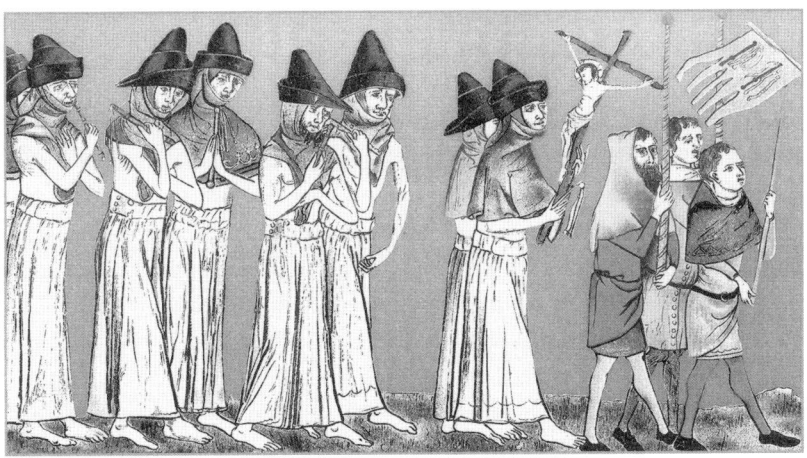

Flagellantenprozession im belgischen Tournai (oder Doorik) Mitte des 14. Jahrhunderts (Miniatur aus der Chronik des Aegidius Li Muisis aus der Bibliothek Brüssel)

Bazillenmutterschiffe

In den nächsten drei Jahrhunderten sollte die Pest in Europa immer wieder aufflammen; meist tritt sie im Gefolge der apokalyptischen Reiter Hunger und Krieg auf, und der Tod ist sowieso immer dabei, wie der deutsche Dichter und Arzt Hermann von Lingg 1854 eindringlich beschrieb:[23]

Der schwarze Tod
Erzittre Welt, ich bin die Pest,
ich komm' in alle Lande
und richte mir ein großes Fest,
mein Blick ist Fieber, feuerfest
und schwarz ist mein Gewande.
[…]
Ich bin der große Völkertod,
ich bin das große Sterben,
Es geht vor mir die Wassernot,
ich bringe mit das teure Brot,
den Krieg tu' ich beerben.
[…]
Es hilft euch nichts, wie weit ihr floh't,
ich bin ein schneller Schreiter,
ich bin der schnelle schwarze Tod,
ich überhol' das schnellste Boot
und auch den schnellsten Reiter.

Häufig gingen Pestepidemien lange Regenperioden und Missernten voraus. Feuchte Witterung erschwerte die Gewinnung von Meersalz, und bereits gelagerte Salzvorräte zogen Wasser. Das wiederum erschwerte das Pökeln von Fleisch und Fisch, viele Jahrhunderte lang das wichtigste Konservierungsverfahren für Lebensmittel aller Art. Die Vorräte verdarben, und der resultierende Eiweißmangel führte zu einer besonderen Infektanfälligkeit.[7] Auch durch Kriegshandlungen und ständig marodierende Söldnerheere kam es immer in den verwüsteten Landstrichen zu Hungersnöten, die die Bevölkerung schwächten. Und wie wir heute wissen, tötete die Pest entgegen früheren Annahmen nicht unterschiedslos, sondern raffte bevorzugt gesundheitlich angeschlagene Menschen hinweg; das zeigen Vergleiche von Skeletten auf einem Londoner Pestfriedhof mit Toten von einem dänischen Friedhof aus derselben Zeit (siehe dazu auch Kasten Seite 38). Die bei den Pestopfern gefundenen Skelettveränderungen deuten überproportional häufig auf schlechte Ernährung und Infektionskrankheiten hin.[14]

Neben Kriegen war ein weiterer Faktor entscheidend für die Verbreitung des Pesterregers: die Globalisierung. Die mittelalterliche Pest von 1348 war eine indirekte Folge der immer besseren und sichereren Handelswege und -beziehungen, die sich unter der Mongolenherrschaft zwischen Europa und dem Fernen Osten entwickelten.[7] Nach der Devise „Vogel friss oder stirb" führten diese Kontakte zu einer hohen Immunisierung derjenigen Völker und Bevölkerungsgruppen, die den Kontakt mit zahlreichen pathogenen Keimen überlebt hatten. Und das verwandelte Händler, Seefahrer und Söldner wie die Spanier des ausgehenden Mittelalters in „Seuchenmutterschiffe", die den ungeschützten Völkern in Mittel- und Südamerika keine Chance ließen.[32, 34] Nicht kühne Konquistadoren, sondern Viren und Bakterien haben das spanische Weltreich begründet.

Die immense Bedeutung, die der Handel für den Wohlstand einer Stadt hatte, führte auch dazu, dass sich beim Verdacht auf eine Pestepidemie überall dasselbe Spiel wiederholte: Zunächst leugneten die Stadtbehörden das Aufflackern der Seuche, und wenn nichts mehr ging, weil sich die Leichen auf den Straßen türmten, suchten sie das Geschehen möglichst herunterzuspielen (Verbot des Läutens von Totenglocken, keine Trauerprozessionen), um schließlich die Gefahr verfrüht für beendet zu erklären.[7] Dieses Muster lässt sich von der Justinianischen Pest in Konstantinopel über die mittelalterliche Pest in Florenz bis zur neuzeitlichen Pest 1720 in Marseille verfolgen.[49] Taktiken wie Abwiegeln oder Panikschüren à la „Brunnenvergifter" als probates Mittel der Gesundheitspolitik können also auf eine lange Geschichte zurückblicken.

Auf leisen Pfoten

Die Lieblingswirte von Rattenflöhen sind, wie der Name schon sagt, Ratten. Die meisten Forscher nehmen an, die Pest sei eine Krankheit zentralasiatischer Nager gewesen. Doch möglicherweise stiegen die Flöhe etwa zur Zeit der Pharaonen von der ägyptischen Nilgrasratte (*Arvicanthis niloticus*) auf die ursprünglich aus Süd- und Ostasien stammende, von Indien eingewanderte dunkle und langschwänzige Hausratte (*Rattus rattus*) um.[4, 30] Dieser Wärme und Trockenheit liebende Nager schloss sich in den folgenden Jahrhunderten eng an den Menschen an und zog in seine Behausungen ein. Dort machte er es sich als gewandter, agiler Kletterer in den oberen Stockwerken der Holzhäuser als „Dachratte" gemütlich, denn die Korn- aber auch Obstvorräte boten reichlich Nahrung. Die Ställe, Misthaufen und Brennholzstapel direkt vor der Tür waren ideale Nistplätze. Im klimatisch milderen Südeuropa baut die Hausratte ihre oberirdischen Nester aber auch im Freien. Als „Schiffsratte" eroberte sie bald die ganze Welt, dabei gelangte sie früher auch über die Ankerketten und Trossen an Bord. Das vergällt man den Ratten heute mit großen Scheiben, den Rattenblechen, die über den Vertäuungen befestigt werden und die sie nicht überwinden können. Allerdings ist die Hausratte inzwischen wegen der veränderten Vorratslagerung, dem Verschwinden von Holzhäusern und der rigorosen Entwesung von Handelsgut in Deutschland so selten, dass sie auf der Liste der bedrohten Arten steht.

Die aus dem nördlichen Ostasien stammende Wanderratte (*Rattus norvegicus*) ist heller, stämmiger gebaut und hat einen kürzeren Schwanz als die Hausratte. Sie kann aber nicht so gut klettern und bewegt sich darum meist am Boden bzw. unter der Erde, wo sie auch ihre Nester anlegt. Niedrige Temperaturen und Feuchtigkeit machen ihr im Gegensatz zu Hausratte nichts aus, daher besiedelt sie gern die Kanalisation, was ihr den Namen „Kanalratte" einbrachte; zudem ist sie eine gute Schwimmerin. Warum der wissenschaftliche Erstbeschreiber, der englische Arzt und Naturforscher John Berkenhout, der Wanderratte 1769 den Artnamen *norvegicus* gab, bleibt sein Geheimnis.[8] Sie ist übrigens die Stammart unserer weißen Laborratten und sämtlicher Farbratten, die als Haustiere gehalten werden.

Die ersten Ratten, die in Europa auftauchen, waren jedenfalls die schwarze *Rattus* (früher *Mus*) *rattus* – vermutlich wanderte die Art in der Zeit der Völkerwanderung zwischen 400 und 1100 n. Chr. ein, vielleicht kam sie aber auch erst per Schiff mit den Rückkehrern der ersten Kreuzzüge aus dem „Morgenland".[22, 49] Erstmals erwähnt wird sie im 12. Jahrhundert[51]; sie galt im Mittelalter als übler Vorratsschädling, wurde aber nicht mit Seuchen in Verbindung gebracht. Dieses paradiesische Leben dauerte für die Hausratte bis ins 18. Jahrhunderts; dann bekam sie Konkurrenz. Kolportiert wird immer wieder ein besonderes Ereignis: Nach einem Erdbeben 1727[29, 51] durchquerten riesige Wanderrattenrudel bei Astrachan die Wolga und machte sich auf den Weg nach Westen, doch schon vorher dürften die agilen Nager dank des aufblühenden Verkehrs und Handels als blinde Passagiere Mitfahrgelegenheiten gefunden haben. Um 1728 setzten Wanderratten vermutlich per Schiff nach England über[49, 51] und gelangten von dort aus um 1775 an die Ostküste von Amerika, brauchten aber auf dem Landweg fast 80 Jahre bis Kalifornien (1851).[51]

Was Wander- und Hausratte zu idealen Wirten für den Pesterreger macht, ist ihre relative Resistenz gegen die Seuche. Dadurch können sie, ohne der Krankheit zu erliegen, eine verhältnismäßig hohe Bakterienkonzentration im Blut (Bakteriämie) aufweisen, und die ist nötig, um die Übertragung via Floh auf einen neuen Wirt zu gewährleisten und den Lebenszyklus von *Yersinia* aufrecht-zuerhalten.[37]

Reinlichkeit ist eine Zier

Wie Läuse waren auch Flöhe lange Zeit bei Volk und Adel Europas im Barock keine Seltenheit. Jedermann kratzte sich ganz ungeniert, entweder per Hand und mit edlen Elfenbeinkrallen, und manch hochgestellte Dame trug im Barock sogar kleine Flohfallen unter dem Rock – in Unkenntnis des Flohappetits mit Honig beködert.[13] Da bei reichem Flohbefall jedoch immer mal wieder ein armer Hüpfer daran kleben blieb, fühlte man sich bestätigt. Mehr als Lästlinge sah man in den ungebetenen Gästen jedoch nicht.

Reinlichkeit hingegen galt als gefährlich, und noch Mitte des 17. Jahrhunderts erhielt der französische Sonnenkönig Ludwig XIV. von seinen Ärzten den dringenden Rat, aus gesundheitlichen Gründen auf Bäder in warmem Wasser zu verzichten, da dies die Poren erweitere und schädlichen Miasmen Zutritt gewähre. Daher ließen sich Majestät lieber täglich parfümieren und pudern, um Seuchen fern zu halten.[7] Seinen Anspruch „L'état c'est moi!" dürfte er somit durch eine eindrucksvolle Geruchswolke unterstrichen haben.

Auf der anderen Seite des Ärmelkanals machte sich der fleißige Chronist Samuel Pepys in London ebenfalls Sorgen um seine Gesundheit, war doch in der englischen Hauptstadt wieder einmal die Pest ausgebrochen, und so vertraute er seinem Tagebuch am 7. Juni 1665 an: „Sah heute zu meinem großen Unbehagen in der Drury Lane zwei, drei Häuser mit einem roten Kreuz auf der Tür und darunter die Aufschrift ‚Gott erbarme sich unser'. Ein trauriger Anblick […] Hatte danach das Gefühl, von mir selbst ginge ein sonderbarer Geruch aus."[31] Und er hatte allen Grund dazu, sollte die Seuche 1665 innerhalb von wenigen Monaten an die 70 000 Opfer in seiner Heimatstadt fordern. Kein Wunder, dass Apotheker und Quacksalber mit so genannten „Pestwässern" oder „Pestessigen" einen florierenden Handel trieben. Das berühmte Eau de Cologne (Kölnischwasser), das von den italienischen Farina-Brüdern um 1700 erfunden wurde, diente ursprünglich ebenfalls der Abwehr von Miasmen.[49]

Auch im Osmanischen Reich kam es immer wieder zu Pestausbrüchen; da alle Handelswege nach Konstantinopel führten, blieb die Stadt jahrhundertelang ein Pestherd. Nur die immer wiederkehrenden Brände, bei denen ganze Stadtviertel in Schutt und Asche gelegt wurden, sorgten zeitweise für eine Vernichtung der Rattenpopulation. Der junge Offizier Helmuth v. Moltke, der 1835 auf Wunsch von Sultan Mahmud als Militärberater in die Türkei kam, erlebte bereits 1837 einen schweren Pestausbruch in Konstantinopel. Ziemlich fassungslos berichtet er von der Tatenlosigkeit der Behörden: Zunächst wurde die Seuche einfach geleugnet, dann als Allahs Wille hingestellt – inschallah! Der junge Deutsche rettete sich durch gesunden Menschenverstand, mied stark befallener Viertel und achtete auf Reinlichkeit und regelmäßigen Kleiderwechsel.[26]

Die teuflischen Drei

Inzwischen war dank Robert Koch in Deutschland und Louis Pasteur in Frankreich das mikrobiologische Zeitalter angebrochen, und so versuchten der japanische Bakteriologe Shibasaburō Kitasato und sein schweizerischfranzösischer Kollege Alexandre Yersin den Pesterreger in Hongkong dingfest zu machen. Yersin hielt Ratten aufgrund seiner Beobachtungen für die eigentlichen Verbreiter der Epidemie und konnte 1894 beweisen, dass die Beulenpest bei Ratten wie bei Menschen von einem stäbchenförmigen, unbeweglichen gramnegativen Bakterium verursacht wird.[50] Ihm zu Ehren erhielt der Pesterreger später den Namen *Yersinia pestis*. Der Forscher starb hochbetagt in seiner zweiten Heimat Vietnam. Sein Grabstein trägt die schlichte Inschrift: *Wohltäter und Humanist, verehrt vom vietnamesischen Volk.*[44]

Zwar war mit der Entdeckung des Pestbakteriums die Pest endlich entzaubert, die Seuche als eine Krankheit der Nager identifiziert und die Ansteckung durch Pesthauch, Miasmen und Salber als Aberglaube entlarvt. Aber es fehlte noch ein Glied in der Kausalkette: Wie gelangte der Pesterreger von Ratten auf Menschen? Vier Jahre nach der Entdeckung des Pesterregers zeigten die Bakteriologen Masanori Ogata und Paul-Louis Simond, dass Rattenflöhe den Erreger von Ratten auf Menschen übertragen können, und damit war das unheilvolle Dreigestirn – Ratte/Rattenfloh/Pesterreger – endlich komplett.[25, 28, 34, 41, 42]

Saugt der Rattenfloh an einer ausreichend stark infizierten Ratte, nimmt er rund 300 Yersinien auf. Die Bakterien sind für ihn nicht unmittelbar tödlich, aber sie vermehren sich in seinem Vorderdarm im Laufe von 3–9 Tagen so stark, dass sie den Mageneingang verstopfen. Da beim Saugen jetzt mehr Erreger in die Wunde als Blut in den Magen des Flohs gelangen, bleibt er ständig hungrig und sticht immer wieder zu.[13, 35] Stirbt die Wirtsratte, wandert der Blutsauger zur Nachbarin, so dass sich die Pest rasch ausbreitet. Werden Ratten rar, suchen sich die Rattenflöhe den nächstbesten Warmblüter, sei es Mensch oder Haustier, und setzen so eine Pestepidemie in Gang.

Mit schnelleren Verkehrsmitteln (Dampfschiffe, Eisenbahnen) nahm auch die Verbreitung der Pest Fahrt auf, denn Infizierte, ob Mensch oder Tier, konnten weitere Strecken zurücklegen, bevor sie der Seuche zum Opfer fielen, und so gelang *Yersinia* schließlich auch der Sprung in die Neue Welt. Bald nach den Pestausbrüchen in Hongkong und kurz darauf in Bombay gelangten infizierte Ratten per Schiff an die Westküste der Vereinigten Staaten: Im Chinesenviertel von San Francisco brach die Pest aus – das erste Pestopfer in den USA starb 1900 –, und infizierte Ratten übertrugen die Krankheit auf die dort heimischen Nagerarten.[1, 35, 49]

Pestverbreitung: komplizierter als gedacht

Wenn man von einem Übertragungsweg Ratte–Rattenfloh–Mensch ausging und annahm, dass allein der Rattenfloh Epidemien auslöst, konnte sich die Bevölkerung eines Ortes erst dann mit der Pest anstecken, wenn die dortige Rattenpopulation durchseucht war, die Tiere starben und ihre Flöhe auf den Menschen übersprangen. Da dies 3–4 Wochen Zeit brauchte, konnte sich eine Epidemie maximal 15 Kilometer pro Jahr voranbewegen.[20]

Das traf auf den Verlauf der Pest in Hongkong zu; daher war der Entdecker des Pestbakteriums, Alexandre Yersin, überzeugt, nicht nur die Ursachenkette für die diese Epidemie, sondern auch für den „Schwarzen Tod" und die nachfolgenden Epidemien in Europa gefunden zu haben.[20, 50] Seine Theorie fiel bei biologisch-medizinisch wenig vorgebildeten Historikern auf fruchtbaren Boden; unterstützt wurde diese Sicht lange durch die Pionierarbeit von Bacot und Martin (1914), die zeigten, dass der Magen von Rattenflöhen durch Pestbakterien blockiert wird, die dann beim Saugversuch weitergegeben werden.[5, 13, 20, 35] Ein Problem war, dass dieser Übertragungsweg in eklatantem Widerspruch zu dem rasanten Tempo stand, mit dem sich der „Schwarze Tod" im Mittelalter verbreitet hatte. Dieses Missverhältnis brachte einige Wissenschaftler später sogar auf die abwegige Idee, die mittelalterlichen Plagen seien gar nicht vom Pestbakterium hervorgerufen worden.[15]

Licht ins Dunkel hat in jüngerer Zeit ein näherer Blick auf die Lebensweise von Ratten und Flöhen gebracht. Bekanntlich fühlen sich die wärmeliebenden Hausratten im feuchten und kühlen Klima Mittel- oder gar Nordeuropas außerhalb von Gebäuden nicht besonders wohl (und noch weniger der „tropische" Rattenfloh, der nach Meinung einiger Entomologen in Europa, namentlich in England, kaum je in nennenswerten Mengen vorkam). Vor allem in Skandinavien bildeten Hausratten wohl nur in Hafenstädten mit ihren Kornspeichern kleinere Kolonien und wurden ab und an durch Schiffsratten „aufgefrischt".[20]

Anders sah und sieht es in wärmeren Gefilden aus, beispielsweise in Südchina, Indien, aber auch Südeuropa. Hier tummeln sich die Hausratten in gigantischer Zahl, und darum werden vor Pestausbrüchen auch die Scharen sterbender Ratten beschrieben, die aus ihren Verstecken hervorkrochen, von den Dachbalken fielen und deren Kadaver haufenweise die Straßen verstopften. In Berichten aus Pestregionen in Mittel- und Nordeuropa fehlen Hinweise auf Massensterben von Ratten hingegen. Wahrscheinlich war der Bestand hier schon immer relativ klein; so wurden auch nur sehr wenig Hausrattenknochen in archäologischen Fundstätten nachgewiesen.[20]

Eine so kleine Hausrattenpopulation kann für apokalyptische Pestepidemien jedoch nicht verantwortlich gewesen sein; ein weiterer Vektor war offenbar im Spiel. Zwar wird der Rattenfloh durch die Blockade ein effektiver Überträger der Pestbakterien, allerdings nur für kurze Zeit, denn ein völlig blockierter Floh stirbt innerhalb von 5 Tagen. Flöhe wie der Menschenfloh, deren Magen nicht von Bakterien blockiert werden können, galten bis vor kurzem als wenig effektive Überträger. Übersehen wurde aber, dass sie deutlich länger infiziös bleiben als Rattenflöhe, oftmals für mehrere Wochen, was sie zu guten Vektoren macht.[20, 24, 37]

Infizierte Menschenflöhe vermögen im Gegensatz zu „blockierten" Rattenflöhen monatelang zu überleben und können leicht mit Kleidungsstücken, in Wolle oder anderen Waren über weite Strecken verschleppt werden, da den Hungerkünstlern auch längere Durststrecken nichts ausmachen.[20] Ohne Übertragung durch den Menschenfloh wären die zahlreichen Beulenpestfälle, die ja einen Insektenvektor benötigen[16], nicht erklärbar, ebenso wenig die rasante Ausbreitung der mittelalterlichen Pestepidemien, bei denen neben Beulen- und septischer Pest auch die Lungenpest eine wesentliche Rolle spielte, die via Tröpfcheninfektion direkt von Mensch zu Mensch übertragen wurde (siehe Kasten Seite 40).

Dass der Übertragungsweg inzwischen um den Menschenfloh als weiteren Vektor und den Menschen als direkten Überträger erweitert wurde, tut Yersins Leistung keinen Abbruch. Mit der Entdeckung des Pesterregers und der wichtigsten Überträgerkette in den Tropen, wo die Krankheit bis heute immer wieder aufflammt, war diese Geißel der Menschheit entzaubert. In Europa ist die Pest heute praktisch ausgestorben, und ihre unerklärlich rasche Ausbreitung im mittelalterlichen und frühneuzeitlichen Europa ist nicht mehr als eine interessante Fußnote für Zoologen und Seuchenhistoriker.

Die Pest heute

Die einzige Möglichkeit, einer Seuche vorzubeugen, besteht in der Rattenbekämpfung (ein Spötter meinte einmal, die einzige Chance, Ratten auszurotten, sei, sie zu einer kulinarischen Delikatesse zu erklären[51]), denn weder der Überträger, der Rattenfloh, noch der Erreger, das Bakterium, das auf mehr als 200 Nagetierarten in aller Welt zuhause ist, lässt sich eliminieren. Nach wie vor sind Pestbakterien daher weltweit verbreitet: Gegenwärtig gibt es in vielen Ländern Afrikas, Amerikas und Asiens Naturherde stabil infizierter Nagetierpopulationen; nur auf dem australischen Kontinent konnte sich die Pest bisher nicht etablieren – Beutelratten & Co. eignen sich offenbar nicht als Wirte für *Yersinia*.[35] Laut Weltgesundheitsorganisation WHO erkrankten 2013 immerhin 738 Personen an der Pest.[39] Anders als die Pocken – das einzige Reservoir des Pockenerregers (*Variola vera*) ist der Mensch – wird sich die Pest wohl nie völlig eliminieren lassen. Und die bisher entwickelten Impfstoffe haben nicht nur unangenehme Nebenwirkungen, sie schützen zudem nicht vor einer Tröpfcheninfektion.[35]

Epidemiologen haben sich darum gefragt, warum es seit der ostasiatischen Pandemie keine große Pestepidemie mehr gegeben hat. Die naheliegende Antwort, dass sich die Virulenz des mittelalterlichen Stammes abgeschwächt hat, wird durch Genanalysen nicht gestützt.[39] Die größte Rolle dürften verbesserte Hygiene und sanitäre Bedingungen sowie der bessere Ernährungsstatus spielen. Zudem ist das Risiko, von seinem Arzt umgebracht zu werden, geringer geworden (siehe Kasten). Heute verbessert eine Behandlung mit Antibiotika wie Streptomycin und Gentamycin die Überlebenschancen eines Pestkranken deutlich.[34, 35] Unbehandelt sterben je nach Pestform 30–60 Prozent der Infizierten, behandelt sinkt die Mortalität auf unter 15 Prozent.[35, 39] Manchmal ist der Verlauf der Krankheit aber so virulent, dass jede Hilfe zu spät kommt. 2007 starb ein Wildbiologe im amerikanischen Grand-Canyon-Nationalpark; er hatte sich bei der Obduktion eines toten Pumas angesteckt, der an der Pest gestorben war.[9, 34] Kürzlich (2015) kam es im Yosemite-Nationalpark schon zum zweiten Mal zu einer Pestinfektion. Pro Jahr infizieren sich in den USA nach Angaben der Seuchenschutzbehörde CDC zwischen 1 und 17 Menschen.[3]

Bis zum letzten Tropfen

Nur wenige mittelalterliche Ärzte waren so menschenfreundlich wie der Florentiner Arzt Lapo Mazzei, der 1401 als Vorbeugung gegen die Pest vorschlug, „... eine Viertelstunde vor dem Essen ein halbes Glas guten Rotwein zu trinken, nicht zu herb und nicht zu süß".[32] Die meisten seiner Kollegen setzten auf brutalere Methoden, um nach der antiken Säftelehre das „heiße und feuchte Blut" zu reduzieren.[7]

Bis gegen Ende des 17. Jahrhunderts bestand das ärztliche Repertoire praktisch nur aus „Klistieren, zur Ader lassen und purgieren", wie es die Ärzte in Molières bitterböser Komödie *Der eingebildete Kranke* beständig im Chor wiederholen. Und dieses „zur Ader lassen" hatte Ausmaße, über die wir uns heute keine Vorstellung machen: Der Dichter Michel de Montaigne beschreibt in seinem *Tagebuch einer Badereise* im 16. Jahrhundert, dass „die öffentlichen Bäder bisweilen mit reinem Blut gefüllt schienen".[27] Eine solche völlig sinnlose Rosskur muss jeden Kranken umbringen. Segensreich war da der Einfluss von Samuel Hahnemann (1755–1843), dem Vater der Homöopathie: Seine Mittel mögen nichts genutzt haben, aber anders als die brutalen Maßnahmen seiner Kollegen schadeten meist sie auch nicht und retteten so sicherlich vielen Menschen das Leben.

Wir werden in absehbarer Zeit wohl kaum wieder derart verheerende Pestepidemien erleben, wie sie früher weltweit gewütet haben, doch auch heute noch gibt es in mehr als einem Dutzend Ländern auf vier Kontinenten Pestherde, die jederzeit wieder aufflammen können, wenn Not und Krieg und Flüchtlingselend Menschen in enge Berührung mit infizierten Ratten und ihren Flöhen bringen. Dank des modernen Ferntourismus liegen diese Gebiete nicht mehr am anderen Ende der Welt, sondern nur wenige Flugstunden entfernt.

Plagende Reminiszenzen

Die Pest war für die Geschichte der Menschheit von epochaler psychischer und sozialer Bedeutung.[7] Sie führte zu einschneidenden politischen Konsequenzen, verhinderte beispielsweise die von Kaiser Justinian erhoffte Wiederherstellung der römischen Weltreiches (Restauratio imperii) und zu politischen Umwälzungen wie der Ablösung der Mongolenherrschaft durch die Ming-Dynastie nach der chinesischen Pest im 14. Jahrhundert, um nur einige Beispiele zu nennen.

In die bildende Kunst hat das Pestthema von der Antike bis in die Gegenwart Eingang gefunden: Maler haben in zahllosen Variationen pralle Lebenslust und Totentänze dargestellt und als Metapher genutzt, so in Otto Dix' *Totentanz* von 1917, der eine moderne Pest, nämlich das Grauen des Krieges darstellt.[7] Dasselbe gilt für die Literatur; in Sophokles' antiker Tragödie *König Ödipus* führt der Inzest des ahnungslosen Königs zur Pest in Theben, in der mittelalterlichen Sage vom *Rattenfänger von Hameln* bezirzt der Pfeifer (die Pest?) erst die Ratten, dann die Kinder der Stadt, die Legende vom Fliegenden Holländer, die Richard Wagner in seiner Oper verarbeitete, geht vermutlich auf Totenschiffe zurück, die während Pestepidemien auf dem Meer trieben, und in Albert Camus' Roman *La Peste* von 1947 ist die Seuche ein Symbol für das Grauen der Naziherrschaft.[7] Und in dem bayrischen Städtchen Oberammergau wird seit 1634 als Dank für die Verschonung von der Pest alle 10 Jahre ein Passionsspiel aufgeführt.

Bioterror

Historisch galt Caffa als erster gezielter Einsatz von Pesterregern (siehe Seite 42), doch er sollte nicht der letzte bleiben. Im Zweiten Weltkrieg infizierten in der Mandschurei stationierte japanische Einheiten Tausende Kriegsgefangener unter anderem mit pesttragenden Flöhen; die Sterblichkeit betrug 50 bis 60 Prozent.[35, 45] Nach diesem „Erfolg" wurden die Flöhe in Behälter gepackt und von Flugzeugen aus über mandschurischen Ortschaften abgeworfen. Daraufhin brachen kleinere Epidemien aus, aber hauptsächlich ging es darum, Terror unter der Bevölkerung zu verbreiten, was auch gelang.[35]

Im 21. Jahrhundert hat die Pest durch einen Terroranschlag wieder ungeahnte Aktualität erfahren. Nach dem Angriff am 11. September 2001 auf das World Trade Center in New York stand das Thema Bioterror plötzlich wieder auf der Tagesordnung. Als mögliche Waffen für bioterroristische Anschläge wurde rasch der Pesterreger ins Spiel gebracht.[6] *Yersinia pestis* ist nämlich in vieler Hinsicht für eine solche Verwendung geradezu prädestiniert: Für den Menschen ist der Erreger hochvirulent (unter Umständen genügen 1–10 Bakterien), eine natürliche Immunität existiert nicht, die Inkubationszeit ist mit 1–7 Tagen kurz, ein wirksamer Impfstoff existiert nicht, es gibt viele Quellen für den Erreger (Nagerreservoir!), er lässt sich relativ leicht kultivieren und zu einem Aerosol verarbeiten.[35] Zudem ist allein die Angst vor einer „Pestseuche" auch heute noch ein Garant für Panik – und darum geht es beim Terror gleich welcher Couleur noch mehr als um hohe Verluste. Die Erinnerung an den Schwarzen Tod und sein Grauen, die uns seit Jahrtausenden begleitet, hat uns geprägt und wird uns so schnell nicht verlassen.

Die verheerenden Epidemien, die Läuse und Flöhe vor allem in der Vergangenheit verbreitet haben, lassen chronische Erkrankungen, wie sie bei-

spielsweise von verschiedenen parasitischen Würmern hervorgerufen werden, häufig aus dem Blick geraten, obwohl sie in vielen Entwicklungsländern
auch heute noch zum Alltag gehören und einen hohen Preis fordern.

Fiese Würmer

Chronische Parasiteninfektionen sind in vieler Hinsicht heimtückischer und unauffälliger als die bisher besprochenen Seuchen, fordern aber auf längere Sicht kaum weniger Opfer. Fast ein Viertel der Menschheit leidet allein unter Wurminfektionen, und der Preis, den die Betroffenen und ihre Heimatstaaten zu zahlen haben, ist hoch: Anhaltende Wurminfektionen verursachen nicht nur viel Leid und enorme volkswirtschaftliche Kosten, sondern sie senken auch Intelligenzquotient und Gedächtnisleistung, vor allem bei Kindern. Auf der anderen Seite haben Würmer unser Immunsystem seit grauer Vorzeit wie kaum eine andere Parasitengruppe geformt, und der weitgehende Verlust des Kontakts zu diesen „alten Freunden" in westlichen Industrienationen wird nicht nur mit einer Zunahme von Allergien und Autoimmunkrankheiten sondern auch mit einen Anstieg psychischer Erkrankungen wie Depressionen in Zusammenhang gebracht.

Unter der Bezeichnung „Wurm" firmiert alles wirbellose Getier, das beinlos, lang und dünn – ob rund oder platt – ist und sich kriechend fortbewegt. Zoologisch gesehen, stehen sich diese „langen Kerls" jedoch verwandtschaftlich weitaus ferner als Maus und Elefant. Der Regenwurm ist ein Ringelwurm, der Spulwurm ein Fadenwurm und der Schweinebandwurm ein Plattwurm. Ringel- und Fadenwürmer nehmen ihre Nahrung durch ihre Mundöffnung auf, Bandwürmer nutzen ihre gesamte Körperoberfläche für die Resorption von Nahrung. Die meisten Fadenwürmer (Nematoden) leben frei im Meer, Süßwasser oder Boden und sind für den Menschen völlig harmlos, doch es sind auch wichtige Humanparasiten darunter (siehe unten), während die überwiegende Zahl von Plattwürmern parasitisch lebt. Ärzte bezeichnen alle parasitischen Würmer als Helminthen (griechisch für „Würmer"), und die meisten von ihnen sind „Eingeweidewürmer", denn im Gegensatz zu den bisher besprochenen Parasiten richten sie sich im Inneren des Menschen wohnlich ein.

Unter diesen so genannten Endoparasiten gibt es im Darm des Menschen relativ kleine und harmlose Arten wie den Madenwurm (*Enterobius vermicularis*), aber auch Riesen wie den Fischbandwurm (*Diphyllobothrium latum*), der mit einer Länge von bis zu 25 Metern den Rekordhalter unter den Humanparasiten darstellt – eine Vorstellung, die einem durchaus auf den Magen schlagen kann. Insgesamt betrachten rund 300 parasitische Wurmarten, die wir im Lauf unserer Evolution „eingesammelt" haben, unser Körperinneres als Heimat. Einen Teil haben wir von unseren afrikanischen Primatenvorfahren übernommen; diese Parasiten sind sozusagen unser stammesgeschichtliches Erbe. Die übrigen sind Souvenirs, die wir auf unseren Wanderungen aufgeschnappt oder dem Kontakt mit unseren Haustieren zu verdanken haben.[8] Eine segensreiche Erfindung in diesem Zusammenhang ist die Angewohnheit, Nahrung so stark zu erhitzen, dass den innewohnenden Parasiten der Garaus gemacht wurde, bevor sie sich in uns einen neuen Wirt suchen konnten – man denke nur an Trichinen. Kochen als Strategie gegen Parasiten hat unsere Evolution zweifellos tiefgreifend beeinflusst.[47]

Von Bandwürmern, Badehäusern und würzigen Spekulationen

Man sollte meinen, dass die alten Römer mit ihren sanitären Einrichtungen wie öffentlichen Bädern und Latrinen den Parasitenbefall der von ihnen unterworfenen Völker verringert haben. Wie der Anthropologe Piers Mitchell von der Universität Cambridge jüngst herausfand, war jedoch gerade das Gegenteil der Fall. Wie versteinerte menschliche Fäkalien aus der Römerzeit zeigten, in denen sich die Eier zahlreicher Eingeweidewürmer nachweisen ließen, waren die Untertanen des Römischen Reiches stärker verwurmt als die Völkern der Bronze- und Eisenzeit – wenn sie auch dank regelmäßiger parfümierter Bäder sicherlich besser rochen. Zum einen unterstützten die warmen, selten gewechselten Wasser der Badehäuser möglicherweise direkt die Verbreitung von Wurmstadien, zum anderen verlangte eine römische Verordnung, menschliche Exkremente außerhalb der Stadt zu entsorgen – ein willkommener Dünger für die Bauern, deren Gemüse sich dadurch prächtig entwickelte. Irgendwann gelangten infektiöse Wurmeier* mit dem Grünzeug dann wieder auf den Tisch der Städter, und der Kreislauf drehte sich munter weiter.[35]

Eier des Fischbandwurms wurden aus der Bronze- und Eisenzeit nur in Deutschland und Frankreich nachgewiesen, doch unter römischer Herrschaft breitete sich dieser Parasit bis in die südlichen Gefilde des Reiches aus. Die Autoren fanden bei römischen Schlemmern Fischbandwurmeier in 2000 Jahre alten versteinerten Exkrementen und führen dies auf den Export von infizierter Fischsoße aus Gallien und Germanien zurück. Diese Fischsoße, Garum genannt, die damals auf jede Tafel gehörte, wird aus fermentiertem Süß- und Salzwasserfisch hergestellt.[35]

Dazu hätten die Bandwurmeier aber nicht nur den Fermentierungsprozess in praller Sonne unbeschadet überstehen müssen, was zweifelhaft ist, sondern

---

* Nach dem Zweiten Weltkrieg sorgte die „Kopfdüngung" von Salat und Gemüse auch in Deutschland für die Verbreitung von Parasiten, vor allem des Spulwurms (*Ascaris lumbricoides*).

auch die anschließende Darmpassage. (Die Eier können sich nicht direkt in unserem Darm entwickeln, sondern müssen erst zwei Zwischenwirte [Kleinkrebs und Süßwasserfisch] durchlaufen, bis die Larvenstadien im menschlichen Darm zum geschlechtsreifen Parasiten heranwachsen.) Viel wahrscheinlicher ist, dass die Infektion von bandwurmbefallenen, aus nördlichen Gefilden heimkehrenden Soldaten oder Sklaven im sonnigen Süden verbreitet wurde, wenn man auch zugeben muss, dass die Sauce als Vektor der Geschichte einfach mehr Würze verleiht.

Elefantenmenschen mit Riesenhodensäcken

Noch fieser als die Darmbewohner sind Würmer, die in den Blutstrom oder die Lymphbahnen vordringen und sich mit ihm zu bestimmten Organen verdriften lassen, um sich in der Lunge, in der Leber, im Auge oder im Gehirn anzusiedeln und dort heranzuwachsen. Besonders in den Tropen und Subtropen gedeihen solche Würmer prächtig und haben sich als Parasiten von Mensch und Tier einen überaus schlechten Ruf erworben; ein Beispiel dafür sind Filarien, Fadenwürmer wie *Wuchereria bancrofti*, die Erregerin der lymphatischen Filariose oder Elephantiasis, und *Onchocerca volvulus*, die zur Flussblindheit führt. Die Dritte im Bunde ist die Wanderfilarie (*Loa loa*); sie löst die so genannte Loiasis aus und wird auch Augenwurm genannt, denn sie zieht bei ihrer Wanderung durch das Unterhautfettgewebe manchmal durchs Auge.[33] Da sie parasitologisch keineswegs so bedeutsam ist wie ihre beiden Verwandten, wollen wir hier nicht weiter auf sie eingehen.

Im Gegensatz zu vielen Plattwürmern, die Zwitter sind, setzt *Wuchereria* wie alle Nematoden auf die klassische Geschlechtertrennung: Die Weibchen werden bis zu 10 Zentimeter lang, bleiben dabei aber weniger als einen halben Millimeter dünn und somit echte „Faden"-Würmer; die Männchen werden nicht einmal halb so lang.[30] Millionen Menschen in Zentralafrika und im Nildelta, in Süd- und Mittelamerika, aber auch in den tropischen Regionen Asiens leiden unter einer Infektion mit *Wuchereria*. Diese Filarien durchlaufen einen simplen Kreislauf zwischen Mensch und Mücke (vor allem Stechmücken wie *Culex*, *Aedes* und *Anopheles* dienen als Überträger oder Vektoren): Die erwachsenen Würmer (Makrofilarien) leben im Lymphsystem des Menschen, wo die Weibchen nach der Paarung L1-Larven, so genannte Mikrofilarien, freisetzen. Diese gelangen in den Blutstrom, und wenn eine Mücke sticht, nimmt sie die Mikrofilarien auf. Schnell wandern diese aus dem Darm in die Brustmuskulatur der Mücke ein, entwickeln sich dort über L2-Larven zu infektiösen L3-Larven und reisen dann weiter in den Stechrüssel. Beim nächsten Stich der Mücke gelangen die infektiösen Larven via Stichwunde in ihren Endwirt, den Menschen, und wandern ins Lymphsystem, wo sie sich vornehmlich in den Beinen und in der Genitalregion ansiedeln. Dort erlangen sie ihre Geschlechtsreife, paaren sich, und der Zyklus beginnt von neuem. Vom Stich bis zum Nachweis von Mikrofilarien im Blut dauert es mindestens so lange wie eine Schwangerschaft – 9–12 Monate.

Die erwachsenen *Wuchereria* sind langlebig und äußerst fruchtbar: Sie können 6–8 Jahre alt werden und im Laufe ihres Lebens Millionen von Mikrofilarien produzieren. Dabei hausen in der Regel nicht mehr als ein paar Dutzend geschlechtsreife Würmer in „ihrem" Menschen: Die Alteingesessenen rufen eine so genannte Infektionsimmunität hervor, die dafür sorgt, dass potenziellen Neubesiedlern der Garaus gemacht wird, denn sonst würde es in den Lymphgefäßen zu eng – eine raffinierte Strategie gemäß dem Motto „Jeder ist sich selbst der Nächste."

Überhaupt gehört die Manipulation des Immunsystems zur Standardausrüstung der Nematoden: Sie sind Meister darin, in dessen Steuerung einzugreifen.[30] Wird ein Mensch von einer infizierten Mücke gestochen, bemerkt er in der Regel zunächst einmal gar nichts, denn während die Parasiten heranreifen, unterdrücken sie die Immunabwehr ihres Wirtes – und damit auch Entzündungsreaktionen. Diese symptomlosen Infektionen beeinträchtigen aber nicht nur das Immunsystem, sondern schädigen auch Lymphsystem und Nieren, sind also alles andere als harmlos.[46] Manchmal dauert es Jahre, bis es zu üblen Entzündungen kommt (akute Phase). Auslöser sind Antigene der Weibchen oder bakterielle Hautinfektionen aufgrund des geschädigten Lymphsystems. Die Würmer in den Lymphgefäßen unterbrechen den Lymphstrom, es kommt zu Lymphstauungen (Lymphödemen), begleitet von Fieber, Schüttelfrost, starken Schwellungen und Druckempfindlichkeit der Haut in der betroffenen Region. Häufig verschwinden die Symptome nach ein paar Tagen wieder.

Doch irgendwann kommt es bei einem Teil der Infizierten zu starken Lymphansammlungen in Beinen, Armen und Hodensack bzw. Brüsten (chronische Phase). Oft gehen diese Schwellungen mit Hautverdickungen einher und haben der lymphatischen Filariose zusammen mit den grotesk angeschwollenen Extremitäten den Namen „Elephantiasis" – Elefantenmann-Syndrom – eingetragen. Nach aktuellen Angaben der WHO sind mehr als 1,2 Milliarden Menschen in 58 Ländern weltweit von Filariose bedroht, mehr als 120 Millionen sind infiziert und rund 40 Millionen durch die Krankheit schwer entstellt.[46] „Hauptschuldige" ist dabei *Wuchereria bancrofti*, auf die 90 Prozent aller Infektionen zurückgehen.[36] Der Rest wird von nahe

verwandten Filarienarten wie *Brugia malayi* und *B. timori* in Asien hervorgerufen, die meisten davon in Indien.[30]

Der Pharao mit den dicken Beinen: 4000 Jahre Elephantiasis

Homo sapiens gebührt die zweifelhafte Ehre, der einzige Wirt zu sein, in dem
Wuchereria sich vermehren kann, und dieser ungebetene Gast begleitet uns
wahrscheinlich seit Tausenden von Jahren. So ist Elephantiasis noch heute im
Niltal weit verbreitet, und das war schon rund 4000 Jahren nicht anders. Wir
haben aus dieser Zeit zwar keine schriftlichen Aufzeichnungen über diese Infektion, wohl aber andere Zeugnisse, wie eine Sandstein-Statue von Pharao Men-
tuhotep II. (ca. 2051–2000 v. Chr.)[34] aus dem Mittleren Reich, die nach Meinung
mancher Experten die typischen „Elefantenbeine" einer Elephantiasis darstellt.
Und kleine Statuen und Goldgewichte der westafrikanischen Nok-Zivilisation
(rund 500 n. Chr.) zeigen Hodenschwellungen, wie sie für die Erkrankung typisch
sind.

Die ersten schriftlichen Zeugnisse der *Elephantiasis arabum* (wie die Nematoden-
infektion genannt wurde, um sie von der bakteriellen Lepra, der *Elephantiasis
graecorum* zu unterscheiden) stammen aus der griechisch-römischen Antike;
damit ist die tropische Filariose gemeint. Die Symptome wurden jedoch erst
Ende des 16. Jahrhunderts beschrieben, als der niederländische Kaufmann und
Entdecker Jan Huygen von Linschoten das indische Goa besuchte: Alle Einwohner würden „mit einem Bein und einem Fuß geboren, der abwärts vom Knie so
dick ist wie das Bein einer Elefanten, während das andere Bein so wohlgestalt
ist wie bei allen anderen Männern und Frauen", schrieb er – eine Strafe Gottes
für alle Nachkommen derjenigen, die den Apostel Thomas in Madras erschlagen
hatten, daher wurde dieser Zustand auch als „Fluch des Heiligen Thomas" bezeichnet.[26]

Der milchig-trübe Urin (Chylurie), der für die Infektion typisch ist, wurde erst-
mals 1849 von dem englischen Arzt und Chemiker William Prout beobachtet.[37]
Wenig später (1863) wies der französische Arzt Jean Nicolas Demarquay als erster
Mikrofilarien in der Flüssigkeit nach, die er aus einen infizierten Hodensack
gezogen hatte[8], und kurz darauf entdeckte der deutsch-brasilianische Arzt Otto
Wucherer Mikrofilarien im Urin eines Patienten.[48] Aber erst, als der in Kalkutta
tätige schottische Arzt Timothy Lewis Mikrofilarien im Blut und im Urin eines
Infizierten fand, dämmerte ihm ein Zusammenhang zwischen diesen Larven
und der Elephantiasis.[8] Die erwachsenen Würmer wurden erst 1896 von dem
nach Australien emigrierten Parasitologen Joseph Bancroft entdeckt, und heute
trägt der Wurm einen Namen, der die Entdecker beider Stadien vereint: *Wuchereria bancrofti*.

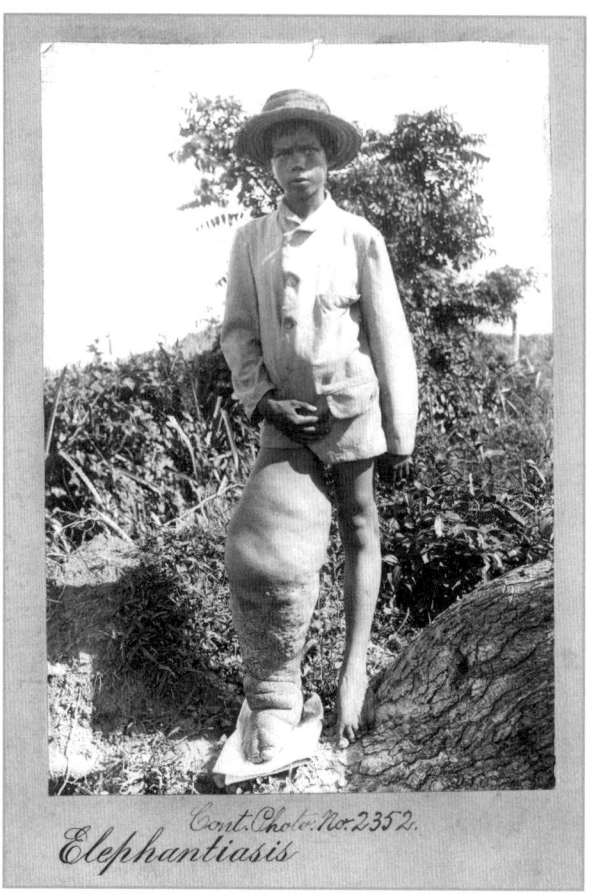

Elephantiasis bei einem Jungen aus Puerto Rico (1899)

Aber noch wichtiger für die Aufklärung des Lebenszyklus war Patrick Manson, der heute als „Vater der Tropenmedizin" gilt. Er war es, der 1877 in Amoy, Südchina, die Mikrofilarien im Darm von Stechmücken entdeckte und diese damit als Überträger entlarvte. Nachdem er einige Mücken mit dem Blut seines Gärtners, der an Filariose litt, gefüttert hatte, schrieb er: „Ich werde die erste Mücke, die ich sezierte, nicht so leicht vergessen. Ich öffnete ihren Hinterleib und drückte das Blut aus dem Magen heraus. Dies platzierte ich unterm Mikroskop und stellte erfreut fest, dass die Magensäfte der Mücke die Filarien, statt sie zu töten, ganz im Gegenteil offenbar zu lebhafter Aktivität angeregt hatten."[23] Manson nahm jedoch an, die Mücken würden die Filarien ins Wasser abgeben und Menschen sich durch Trinken von kontaminiertem Wasser oder Baden an-

Flussblindheit: wenn die Felder verwaisen

Die Elephantiasis ist nicht die einzige Filarienkrankheit. Erste medizinische Berichte über „Augenwürmer" stammen aus dem 18. Jahrhundert; so berichtete der französische Schiffsarzt François Guyot, dass Sklaven, die aus Westafrika nach Amerika verschifft wurden, regelmäßig unter solchen „Augenwürmern" litten. Er konnte sogar erfolgreich einen solchen Wurm entfernen.[8] Die Übeltäter waren enge Verwandte von *Wuchereria*, zum einen *Loa loa*, vor allem aber *Onchocerca volvulus*; dieser Parasit ruft die so genannte Onchozerkose hervor. Diese von den Mikrofilarien des Wurmes verursachte Krankheit wird auch „Flussblindheit" genannt, weil der Befall vor allem in den fruchtbaren Flusstälern des afrikanischen Voltabeckens so heftig war, dass ganze Siedlungen aufgegeben werden mussten, da die vielen Blinden die Felder nicht mehr bestellen konnten. Auch *Onchocerca*-Filarien können sich nur im Menschen vermehren und auch sie bedienen sich Mücken als Überträger, in diesem Fall weiblicher Kriebelmücken (Simuliiden).

Im Gegensatz zu Stechmücken (wie *Culex* und *Anopheles*), die mit ihren kanülenartigen Mundwerkzeuge feine Blutkapillaren anstechen, sind Krie-

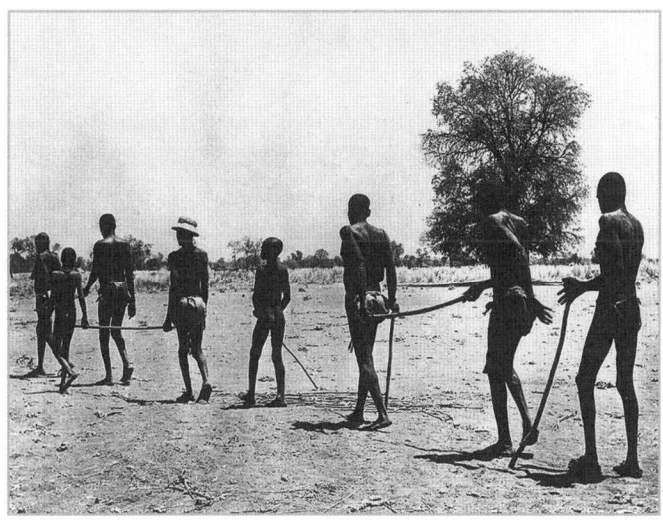

Afrika (undatiert): Kinder führen blinde Erwachsene

belmücken so genannte *pool feeder*, das heißt sie stanzen mit ihren kürzeren und breiteren Mundwerkzeugen ein Loch in die Haut und schlecken nicht nur Blut, sondern auch Lymphe und Gewebsflüssigkeit. Dabei nehmen sie Mikrofilarien (L1) aus dem Unterhautbindegewebe auf. Diese häutet sich in der Mücke und entwickeln sich genauso wie Wuchererien durch Häutung über ein L2-Stadium zur infektiösen L3-Larve und wandern in den Saugrüssel ein. Wenn sich die Kriebelmücke erneut bei einem Menschen bedient, gelangen die infektiösen *Onchocerca*-Larven ins Blut und wandern ins Unterhautbindegewebe ein, um sich erneut zu häuten. Schließlich knäueln sich die erwachsenen Weibchen, die bis zu 70 Zentimeter lang werden können, unter der Haut zu linsen- bis haselnussgroßen Knoten zusammen (*volvulus* = kleines Knäuel).[30] Dort paaren sie sich mit den nur etwa halb so langen Männchen und „gebären" bald durchschnittlich 1000 L1-Larven pro Tag – wenn man bedenkt, dass ein Weibchen 10–18 Jahre alt werden kann, kommt man auf eine geradezu astronomische Zahl von Mikrofilarien.[30]

Die meisten Mikrofilarien werden aber nicht von einer Mücke aufgenommen, sondern sterben im Menschen ab, und genau das ist es, worauf das Immunsystem allergisch reagiert: Juckreiz, chronische Dermatitis und Pigmentstörungen (Leoparden-/Elefantenhaut) sowie Ödeme sind die Folge. Wenn die Larven ins Auge einwandern, zum Beispiel in die Hornhaut, kommt es zur Linsentrübung und bei etwa 10 Prozent der Opfer zur Erblindung. Weltweit sind 25 Millionen Menschen infiziert, mehr als 300 000 sind erblindet. Insgesamt sind 250 Millionen Menschen in 31 Ländern potenziell betroffen.[1]

Unter Hypnose

Bis weit in die zweite Hälfte des 20. Jahrhunderts konnten Ärzte Patienten mit Flussblindheit oder Elephantiasis nur mit Hygienemaßnahmen oder dem Skalpell helfen, eine medikamentöse Bekämpfung der Erreger war unmöglich. Europäische Tropenärzte standen noch im 19. Jahrhundert vor dem Problem, dass sie die Entstellungen, die eine Elephantiasis mit sich bringt, kaum chirurgisch behandeln konnten. Es mangelte an Schmerz- und Betäubungsmitteln sowie an ausreichenden Hygienemaßnahmen, was Operationen gerade unter tropischen Bedingungen zu einem Vabanque-Spiel machte. Aus diesem Grund schreckten manche Ärzte auch vor ungewöhnlichen Maßnahmen nicht zurück und hatten damit manchmal verblüffenden Erfolg.

Der junge schottische Arzt James Esdaile (1808–1859) verfiel als erster auf die Idee, die Hypnose bei der Operation der Elephantiasis einzusetzen. Er

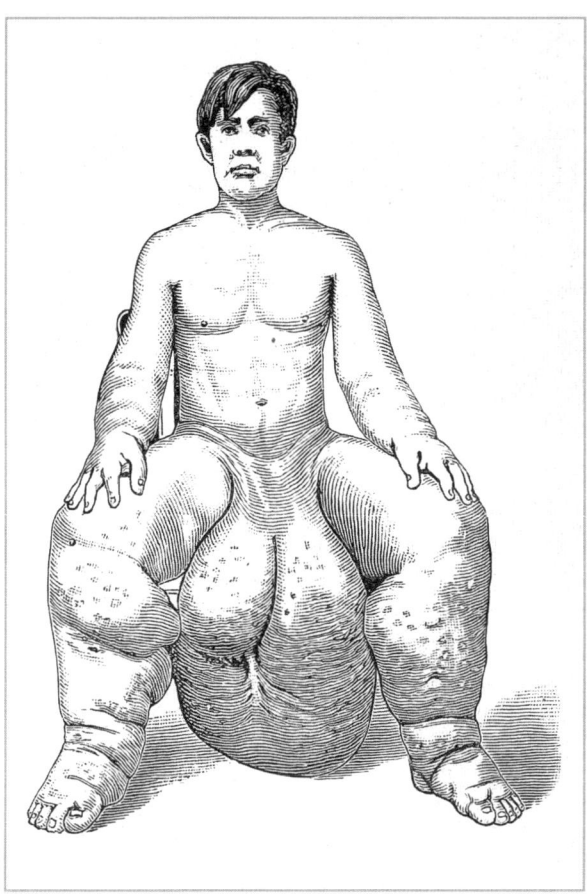

Elephantiasis des Hodensacks

kam 1830 als Angestellter der Britischen Ostindienkompanie als Chirurg nach Kalkutta, der Hauptstadt von Britisch Indien. In Bengalen war die Elephantiasis weit verbreitet, und die grotesken Verunstaltungen, die sie verursachte, waren ein alltäglicher Anblick; Esdaile sah daher Tausende von Fällen. Da es an Anästhetika mangelte und die Drainage von „scrotalen Tumoren" außerordentlich schmerzhaft war, lehnten viele Patienten eine Behandlung ab, und andere, die sich ihr unterzogen, starben an Schock. Esdaile sann auf Abhilfe und stieß auf den Mesmerismus bzw. auf Hypnose. Er lernte die Technik aus Büchern und bastelte sie sich nach seinen Bedürfnissen zurecht, um seine Patienten schmerzfrei operieren zu können. Und er hatte damit durchschlagenden Erfolg. Über einen 40-jährigen Schuster namens Goroochuan Shah, dessen Hodensack mehr als 30 Kilogramm wog und ihm als

Schreibunterlage diente, schrieb er: „Ich denke, wenn der Kreislauf durch Schmerz und Strampeln beschleunigt worden wäre oder wenn der systemische Schock durch körperliche und psychische Not verstärkt worden wäre, wäre der Mann höchstwahrscheinlich verblutet."[31] Esdailes Methode war überraschend sicher, und er betont, er habe bei Personen, die „in mesmerischer Trance" operiert wurden, keinerlei negative Konsequenzen gesehen. Einige Patienten seien auch nach der Operation noch schmerzfrei gewesen und es habe kaum Komplikationen gegeben.[13, 14] Als sich Esdailes Ruf als „schmerzloser Operateur" herumsprach, konnte er sich vor Patienten kaum retten, und er führte Tausende Operationen mit einer für die damalige Zeit sehr geringen Todesrate durch.[31]

Dank der Entwicklung effizienter Narkose- und Schmerzmittel geriet Esdailes Hypnosetechnik in Vergessenheit, doch vielleicht wäre es sinnvoll, sie wieder aufleben zu lassen: So mussten nach dem schweren Erdbeben in Haiti 2010 mehreren tausend Menschen Gliedmaßen ohne Betäubung amputiert werden. Und inzwischen erlebt die Hypnosetherapie wieder einen Aufschwung bei Behandlungen, bei denen die Schulmedizin nicht mehr so recht weiter weiß, beispielsweise beim Reizdarmsyndrom. Dort hilft sie den Patienten, ihre Muskulatur zu entspannen und die Darmperistaltik soweit zu verlangsamen, dass die Verdauung wieder funktioniert.[31]

Nema-Tod

Die Ärzte und Patienten mussten sich noch lange mit dem Herumdoktern an Symptomen begnügen, denn gegen die Nematoden hatten sie nichts in der Hand. Erst 1987 kam ein Wirkstoff auf den Markt, der zumindest die Mikrofilarien im Blut zuverlässig abtötete: Ivermectin, dessen Vorbild die gegen Fadenwürmer wirksamen Avermectine aus dem Bakterium *Streptomyces avermitilis* waren.[1, 5, 10] Die Vorarbeiten stammten aus den 1970er Jahren – der Japaner Satoshi Ōmura fand den Wirkstoff, der Ire William C. Campbell ebnete den Weg für dessen Anwendung beim Menschen. Dafür wurden beide 2015 mit dem Nobelpreis für Medizin geehrt. (Der dritte Teil des Nobelpreises ging ebenfalls an eine Parasitologin, die Chinesin Youyou Tu. Sie hatte aus einer traditionellen chinesischen Heilpflanze, dem Einjährigen Beifuß (*Artemisia annua*), einen Wirkstoff gegen Malaria isoliert.)[1]

Die Entwicklung von einigermaßen gut verträglichen Anthelminthika war ein großer Fortschritt, denn bis dahin standen nur hochgiftige, schwer dosierbare Präparate wie das Suramin zur Verfügung. Dieses 1916 bei Bayer ursprünglich gegen die Schlafkrankheit entwickelte Medikament, in Deutschland unter dem Handelsnamen Germanin bekannt, tötet zwar auch die erwachsenen Würmer ab, hat jedoch wegen seiner immensen Toxizität erhebliche Nebenwirkungen, die von Nesselsucht bis hin zu Schädigungen der Nebennierenrinde reichen.[43] Leider lösen auch die moderneren Wurmmittel durch das massenhafte Absterben der Wurmlarven im Lymphsystem oft allergische Reaktionen aus, vor allem das inzwischen als veraltet geltende Diethylcarbamazin (in solchen Fällen kann es zu einer so genannten Mazzotti-Reaktion kommen, die unter Umständen zu einem lebensbedrohlichen anaphylaktischen Schock führt).[1, 32] Zudem können diese Medikamente den erwachsenen Würmern nichts anhaben – diese liefern munter immer neue Mikrofilarien nach. Daher muss Ivermectin mehrere Jahre lang regelmäßig eingenommen werden, was in vielen unterentwickelten Regionen auf Probleme stößt.[19] Damit bleibt der Kreislauf in Endemiegebieten erhalten.

Mitte der 1970er Jahre entdeckte man auf elektronenmikroskopischen Aufnahmen, dass manche Zellen von Filarien wie *Wuchereria*, *Brugia* und *Onchocerca* von Bakterien besiedelt sind.[25] Schon damals überlegten Forscher, ob diese Bakterien nicht als Angriffspunkt für eine Bekämpfung zu nutzen seien – gelänge es, den Symbionten zu töten, würde vielleicht auch der Wurm sterben[25]; diese Idee geriet jedoch in Vergessenheit, und für die nächsten 20 Jahre verfiel die Forschung in einen Dornröschenschlaf. Erst durch einen glücklichen Zufall, ohne den Forschung nun mal nicht funktioniert, stellte sich heraus, dass man die Bakterien in den Würmern mit Antibiotika wie Tetracyclinen abtöten konnte.[3] Und kurz darauf wurde nachgewiesen, dass es sich bei den Untermietern um *Wolbachia* handelte.[41]

Diese Bakterien, die gewöhnlich in Insekten und anderen Gliedertieren parasitieren und Meister der Manipulation sind (siehe Kapitel *Wolbachia*), zeigen sich bei den Filarien dagegen von ihrer liebenswürdigsten Seite: Sie helfen ihnen beim Überleben. Wolbachien leben wohl schon seit Millionen Jahren mit bestimmten Fadenwürmern zusammen und sind im Verlauf der Evolution zu unverzichtbaren Symbionten geworden, so unverzichtbar, dass die Wurmweibchen ihrer Nachkommenschaft bei der Geburt gleich eine Portion *Wolbachia*-Bakterien mitgeben.[19] Die Bakterien machen sich unentbehrlich, indem sie die Würmer mit Häm versorgen, einem Bestandteil vieler lebenswichtiger Enzyme (beim Menschen ist Häm Bestandteil des roten Blutfarbstoffs Hämoglobin).[27, 28, 41]

Natürlich schädigen Antibiotika nur solche Nematodenarten, die *Wolbachia* beherbergen; anderen Fadenwürmern können sie nichts anhaben.[41] Die Antibiotikabehandlung (Doxycylin, Rifampicin) führt zur Sterilität der Wurmweibchen, hemmt die Entwicklung der Larven und tötet auch die erwachsenen Würmer nach und nach ab, da sie ohne ihre Symbionten nicht lebensfähig sind.[19, 21, 27, 28, 41] Das langsame Absterben der Würmer hat den Vorteil, dass es nicht zu allergischen Schockreaktionen kommt.[33] Nachteilig sind jedoch die relativ lange Behandlungsdauer von 4–6 Wochen und die Nebenwirkungen der Tetracyclinantibiotika, wobei vor allem der negative Einfluss auf den Calciumstoffwechsel zu nennen ist. Das macht diese Therapie für Schwangere und Kinder unter 8 Jahren ungeeignet[43] und die Ausrottung von Elephantiasis und Flussblindheit, die sich die WHO bis 2020 bzw. 2025 auf ihre Fahnen geschrieben hat, wird schwierig.[1]

Abhilfe könnte ein neues Antibiotikum schaffen: Das Corallopyronin A aus dem Bodenbakterium *Corallococcus coralloides*. Es tötet Wolbachien im Labor zuverlässig ab und kann auch bei Kindern (und möglicherweise Schwangeren) eingesetzt werden, da es menschliche Zellen nicht schädigt.[40] Sollte sich das Medikament bewähren, könnte eine flächendeckende Behandlung der Bevölkerung in Endemiegebieten stattfinden und der Erregerkreislauf zwischen Mensch und Mücke endlich unterbrochen werden.

Eine Impfung gegen Armut?

Bei den großen historischen Seuchen wie Pest und Fleckfieber ist es offensichtlich, dass diese schrecklichen Epidemien einen bedeutenden Einfluss auf unsere Geschichte und Kultur hatten: Innerhalb kürzester Zeit starben zahllose Menschen wie die Fliegen, Schlachten gingen verloren, ganze Landstriche wurden entvölkert, und diese Ereignisse prägten sich durch eine Fülle von Bildern und Schriften in das menschliche Gedächtnis ein. Wurminfektionen und ihre Relevanz für die menschliche Evolution sind uns hingegen kaum bewusst. Das hat mehrere Gründe: Zum einen betreffen sie heute Europa und die USA so gut wie gar nicht mehr; sie sind ein Problem der Tropen und Subtropen. Zum anderen sind die meisten Wurmerkrankungen weit weniger spektakulär als ein Erreger, der seine Opfer urplötzlich dahinrafft: Zwar leiden viele hundert Millionen Menschen unter Wurmbefall, doch keiner fällt auf der Stelle tot um.

Dabei gehören parasitische Würmer zu den häufigsten Infektionsursachen bei Menschen in Entwicklungsländern, und sie stellen eine immense Belastung für die dortige Bevölkerung und die Wirtschaft dar. Chronische Erkrankungen wie Elephantiasis und Onchozerkose (Flussblindheit) gehören zu den *neglected tropical diseases (NTDs)*, den vernachlässigten Tropenkrankheiten, wie die Weltgesundheitsorganisation WHO sie nennt.[46] Und sie sind Krankheiten der Ärmsten: Aktuellen Schätzungen zufolge ist rund ein

Drittel der fast drei Milliarden Menschen, die von weniger als 2 US-Dollar pro Tag leben müssen, mit einem oder mehreren parasitischen Wurmarten infiziert.[21] Das heißt, dass die Bewohner in Tausenden armer Dörfer in ländlichen Regionen der Tropen und Subtropen oft chronisch krank sind – arm sein heißt verwurmt sein. Und es trifft vor allem die Kinder[21, 22]: Dem Stoffwechsel fällt es nämlich sehr schwer, gegen Würmer zu kämpfen, die ja dem Körper erhebliche Nährstoffmengen rauben – man denke nur an Bandwürmer – und gleichzeitig ein so hungriges Organ wie das Gehirn aufzubauen.

Der energieaufwendige Kampf gegen Infektionen kann sich in Wachstumsbeeinträchtigungen und schlechterer körperlicher Leistungsfähigkeit, aber auch in schlechterem Gedächtnis und verringerter Lernfähigkeit, eben einem verringerten Intelligenzquotienten (IQ), äußern – ein Teufelskreis.[12, 44] Ganz nebenbei sei bemerkt, dass sich der durchschnittliche IQ einer Nation anhand der Häufigkeit und Intensität von Infektionskrankheiten am besten vorhersagen lässt. Das könnte den Flynn-Effekt – IQ-Tests in Industrieländern erbrachten bis in die 1990er Jahre immer höhere Werte – zumindest teilweise erklären.[12]

Da schwere chronische Wurminfektionen vor allem die bettelarme „bottom billion" der Weltbevölkerung treffen[22], ist das Interesse der Pharmaunternehmen, neue und bessere Behandlungen zu entwickeln, – vorsichtig ausgedrückt – verhalten. Während zwischen 1975 und 2004 mehr als 1550 neue Medikamente auf den Markt kamen, waren nur vier davon zur Behandlung von Wurmerkrankungen geeignet[21]; zusammen mit zwei älteren Präparaten stellten diese Medikamente bis vor kurzem (siehe oben) das gesamte Arsenal zur Bekämpfung der häufigsten Infektionen weltweit dar. Medikamente gegen solche Parasitosen „rechnen" sich einfach nicht, und die Verantwortung für Unwirtschaftliches wird an die Allgemeinheit (WHO) und private Stiftungen[43] abgegeben. Beispiellos war 1987 der Schritt des Ivermectin-Herstellers Merck, die WHO so lange wie nötig kostenlos mit den notwendigen Mengen des Wurmmittels zu beliefern.[1] 2007 legte Merck mit Praziquantel nach, einem Medikament gegen Pärchenegel (Schistosomen). Und wie sich gezeigt hat, lohnt sich der Einsatz, vor allem bei Kindern: Regelmäßiges Entwurmen bringt bessere schulische Leistungen und einen regelmäßigeren Schulbesuch.[22]

Ebenso fehlt der Pharmaindustrie der marktwirtschaftliche Anreiz, das Übel an der Wurzel zu packen und Ressourcen in die Erforschung von möglichen Impfstoffen gegen Wurmparasitosen zu stecken. Solche Impfstoffe „Vakzine gegen die Armut" wie sie Peter J. Hotez, einer der führenden Forscher auf dem Gebiet der vernachlässigten Tropenkrankheiten, schon seit Jahren fordert, sind prinzipiell eine durchaus realistische Vision.[6, 18, 20]

Seit kurzem liegt ein aktueller „Wurmindex" vor. Er erfasst den Befall mit Spulwürmern, Peitschenwürmern und Hakenwürmern, Filarien sowie Plattwürmern wie den Pärchenegeln und bestätigt klar die negative Beziehung zwischen den Wurminfektionen und dem Entwicklungsstand eines Landes.[22] Wurminfektionen beeinträchtigen die gesundheitliche Entwicklung der Menschen, die an ihnen leiden, und die wirtschaftliche Entwicklung der Länder, in denen sie leben, denn sie senken die Produktivität von Arbeitern und bürden den Gemeinden erhebliche Kosten für Behandlung und Pflege auf, vor allem in ländlichen Gebieten.[22]

Als die Mao-Bibel versagte

Im Dezember 1949, zu Beginn des Kalten Krieges, hatte die kommunistische Führung unter Mao Zedong entschieden, die Reste der demoralisierten nationalchinesischen Armee unter Chiang Kai-shek anzugreifen und zu vernichten. Sie hatte sich auf Formosa (heute Taiwan) verschanzt und Mao schien die Gelegenheit günstig, denn seine Truppen mussten nur die Straße von Formosa überwinden. Das einzige Problem war, dass sie keine geeigneten Amphibienfahrzeuge besaßen, sondern nur hölzerne Dschunken. Und es stand zu befürchten, dass diese Schiffe die Truppen ohne Anlegestellen nicht trockenen Fußes an Land bringen könnten. Die meisten Soldaten würden eine gewisse Strecke schwimmen müssen – allerdings waren die wenigsten Kampfschwimmer, und der Rest der Truppe hätte der Roten Armee, die viel Wert auf Propaganda legte, mit ihrem Hundekraulstil große Schande bereitet.

Also wurden die Männer zum Schwimmtraining in den seichten und warmen Süßwasserkanälen auf dem Festland gegenüber der Insel abkommandiert. Das sind allerdings Lebensräume, die auch von einem Plattwurm, dem Japanischen Pärchenegel (*Schistosoma japonicum*), sehr geschätzt werden, und die eifrigen Roten Garden infizierten sich flächendeckend. Eine große Schistosomiasis-(Bilharziose-)Epidemie brach aus und streckte 30000–50000 Mann nieder. Kopf- und Bauchschmerzen, die auftreten, während die Würmer im Körper heranreifen, hätte man vielleicht noch mit kommunistischer Disziplin – wie gemeinsamem Rezitieren der Mao-Bibel – in den Griff bekommen können, doch bei heftigen Durchfällen muss dieses bewährte Mittel der Militärärzte versagen. Die geplante Invasion geriet etwa ein halbes Jahr in Verzug, entscheidende Monate, denn im Juni 1950 brach der Koreakrieg aus, und die Siebte US-Flotte bezog in der Straße von Formosa Stellung. Die Gelegenheit zu einem raschen und mühelosen Sieg war dahin, und die Insel wurde nicht „heim ins Reich" geholt, sondern blieb eigenständig.[21, 24]

Dem Wurmindex zufolge sind in den Tropen und Subtropen weltweit fast 1,5 Milliarden Menschen von Eingeweidewürmern befallen; auf die Einwohnerzahl umgerechnet, sind die Demokratische Republik Kongo und Nigeria die Spitzenreiter, gefolgt von Myanmar und Äthiopien, etwas geringer ist der Pro-Kopf-Befall in Bangladesch, Indien, Indonesien und den Philippinen. Dabei haben Länder mit dem geringsten Wohlstand die höchste Wurmbelastung; ob die schlechte Wirtschaftslage zu einer hohen Verwurmung oder eine hohe Verwurmung zu einer schlechten Wirtschaftslage führt, lässt sich nicht sagen – vermutlich ist es ein Wechselspiel. Auffällig ist dabei, dass es auch in Ländern mit mittlerem und hohen Wohlstandsindex wie Indien, Indonesien und den Philippinen, „Inseln bitterster Armut" gibt – Arme in einem reichen Umfeld, oft die indigene Bevölkerung jener Länder.[21]

Und neben all den wirtschaftlichen Erwägungen sollte man das menschliche Leid nicht vergessen, das solche chronischen Wurmerkrankungen mit sich bringen, die rund ein Viertel der Menschheit betreffen:[15] Wer aufgrund einer Onchozerkose erblindet oder durch Elephantiasis stark verunstaltet ist, leidet unter einer sozialen Ausgrenzung, die seine Lebensqualität stark beeinträchtigt. Chronische Parasitosen mögen nicht so dramatisch wirken wie ein plötzlicher Tod durch eine Infektion mit dem Pesterreger, aber ihre verdeckten Kosten sind immens, und sie müssen von der „bottom billion" Jahr um Jahr gezahlt werden. Das ist ein weiterer entscheidender Unterschied zu den großen Seuchen der vergangenen Jahrhunderte: Diese Parasitosen gehören nicht der Vergangenheit an, sondern ruinieren die Gegenwart von vielen hundert Millionen Menschen.

Würmer als Evolutionsfaktor

Aber parasitische Würmer prägen nicht nur unsere Gegenwart, sondern haben auch unsere Stammesgeschichte entscheidend beeinflusst. Denn sie haben unsere Vorfahren bereits vor Millionen Jahren geplagt – also lange bevor der moderne Mensch, *Homo sapiens*, vor rund 200 000 Jahren die Bühne betrat – und die Menschen sich gemeinsam mit ihnen entwickelt.[9] Diese lange Koevolution hat deutliche Spuren in unserem Genom hinterlassen, vor allem in den Genen, die unser Immunsystem regulieren.[16]

Bis in unsere „hygienischen Zeiten" herrschte im Darm fast aller Kinder und der meisten Erwachsenen ein fröhliches Würmergewimmel.[45] Über

Jahrtausende hinweg infizierte man sich an verunreinigtem Wasser, mit Fäkalien gedüngtem Gemüse, an seiner Jagdbeute, seinen Mitmenschen oder seinen Haustieren. Erst in den letzten 60–80 Jahren ist der Befall mit diesen ungeliebten Mitbewohnern in westlichen Industrienationen deutlich zurückgegangen. Dafür ist die Zahl der Allergien und Autoimmunerkrankungen ebenso deutlich gestiegen – ganz im Gegensatz zu Entwicklungsländern, wo der Wurmbefall unverändert sehr hoch ist, Allergien und Autoimmunerkrankungen hingegen kaum bekannt sind. Das führte Ende der 1980er Jahre zur „Hygienehypothese" der Allergien: Immer weniger Geschwister und zu wenig Kontakt mit früher völlig normalen Mikroorganismen und Parasiten führen zu weniger Infektionen im Kindesalter und damit zu einer „Unterbeschäftigung" des Immunsystems, das sich daher gegen an sich harmlose Eindringlinge wie Pollen richtet, was Allergien wie Asthma und Heuschnupfen bewirkt.[42]

Inzwischen ist dieses Konzept der Allergieentstehung durch eine Fehlsteuerung des Immunsystems auf Autoimmunerkrankungen wie chronische Darmerkrankungen, zum Beispiel Morbus Crohn, Colitis ulcerosa und Reizdarm, sowie auf Multiple Sklerose und Typ-1-Diabetes erweitert worden.[17] Denn moderne Errungenschaften des 19./20. Jahrhunderts wie Trinkwasserchlorierung und Müllentsorgung haben nicht nur bakterielle Infektionskrankheiten wie Typhus und Cholera zurückgedrängt, sondern auch den Kontakt zu stammesgeschichtlich „alten Freunden", Mikro- und Makroorganismen eingeschränkt, die dieselben Lebensräume wie wir besiedeln. Und das hat offenbar fatale Folgen für die Regulation unseres Immunsystems. Auch die Zunahme von Nahrungsmittelallergien und -unverträglichkeiten wird darauf zurückgeührt.

Uralte Freunde

„Was all diese fehlgeleiteten Immunreaktionen gemeinsam haben, ist, dass sie sich gegen Ziele richten, die sie nicht angreifen sollten, also gegen körpereigenes Gewebe, gegen den Darminhalt und winzige Mengen der Nachbarskatze, die in einem Lufthauch vorbeigeweht werden", meint der Immunologe Graham Rook, Professor am Centre for Infectious Diseases and International Health in London, der 2003 die „Old Friends"-Theorie entwickelte.[17, 38] Er argumentiert, dass unser Immunsystem nicht von häufigen Kinderkrankheiten wie Masern, Grippe usw. trainiert wird, die evolutionsbiologisch mit 10 000 Jahren relativ jung sind, sondern von phylogenetisch alten, chronischen Infektionen, wie sie von Würmern hervorgerufen werden. Seiner Meinung nach sind wir von den „alten Freunden", abhängig geworden – ohne sie entwickelt sich unser Immunsystem nicht richtig und funktioniert nicht so, wie es soll.[38, 39] Diese Würmer sind zwar nicht immer harmlos, aber sobald sie es sich einmal in ihrem Wirt bequem gemacht haben, kann das Immunsystem sie nicht mehr gefahrlos eliminieren. Beispielsweise wird die Entzündungsreaktion bei Menschen mit Filarien im Blut heruntergeregelt, um ausgedehnte Gewebeschäden zu vermeiden. Wenn ein solches Herunterregeln aufgrund genetischer Prädisposition nicht funktioniert, kommt es zu Elephantiasis (siehe oben).[2]

Das Verschwinden von „alten Freunden" kann zu Allergien und Autoimmunkrankheiten führen, weil sie unserem Immunsystem beigebracht haben, nicht auf alles und jedes zu reagieren, was ihm in den Weg kommt – entweder, weil es harmlos ist, oder weil sich eine Bekämpfung „bis aufs Blut" nicht lohnt. Demnach sorgen diese „alten Freunde" dafür, dass sich das Immunsystem mit dem Unabänderlichen abfindet und eine gesunde Gelassenheit entwickelt. „Wir sind so darauf fixiert, dass das Immunsystem auf Dinge reagiert, dass wir vergessen, dass sein Job in 99,999 Prozent aller Fälle darin besteht, *nicht* auf Dinge zu reagieren – zum Beispiel auf Sie selbst und Ihr Frühstück und Ihren Darm", erklärt Rook.[17] Zu lernen, wie man Eindringlinge toleriert, kann das Immunsystem daher lehren, wann es Reize lieber ignorieren sollte.

Die Helminthentherapie: Wurmkur der anderen Art

Die richtige Immunantwort wird offenbar im Kindesalter (möglicherweise auch schon pränatal) durch Kontakt mit „alten Freunden" (vor allem Würmern, aber auch [Darm-]Bakterien und Mikroorganismen in Trinkwasser und Boden) und durch deren Anwesenheit im Darm trainiert. Parasitische Würmer stellen für das Immunsystem eine besondere Herausforderung dar, denn im Vergleich zu pathogenen Viren, Bakterien und Einzellern sind sie einfach riesig groß – ein Gulliver unter lauter Liliputanern. Solche Würmer unterdrücken bzw. modulieren das Immunsystem, indem sie es veranlassen, regulatorische T-Zellen und entzündungshemmenden Zytokine wie Interleukin-10 zu produzieren. Das ist eine sehr erfolgreiche Strategie, um die Immunreaktionen des Wirtes zu unterlaufen und das eigene Überleben zu verlängern.[15, 45]

Kindersegen durch Würmer[4, 29]
Die Dämpfung bestimmter Immunreaktionen, die parasitische Würmer bewirken, kann dazu führen, dass die Abwehrkräfte des Wirtes gegen Viren und Bak-

terien sinken.[16] Dies kann sich aber unter Umständen auch unerwartet positiv auswirken und Frauen helfen, häufiger schwanger zu werden. Zu dieser erstaunlichen Erkenntnis kamen Forscher in einer aktuellen Studie (2015), die die Fruchtbarkeit von fast 1000 Frauen von Volk der Tsimane in Bolivien untersuchte. Die Tsimane sind Regenwaldbewohner; sie jagen, fischen und bauen Feldfrüchte wie Reis und Kochbananen an, und 10–15 Prozent sind mit Spulwürmern (*Ascaris lumbricoides*) – Darmparasiten, die eine Länge von 40 Zentimeter erreichen können – infiziert, meist ohne davon zu wissen. Und so ein Spulwurm im Darm hat viel mit einem Fetus in der Gebärmutter gemein: Beide werden vom Immunsystem als Eindringlinge angesehen und müssen dafür sorgen, die Immuntoleranz ihres „Wirtes" zu erhöhen; *Ascaris* tut dies zum Beispiel durch Stimulieren bestimmter T-Zellen, die die Attacken des Immunsystems blockieren.

Und das kommt offenbar auch dem Fetus entgegen: Wie die Forscher feststellten, brachten die mit Spulwürmern infizierten Frauen im Schnitt im Lauf ihres Lebens zwei Kinder mehr zur Welt als ihre „unbewohnten" Geschlechtsgenossinnen, denn sie wurden früher schwanger und die Abstände zwischen den Geburten waren kürzer. Durch wurmbedingte Dämpfung des Immunsystems, vermuten die Forscher, verbessern sich die Chancen für Empfängnis und Einnistung im Uterus. Dass sich Würmer positiv auf Asthma und Allergien auswirken, ist inzwischen bekannt, Wurmpillen zur Unfruchtbarkeitsbehandlung könnten da bald durchaus zum letzten Schrei werden. Gehört es etwa zum „evolutionären Plan" des Wurms, die Gebärfreudigkeit von Frauen zu steigern, um die Schar seiner potenziellen Wirte zu steigern? Diese perfide Interpretation ist nicht auszuschließen, denn Parasiten sind immer für eine Überraschung gut.

Bei den entzündungsfördernden Zytokinen wie Interleukin-6 interessieren Mediziner vor allem solche, die mit chronischen Entzündungskrankheiten des Menschen in Zusammenhang gebracht werden; so resultiert Reizdarm höchstwahrscheinlich aus einer unangemessen heftigen Reaktion des Immunsystems auf Darminhalte.[45] Daraus entwickelte sich die Idee, ein unausgewogenes, „überschießendes" Immunsystem dadurch wieder ins Gleichgewicht zu bringen, dass man ihm die „entgangenen" Würmer künstlich zuführt: Die Helminthentherapie zur Behandlung von Allergien und Autoimmunstörungen war geboren, und in der Regel werden dazu Fadenwürmer und ihre Eier eingesetzt.[15] Diese Behandlung konzentriert sich momentan auf chronische Entzündungen der Darmschleimhaut wie Morbus Crohn, Colitis ulcerosa, Reizdarm und Zöliakie sowie auf Multiple Sklerose und Asthma.[11] Inzwischen sind zum Beispiel die Eier des Schweinepeitschenwurmes

(*Trichuris suis*) von der US Food and Drug Administration als so genanntes Prüfpräparat (*investigational medicinal product*) zugelassen.[11]

Es gibt erste Erfolge, vor allem bei chronischen Darmentzündungen, und bei Multipler Sklerose konnten bereits durch Autoimmunreaktionen eingetretene Schäden mittels Wurmtherapie rückgängig gemacht werden, was zeigt, dass die parasitische Regulation der Wirtsimmunität den Krankheitsverlauf positiv beeinflussen kann.[7] Doch wie jede Therapie ist auch diese nicht ohne Risiko. Unter möglichen Nebenwirkungen hat natürlich vor allem der Darmtrakt zu leiden: Bauch- und Magenschmerzen, Mangelernährung, Gewichtsverlust und Durchfall, aber auch Müdigkeit, Fieber und Anämie.[8, 15] Eine Lösung könnte „eine neue Art von Impfstoffen [sein], die sich nicht gegen eine spezielle Infektion richten, sondern auf die Immunregulation abzielen", so der Immunologe Graham Rook.[17]

Wenn der Verlust „alter Freunde" aufs Gemüt schlägt

Besonders interessant ist, dass parasitische Würmer auch Einfluss auf unsere psychische Gesundheit haben, denn es besteht offenbar eine enge Beziehung zwischen Immunregulation, Entzündungsprozessen und Widerstandsfähigkeit gegen Stress. Zu wenig Kontakt mit „alten Freunden", wie er vor allem für Ballungsräume von Industrieländern typisch ist, erhöht die Gefahr einer unausgewogene Entzündungsregulation: Statt zur Bekämpfung eines Eindringlings schnell hochgefahren und nach getaner Arbeit ebenso rasch wieder heruntergefahren zu werden, bleiben Entzündungsmediatoren (körpereigene Stoffe, die Entzündungsreaktionen im Körper auslösen oder aufrechterhalten) ständig auf einem chronisch erhöhten Niveau. Und das ist schlecht für den Umgang mit Stress, einem der Hauptfaktoren bei vielen psychischen Erkrankungen.

Und diese Entzündungsmediatoren modulieren unsere Gehirnentwicklung, unser Denken und unsere Stimmungen. Offenbar verstärkten sie die Auswirkungen psychischer und sozialer Stressfaktoren bis hin zu psychiatrischen Erkrankungen, wie Graham Rook und seine Kollegen in einer aktuellen Übersichtsarbeit darlegen.[39] So hat eine große Gruppe depressiver Patienten einen ständig erhöhten Spiegel entzündungsfördernder Biomarker im Blut und gleichzeitig zu wenig entzündungshemmende Stoffe sowie regulatorische T-Zellen. Wenn diese Menschen unter Stress geraten (was sich mit einem psychosozialen Test wie dem 1993 in Trier entwickelten Trier Sozial Stress Test messen lässt), reagieren sie darauf mit der Ausschüttung von noch mehr entzündungsfördernden Substanzen – die gestörte Immunregulation setzt einen Teufelskreis in Gang. Entzündungsfördernde Mediatoren wie Interleukin-6 wirken offenbar auf die wichtige Hypothalamus-Hypophysen-Nebennieren-Achse, die so gut wie sämtliche Hormonprozesse regelt, und beeinträchtigen die Neubildung von Nervenzellen im Hippocampus, was Denken und Erinnern negativ beeinflusst.[39]

Geht die Zunahme von stressbedingten psychischen Erkrankungen in Industrienationen also zumindest zum Teil auf den Verlust „alter Freunde" zurück, der uns im wahrsten Sinne des Wortes aufs Gemüt schlägt? Das würde einen völlig neuen therapeutischen Ansatz erfordern und wirft eine Menge Fragen auf:[39] Lassen sich Depressionen (oder auch andere psychische Störungen wie Schizophrenie, Posttraumatische Belastungsstörungen) bei Menschen mit erhöhten Entzündungsmarkern mit entzündungshemmenden Medikamenten behandeln? Untersuchungen dazu sind im Gange. Sollte man Neugeborene nach einem Kaiserschnitt mit den Darmbakterien ihrer Mütter impfen, um das Immunsystem auf Trab zu bringen und psychischen Störungen vorzubeugen? Und ist Toben im Grünen und der Umgang mit Tieren vielleicht deshalb so gut für Kinder, weil es sie mit unseren „alten Freunden" in engen Kontakt bringt?

Wie schmal der Grad zwischen Freund und Feind, Symbiont und Parasit sein kann und der manipulativen Macht von Mikroben kaum Grenzen gesetzt sind, zeigt eine Gruppe von Bakterien, die wir bei den Filarien schon kennengelernt haben: die *Wolbachien*.

Die wunderbare Welt der *Wolbachia*

Seit der Chemiker und Mikrobiologe Louis Pasteur in den 1860er Jahren nachwies, dass „Fäulnis" nicht spontan einsetzt, sondern von Mikroorganismen ausgelöst wird, und damit die Keimtheorie begründete, sitzt die Angst vor Bakterien tief, denn sie werden mit Krankheit, Tod und Verwesung gleichgesetzt. Dabei vegetieren die weitaus meisten Bakterien unauffällig im Boden unter unseren Füßen dahin und sind's zufrieden, wenn ihre Lebensbedingungen ihnen gestatten, sich zu teilen und zu vermehren. Andere besiedeln unsere äußere (Haut) oder unsere innere Körperoberfläche (Darm), die meisten davon harmlos, andere je nach Haut- bzw. Schleimhautverhältnissen störend bis gefährlich; man denke nur an unangenehmen Geruch, der durch die Einwirkung von Hautbakterien auf unseren Schweiß entsteht. Wiederum andere dringen bis ins Körperinnere vor, wie Staphylokokken, die, wenn sie

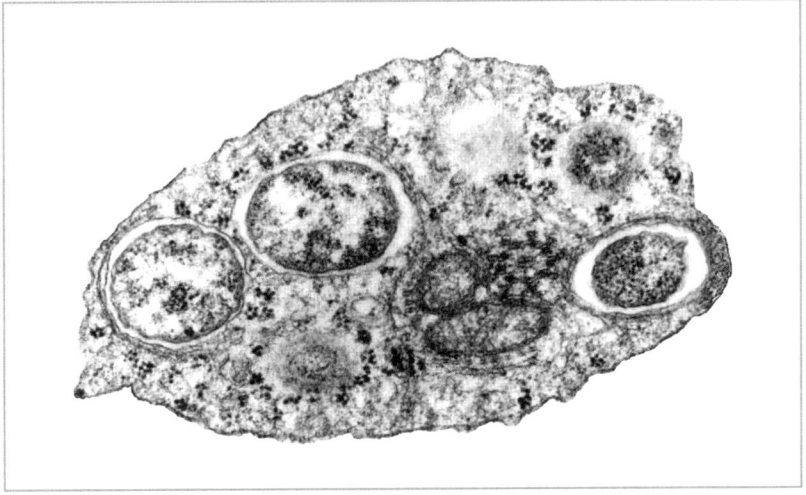

Trautes Heim, Glück zu dritt: Diese elektronenmikroskopische Aufnahme zeigt eine Insektenzelle, die drei Wolbachien (erkenntlich an dem hellen Rand, der die Bakterien umgibt) beherbergt. Diese Mikroorganismen (Länge 0,8–1,5 Mikrometer) sehen vielleicht nicht besonders eindrucksvoll aus, sind aber geniale IT-Spezialisten – Wolbachien programmieren mindestens eine Million verschiedene Wirtsarten nach ihren ganz persönlichen Vorlieben um.[14, 32, 36] Entdeckt wurde dieses endoparasitische Bakterium bereits 1924 in einer Stechmücke (*Culex pipiens*). Ihr und einem ihrer Entdecker, Burt Wolbach, verdankt diese Art ihren Namen *Wolbachia pipientis*.[16]

ins Blut gelangen (Bakteriämie) und sich dort vermehren, zu einer Sepsis („Blutvergiftung") führen können. Noch einen Schritt weiter gehen Bakterien, die es sich als Endoparasiten direkt in den Zellen ihrer Wirte gemütlich machen – Zimmer mit Vollpension sozusagen. Im Zellinneren sind sie vor der vollen Angriffswucht des Immunsystems geschützt und können ungestört ihrer „Berufung" nachgehen: auf Kosten ihres Wirtes zu wachsen und sich zu vermehren.

Dieser Tauschhandel „Sicherheit gegen Freiheit" hat seinen Preis. Endoparasiten wie das Syphilisbakterium können in der Regel außerhalb ihres Wirtes nicht lange überleben, weil sie viele lebenswichtige Stoffwechselfunktionen verloren haben. Um sich erfolgreich zu vermehren, mussten sie also Strategien entwickeln, wie sie von einem Wirt zum nächsten gelangen, ohne sich dazu an die frische Luft, in die feindliche Außenwelt, zu begeben. Der Syphiliserreger richtet es sich zu diesem Zweck in Körperflüssigkeiten wohnlich ein und gelangt bei deren Austausch bequem in den nächsten Wirt (siehe Kapitel Syphilis). Noch sicherer verläuft die Reise, wenn ein Parasit die Eizellen des unfreiwilligen Gastgebers kapert und sich von ihnen huckepack in die nächste Generation befördern lässt. Auf diese Weise ist der gesamte Nachwuchs garantiert infiziert, und der Parasit gelangt überdies durch die folgenden Zellteilungen auch in dessen Körperzellen. Sofern es dem Wirt nicht gelingt, seinen Parasiten wieder los zu werden, wird dieser zu einer Art Erbkrankheit.[24]

Immer der Spindel nach

Damit sich *Wolbachia* im ganzen Körper verteilen kann und auch in die Eizellen gelangt, hat sie sich im Lauf ihrer Evolution auf ein ganz besonders sicheres Transportmittel spezialisiert: den so genannten Spindelapparat der Zelle. An diesen kontraktilen „Fäden" werden die Chromosomen bei der Zellteilung in die beiden Tochterzellen gezogen. Bei jeder Zellteilung gelangen also nicht nur Chromosomen, sondern auch Wolbachien in die neu entstehenden Zellen. Außerdem nutzt *Wolbachia* die Proteinmotoren der Zelle, Dynein und Kinesin, als Shuttleservice, um von Zelle zu Zelle zu gelangen. Aus eigener Kraft käme das Bakterium in seinem Lebensraum Cytoplasma kaum voran. Denn das Cytoplasma ist kein Schwimmbecken voller dünner Flüssigkeit, sondern enthält zahllose Zellorganellen und Proteine, die es sehr zähflüssig machen.[32, 36]

Das Herodes-Bakterium

Was ebenso genial wie gruselig klingt, wird von Bakterien der Gattung *Wolbachia* in die Tat umgesetzt: Wolbachien befallen vorwiegend Insekten, Spinnen- und Krebstiere, also Gliedertiere (Arthropoden), aber auch Würmer, zum Beispiel Nematoden, und wie neueste Untersuchungen belegen, sogar Säuger, auch den Menschen (siehe Seite 88). Das Entern von Eizellen hat jedoch den Nachteil, dass nur Weibchen als Überträger in Frage kommen. Sämtliche Männchen, und damit die andere Hälfte der Population, scheiden aus, denn Wolbachien können sich nicht dauerhaft in Spermien einnisten. Aus der Sicht von Wolbachien sind Männchen daher ein Luxusprodukt, auf das man gut verzichten kann.

Was also tun, um die überflüssigen Kerle loszuwerden? Wolbachien schalten sie einfach aus – zumindest soweit es geht. Sie greifen mit List und Tücke in die Fortpflanzung ihrer Wirtinnen ein und sorgen dafür, dass von deren Nachkommen möglichst nur Töchter überleben. Weil diese dann auch mit *Wolbachia* infiziert sind, ist es ihr Nachwuchs ebenfalls. Dabei reichen die Methoden dieses Bakteriums von subtil bis brutal. Bei Taufliegen, Marien- und Mehlkäfern sorgt es dafür, dass der männliche Nachwuchs bereits im Ei abstirbt.[20, 36] Bei Asseln und manchen Schmetterlingen bevorzugt *Wolbachia* hingegen eine Geschlechtsumwandlung: Sie lässt die männlichen Embryonen am Leben, zerstört aber deren Geschlechtsdrüsen. Ohne Testosteron entwickeln sie sich zu Weibchen, was den Vorteil hat, dass sie nun auch als potenzielle Wirte zur Verfügung stehen und so den Fortpflanzungserfolg optimieren.[2, 23, 28, 32, 36]

In reife Spermien können sich Wolbachien zwar nicht dauerhaft einnisten, dennoch haben sie es sich nicht nehmen lassen, die Männchen in ihrem Sinne zu beeinflussen. Bei Taufliegen basteln sie an den Spermien infizierter Männchen herum, bis diese nur noch die Eier von ebenfalls infizierten *Wolbachia*-Trägerinnen erfolgreich befruchten können (sie erreichen dies durch cytoplasmatische Inkompabilität, siehe unten). Zudem haben diese Weibchen anschließend mehr Nachwuchs als ihre nicht-infizierten Geschlechtsgenossinnen. Und was mehr Nachwuchs bringt, wird von der natürlichen Selektion gefördert; daher setzt sich die *Wolbachia*-Infektion in der Population unaufhaltsam durch.[32, 36–38] Die Art und Weise, wie sich der Parasit lästiger Männchen entledigt, hat *Wolbachia* in Erinnerung an den römischen König Herodes, dem im Matthäus-Evangelium die ruchlose Tötung aller männlichen Kleinkinder in Bethlehem zugeschrieben wird, um seine Herrschaft zu sichern, zu Recht den Namen „Herodes-Bakterium" eingetragen.[20, 28]

Für Taufliegenweibchen kann ein Befall mit *Wolbachia* hingegen segensreich sein: Bei *Drosophila* wird das Geschlecht vor allem von einem Gen namens Sex lethal (Sxl) bestimmt, und die Weibchen mit einer bestimmten Sxl-Mutante sind steril. Den Forschern fielen fast die Augen aus dem Kopf, als diese angeblich sterilen Mutanten-Weibchen eines Tages begannen, fleißig Eier zu legen. Im Labor dachte man zunächst an eine Spontanmutation, aber per Genanalyse ließ sich nichts finden. Die Forscher standen lange Zeit vor einem Rätsel, bis jemand auf den Gedanken kam, *Wolbachia* könne „die Hand im Spiel" haben. Tatsächlich fanden die Forscher, dass *Wolbachia* die Fortpflanzungsfähigkeit ihrer Wirtinnen wiederherstellte: Offenbar „reparierte" sie das Sxl-Protein. Wurden die Mutanten-Taufliegen mit einem Antibiotikum behandelt, verloren sie ihre Fertilität wieder. Genetiker forschen inzwischen intensiv daran, welche Mutationen *Wolbachia* wohl noch reparieren kann.[27, 30, 32] Eine Parasiteninfektion, die schädlichen Mutationen in im Genom ihres Wirtes entgegenwirkt, ist evolutionsbiologisch natürlich ein Joker; sie könnte illustrieren, wie ein Wirt von seinem „Mitesser" abhängig wird.

Jungfern im Grünen

Wenn *Wolbachia* die Zahl der Töchter auf Kosten der „nutzlosen" Söhne steigert, bleiben für die infizierten Töchter mehr Nahrungsreserven übrig. So können mehr Überträgerinnen überleben, die dann die Parasiten erfolgreich auf ihre Nachkommen „vererben". Doch das geht bei zweigeschlechtlichen Wirtsarten nur solange gut, wie genügend Männchen übrig bleiben, um die Besamung und damit die Fortpflanzung sicherzustellen.

Ein solches von *Wolbachia* ausgelöstes schiefes Geschlechterverhältnis zugunsten von Weibchen kann zu höchst ungewöhnlichem Verhalten führen. Bei einem tropischen Tagfalter, der Großen Eierfliege (*Hypolimnas bolina*), hat die Infektion mit *Wolbachia* extrem flatterhafte weibliche Wesen hervorgerufen: Diese „Nymphomaninnen" paaren sich so oft wie möglich mit so vielen Männchen wie möglich, denn deren Samenpakete werden immer kleiner, und die von den sie umschwärmenden Weibchen überforderten Männchen werden immer paarungsunlustiger.[4]

Bei dem in Uganda heimischen Falter *Acraea encedon* sind 90 Prozent der Individuen Weibchen. Die infizierten Weibchen, die Sex haben wollen, müssen sich also etwas einfallen lassen, um ans Ziel ihrer Wünsche zu gelangen. In so gut wie allen Fällen umwerben bei Insekten die Männchen die Weibchen, und diese wählen ihren Partner. Bei der nahverwandten Art *Acraea encedana* versammeln sich die Weibchen hingegen in großen Gruppen und konkurrieren heftig darum, sich mit einem der wenigen vorbeiflatternden Männchen zu paaren. *Bal paradox*![19, 28]

Das ist, evolutionär gesehen, für den Parasiten natürlich ein gefährliches Spiel, denn ganz ohne Männchen stirbt die Art aus – es sei denn, es gelingt ihm, die Weibchen dazu zu bringen, völlig auf Männchen zu verzichten und auf eine eingeschlechtliche Fortpflanzung umzusteigen. In einigen Fällen ist dies offenbar bereits der Fall. So veranlasst *Wolbachia* die Weibchen einiger Schlupfwespenarten (*Trichogramma*), unbefruchtete Eier zu legen – was nicht infizierte *Trichogramma*-Weibchen natürlich weit von sich weisen würden. Doch aus den unbefruchteten Eiern schlüpfen quicklebendige Schlupfwespen. Dank *Wolbachia* funktioniert die unbefleckte Empfängnis, biologisch Jungfernzeugung oder Parthenogenese genannt, bei diesen Insekten reibungslos.

Ganz ohne Widerstand lassen sich Schlupfwespen diesen rüden Eingriff in ihr Privatleben allerdings nicht gefallen. So findet man in Wildpopulationen der Schlupfwespe *Trichogramma kaykai*, von denen bis zu einem Viertel mit *Wolbachia* infiziert ist, ein vom Parasiten stammendes Gen, das bei Weibchen zu rein männlichem Nachwuchs führt, so dass das Geschlechterverhältnis einigermaßen normal bleibt.[29, 36] Solche „maskulinisierenden" Gene sind auch bei anderen infizierten Gliedertierweibchen nachgewiesen worden – ein Wettrüsten von Parasit und Wirt, das in vollstem Gange ist.[20]

Denselben Trick wenden Wolbachien übrigens bei Spinnentieren wie Milben (*Bryobia praetiosa*) an: Sie bewirken, dass im weiblichen Geschlecht nur Keimzellen mit einen doppelten Chromosomensatz (und damit nur Weibchen) entstehen, und bringen damit ganz im Vorübergehen den ehernen biologischen Grundsatz ins Wanken, dass Keimzellen immer nur einen einzigen Chromosomensatz enthalten.[32, 36] Zwar müssen diese parthenogenetischen Arten fürderhin auf die Durchmischung und Neukombination ihrer Erbanlagen durch Sex verzichten, doch unter bestimmten Voraussetzungen bietet die Jungfernzeugung immense Vorteile.

Jeder Gartenbesitzer weiß ein Lied davon zu singen: Blattläuse vermehren sich auch ohne Befruchtung prächtig. Kaum haben sie auf den Rosen Fuß gefasst, gebären sie unablässig Junge, die aus unbefruchteten Eiern entstehen. Auf diese Weise können sie sich innerhalb kürzester Zeit stark vermehren, den Garten kolonialisieren und die Nahrungsressourcen ausschöpfen. Das erspart nicht nur Zeit, sondern auch die kräfteraubende und oft gefährliche Partnersuche. Dasselbe gilt für Wasserflöhe (*Daphnia*-Arten), die im Sommer ebenfalls in großen Schwärmen auftreten können. Erst wenn es auf den

Winter zugeht oder sich die Lebensbedingungen verschlechtern, paaren sich diese Kleinkrebse und legen derbschalige Eier, die gegen Hitze, Kälte und Trockenheit höchst widerstandsfähig sind.[8] Sobald im nächsten Frühjahr die Temperaturen im Teich wieder steigen, schlüpfen aus ihnen Wasserflohlarven. Und wenn Eier oder Larven im Gefieder von Wasservögeln in ein passendes Gewässer gelangen, können sie dort eine neue Population gründen. Sex ist bei diesen Arten also nur dann von Vorteil, wenn es gilt, neue Genotypen zu erzeugen und damit die Chancen zu verbessern, dass darunter Individuen sind, die besser an neue Lebensräume oder vielleicht veränderte Bedingungen im Gewässer angepasst sind.

Wolbachia als blinder Uhrmacher

Wenn es *Wolbachia* schafft, einige Individuen einer Insektenart auf Jungfernzeugung umzupolen, könnten auf diese Weise auch echte parthenogenetische Arten entstanden sein. Dies war vermutlich bei einigen Wespenarten der Fall, die sich sowohl durch befruchtete als auch unbefruchtete Eier fortpflanzen. Normalerweise schlüpfen aus befruchteten Eiern nur Weibchen, aus unbefruchteten Eiern hingegen nur Männchen. Unter Hautflüglern, zu denen neben Wespen auch die Honigbiene zählt, ist diese Fortpflanzungsweise nichts Ungewöhnliches; bekanntlich entwickeln sich männliche Bienen (Drohnen) aus unbefruchteten Eiern (was zu der pikanten Situation führt, dass sie zwar keinen Vater haben, wohl aber einen Großvater – da kann man nur sagen: *to bee or not to bee*).

Sind die Wespenweibchen aber mit Wolbachien infiziert, schlüpfen aus den unbefruchteten Eiern nur noch Töchter. Irgendwann existieren in dieser Population also ausschließlich Weibchen, die sich dann munter parthenogenetisch fortpflanzen. Und das ist offenbar nicht wieder rückgängig zu machen: Im Labor erzeugte man bei der parthenogenetischen Schlupfwespenart *Muscidifurax uniraptor* künstlich Männchen, indem man die Weibchen mit einem Antibiotikum von ihren Wolbachien befreite. Doch diese Männchen produzierten keine reifen Spermien, zudem war ihr Geschlechtsapparat degeneriert. Und getreu dem Motto „kann ich auch alleine" wollten die Weibchen eh nichts mehr von den Männchen wissen und wiesen ihnen die kalte Schulter.[15, 36] Auch bei anderen Wespenarten ist es *Wolbachia* offenbar gelungen, neue Arten zu schaffen. Zwei eng miteinander verwandte, sich zweigeschlechtlich fortpflanzende Wespen, *Nasonia giraulti* und *Nasonia longicornis*, sind stark mit *Wolbachia* infiziert. In freier Natur gibt es kaum Hybriden zwischen ihnen. Beide Arten lassen sich im Labor jedoch fruchtbar kreuzen, vorausgesetzt, die Wolbachien werden mit Antibiotika abgetötet.[3]

Der Begründer der Evolutionstheorie, Charles Darwin, konnte nicht ahnen, dass die Artbildung nicht nur hin und wieder ohne Männer auskommt, sondern dabei sogar beschleunigt ablaufen kann. Hätte er damals schon von der unscheinbaren *Wolbachia* gewusst, die das Fortpflanzungsverhalten ihrer Wirte tiefgreifend verändern kann und damit als „blinder Uhrmacher"[6] deren Evolution steuert, wäre er sicherlich begeistert gewesen.

Evolution im Zeitraffer

Wie funktionierte die beschleunigte Artbildung à la *Wolbachia* bei *Nasonia*-Schlupfwespen? *Wolbachia*-Bakterien bilden unterschiedliche „Rassen", so genannte Stämme. Offenbar wurden einige Vorfahren der Wespen einst von zwei unterschiedlichen *Wolbachia*-Stämmen infiziert. Dies führte dazu, dass die Männchen die Weibchen der jeweils anderen Gruppe nicht mehr befruchten können (aufgrund der so genannten cytoplasmatischen Inkompatibilität). Und so teilte sich eine *Nasonia*-Art offenbar in relativ kurzer Zeit in zwei unterschiedliche Arten auf.[3, 26, 34, 36]

Häufig kommt es zur Bildung zweier Arten, wenn zwei Populationen derselben Art räumlich getrennt werden – zum Beispiel durch Gletscher oder Bergketten, die dafür sorgen, dass zwischen den beiden Teilpopulationen kein Genaustausch mehr stattfindet. *Wolbachia* zeigt, dass es auch anders, einfacher und viel schneller geht, denn cytoplasmatische Inkompabilität kann ohne geografische Trennung als Fortpflanzungsbarriere fungieren – beispielsweise dann, wenn in einer Insektenpopulation zwei Gruppen von einem jeweils anderen *Wolbachia*-Stamm infiziert werden und sich Männchen die Weibchen der jeweils anderen Gruppe nicht mehr fruchtbar paaren können.[3, 31, 34, 36, 38] Evolution findet also unter Umständen nicht nur über sehr große Zeiträume und unzählige Generationen statt, sondern dank eines kleinen Parasiten in Echtzeit, direkt vor unseren Augen.

Vergleicht man das Treiben von *Wolbachia* mit dem der Gentechnologen, dann können diese nur respektvoll ihren Doktorhut ziehen. *Wolbachia* ist nicht umsonst einer der erfolgreichsten Parasiten auf dieser Welt. Mindestens drei Viertel aller getesteten Arthropodenarten, also Insekten, Spinnen- und Krebstiere, sind mit ihr infiziert.[20, 28, 36] Allein die Insekten mit ihren momentan knapp einer Million bekannten Arten bieten dem Bakterium ein reiches Betätigungsfeld.[36]

Wolbachias winzige Helfer

Wie schafft es ein 1,3 Mikrometer großes Bakterium, die Evolution derart auf Trab zu bringen? Das Genom einiger *Wolbachia*-Stämme ist inzwischen sequenziert worden und zeigt auf den ersten Blick kaum Besonderheiten. Es ist für ein Bakteriengenom weder besonders groß noch besonders klein (1–2 Millionen Basenpaare), doch es finden sich darin auffällig viele bewegliche und sich wiederholende, so genannte repetitive Elemente sowie Teile von Bakteriophagen-Erbgut.[32, 36] (Phagen sind Viren, die Bakterien befallen.) Möglicherweise sind Gene, die an der Entstehung der Parthenogenese, dem Töten und der Verweiblichung (Feminisierung) von Männchen beteiligt sind, durch Phagen zwischen verschiedenen *Wolbachia*-Stämmen ausgetauscht worden.[20, 28, 36] Offenbar befindet sich das *Wolbachia*-Genom selbst in ständigem Fluss.

Aber damit nicht genug: Das Bakterium überträgt seine Gene häufig in das Genom seiner Wirte, ein Prozess, den man als lateralen Gentransfer bezeichnet. Rund ein Drittel aller bisher untersuchten Genome wirbelloser Tiere enthalten *Wolbachia*-Gene. Und die sind dort nicht etwa vor Jahrmillionen hineingeraten, sondern zumindest teilweise erst in jüngerer Zeit.[25] Dabei gibt sich *Wolbachia* durchaus nicht bescheiden – im Genom des Käfers *Callosobruchus chinensis* wurden rund 30 Prozent *Wolbachia*-Gene nachgewiesen.[25] Dies dürfte beim Wirt zu zahlreichen neuartigen Genfunktionen geführt haben, sei es durch den Erwerb neuer Gene oder die Umordnung seiner eigenen chromosomalen Elemente.[36] Einige Biologen fragen sich sogar, ob *Wolbachia* gerade zu einem festen Bestandteil des Genoms ihrer Wirte wird, genau wie die Mitochondrien und Chloroplasten, von denen man annimmt, auch sie seien einst eingewanderte Bakterien gewesen und schließlich zu festen Bestandteilen der Zelle (Endosymbionten) geworden.[20]

Solche „friedlichen Übernahmen" ziehen sich durch die gesamte Evolutionsgeschichte. Die Mitochondrien, die gern als „Kraftwerke" der Zelle bezeichnet werden, sind das klassische Beispiel. Ohne diese Organellen wäre keine Zelle in der Lage, Energie zu erzeugen. Irgendwann sind ihre Vorläufer – mutmaßlich bakterienartige Einzeller wie *Wolbachia* – in andere Zellen eingedrungen, und machten sich unentbehrlich, indem sie die Energieversorgung übernahmen. Aus solchen infizierten Einzellern entwickelten sich nach und nach vielzellige Lebewesen, und darum stecken diese ehemaligen Parasiten heute in Maus, Mais und Mensch. Allerdings ist das bakterielle Erbe der Mitochondrien auch der Grund dafür, dass der Mensch von Antibiotika geschädigt werden kann. Diese Medikamente töten Bakterien ab –

und dabei können die Mitochondrien in den menschlichen Zellen ebenfalls betroffen sein. Daher bekommen Antibiotika in hohen Dauerdosen auch dem Menschen schlecht.[24]

Wolbachia statt Wurmkur

Ehemalige Parasiten sind also mehr als nur lästige Kostgänger, die es aus Sicht des Wirtes zu bekämpfen gilt. Manche Lebewesen können sich inzwischen ohne die zunächst ungebetenen Mitbewohner in ihren Zellen gar nicht mehr fortpflanzen, beispielsweise gewisse Fadenwürmer (Nematoden).[9] Die Gründe dafür sind unbekannt[7], doch tötet man diese Bakterien mit Antibiotika ab, werden die Würmer unfruchtbar. Damit ist *Wolbachia* für diese Nematoden vom Parasiten zum Symbionten geworden. Dadurch bieten sich bisher ungeahnte Möglichkeiten zur intelligenteren Bekämpfung von Parasitosen beim Menschen – und zwar immer dann, wenn die Symbionten zugleich auch die Achillesferse der Humanparasiten sind. In großen Teilen Afrikas und Südamerikas sind zahlreiche Menschen mit Fadenwürmern infiziert: Filarien, die, wie bereits erwähnt, Flussblindheit oder Elephantiasis hervorrufen können. Statt die Würmer direkt zu attackieren, werden inzwischen sehr erfolgreich ihre Symbionten, die Wolbachien, aufs Korn genommen (siehe Kapitel Würmer).

Bei der Bekämpfung des Dengue-Fiebers, einer gefährlichen, potenziell tödlichen Viruserkrankung, an der in den Tropen pro Jahr über 50 Millionen Menschen erkranken, spielt *Wolbachia* hingegen eine ganz andere Rolle. Das Dengue-Virus wird durch die Ägyptische Tigermücke (*Aedes aegypti*) verbreitet. Nicht alle Mücken tragen das Virus in sich, vor allem dann nicht, wenn sie mit *Wolbachia* infiziert sind[33, 35] – wahrscheinlich deshalb, weil das Bakterium das Leben der Mücke verkürzt. Langlebige Mücken sind für das Dengue-Virus überlebenswichtig, denn bevor es Menschen infizieren kann, muss es längere Zeit in der Mücke „heranreifen". Was dem Insekt schadet, nützt also dem Menschen: *Wolbachia* senkt die Wahrscheinlichkeit, von einer Dengue-Überträgerin gestochen zu werden. Wie ein Feldversuch in Australien zeigte, kann eine *Wolbachia*-Infektion der Mücken die Übertragung von Dengue-Viren sogar vollständig unterdrücken.[13, 17] Inzwischen laufen auch Freilandversuche in Asien und Südamerika.

Der Einsatz von Wolbachien zur Bekämpfung von Parasitosen des Menschen, die durch Stechmücken ausgelöst werden, wie Dengue, Malaria, Filariose, Chikungunya, Gelbfieber und West-Nil-Fieber, ist ein hochaktueller Forschungsschwerpunkt.[1, 18] Das gilt besonders seit dem Ausbruch der Zika-

Epidemie in Lateinamerika: Das Zika-Virus, das in Verdacht steht, Missbildungen des Gehirns bei Babys im Mutterleib hervorzurufen, gehört wie Chikungunya und Gelbfieber zu den Arboviren und wird durch Stechmücken der Gattung *Aedes* übertragen. Die Forscher vermuten, dass eine Infektion mit Wolbachien die Vermehrung dieses Arbovirus in der Mücke verhindern kann.[21]

Evolutionsbeschleuniger

Wolbachia ist ein Paradebeispiel dafür, wie Parasiten ihre Wirte zum eigenen Vorteil in geradezu grotesker Weise manipulieren. „Sie spielen für die Biologie vieler Wirbelloser eine Schlüsselrolle!", ist der Bakteriologe Scott O'Neill überzeugt, von dem das berühmte *Wolbachia*-Bild (oben) stammt.[20] Wolbachien belegen überzeugend, dass die Evolution keinen intelligenten Designer braucht, sondern dass ein „blinder Uhrmacher" ohne einen Funken von Planung, Intelligenz oder Bewusstsein zusammen mit dem Wirken der natürlichen Selektion evolutionäre Vielfalt schafft. Wie *Wolbachia*-Studien bei Insekten, Fadenwürmern und anderen wirbellosen Tieren gezeigt haben, können neben Mutationen auch Bakterien ein Quell genetisch neuartiger und funktionierender Elemente im Genom ihrer Wirte sein. Wir Menschen sind da keineswegs ausgenommen, denn inzwischen wissen wir, dass etwa 8 Prozent unserer DNA nicht etwa von unseren äffischen Vorfahren, sondern von Viren, nicht zuletzt vom Bornavirus, stammen.[11]

Vielleicht hat *Wolbachia* auch bei uns ihren Teil dazu beigetragen, denn sie vermag Säugerzellen einschließlich menschlicher Zellen im Reagenzglas zu infizieren.[10] Im Jahr 2015 wurden erstmals *Wolbachia*-Gene im Blut eines Patienten mit einer bestimmten Art des Lymphdrüsenkrebses, dem Non-Hodgkin-Lymphom, nachgewiesen. Nach einer Antibiotikum-Behandlung verschwanden die Bakterien, und das Lymphom ging zurück – ob *Wolbachia* etwas mit seiner Entstehung zu tun hatte oder nicht, ist bisher unklar. Klar ist hingegen, dass dieser allgegenwärtige und wandlungsfähige Parasit offenbar auch in der Lage ist, *Homo sapiens* zu infizieren.[5] *Wolbachia* ist wissenschaftlich jedenfalls ein heißes Thema; gibt man den Begriff in eine Suchmaschine wie „Google Scholar" ein, so findet man allein seit 2015 rund 2500 Arbeiten (Stand April 2016). Man kann darauf wetten, dass diese erstaunliche Bakteriengattung noch einige Überraschungen für uns in petto hat.[12]

Die neuen Erkenntnisse über Parasiten erweitern nicht nur die Evolutionstheorie, sie offenbaren, dass an der Entwicklung der vielfältigen Lebensformen unseres Planeten eine gigantische Zahl von untereinander vernetzten

Mitspielern beteiligt ist. Das gilt auch für Parasiten in all ihren Formen, vom meterlangen Bandwurm über Einzeller bis zu mikroskopisch kleinen Bakterien und Viren in all ihren Spielarten. Man darf also gespannt sein, wie die Evolution der Evolutionstheorie künftig verläuft. Zumindest war Ernst Mayr (1904–2005), der Nestor der modernen Evolutionsbiologie, zuversichtlich: „Wissenschaftler geben sich [...] nur selten mit einer Theorie zufrieden; sie versuchen stets, sie zu verbessern oder durch eine bessere oder verständlichere zu ersetzen."[22]

Teil II:

Eindringen in die Steuerzentrale

Syphilis – das Vermächtnis eines adligen Lüstlings

Ein unscheinbares Bakterium, außerhalb des menschlichen Körpers nicht überlebensfähig und so durchsichtig, dass man es kaum im Mikroskop erkennen kann, schaffte es nicht nur, die europäische Thronfolge durcheinander zu wirbeln und die Gründung einer neuen Kirche anzustoßen, es prägte auch die Sexualmoral bis heute nachhaltiger als jeder andere Krankheitserreger. Die Rede ist vom Erreger der Syphilis, *Treponema pallidum*. Dieser spiralförmige Winzling hatte einen maßgeblichen Einfluss auf die Pharmazie, denn 500 Jahre lang tüftelten Ärzte und Mikrobiologen an einer wirksamen Arznei gegen diesen Zellparasiten herum, bis es Anfang des 20. Jahrhunderts endlich soweit war. Und *Treponema* prägte auch die Psychiatrie, denn lange Zeit stellten an Neurosyphilis Erkrankte noch den größten Teil der Insassen von „Irrenanstalten"![7]

Dabei blieb Europa wohl bis Ende des 15. Jahrhunderts von diesem Krankheitserreger verschont, so lange, bis der französische König Charles VIII. seine Erbansprüche auf das unter spanischer Herrschaft stehende Königreich Neapel mit Waffengewalt geltend machen wollte und 1494 gen Italien zog – 2 Jahre nach der Entdeckung Amerikas. Seine 30 000 Soldaten und Söldner rekrutierten sich aus halb Europa, und auch die Dirnen und Marketenderinnen, die Heere begleitet haben, seit es Kriege gibt, stammten aus aller Herren Länder. Ein Jahr lang eroberten Charles und seine Mannen Stadt für Stadt, selbst wenn er und sein Heer sich wohl weniger fürs Kämpfen als für die Schenken und Bordelle interessierten.[26]

Doch dann hatten die Italiener genug von Charles und seiner Truppe und setzten zur Gegenwehr an. Als der König sich 1495 unverrichteter Dinge eilig wieder nach Frankreich zurückzog, schleppten seine Kämpen – und vielleicht auch Seine Majestät höchstselbst – einen Erreger ein, vor dem die Welt noch bis ins 20. Jahrhundert hinein zittern sollte: das Syphilisbakterium *Treponema pallidum*. Charles' „versiffte" Söldner kehrten, sofern sie nicht anderswo anmusterten, in ihre Heimatländer zurück, und so brach die Lustseuche bereits wenig später in Frankreich, Italien und Deutschland aus.[26] So hatte der tumbe und triebhafte König, dem die meisten Geschichtsschreiber bis heute nur wenige Zeilen widmen, *T. pallidum* den Weg durch ganz Europa und später über den ganzen Globus geebnet. Damit kommt Charles VIII.

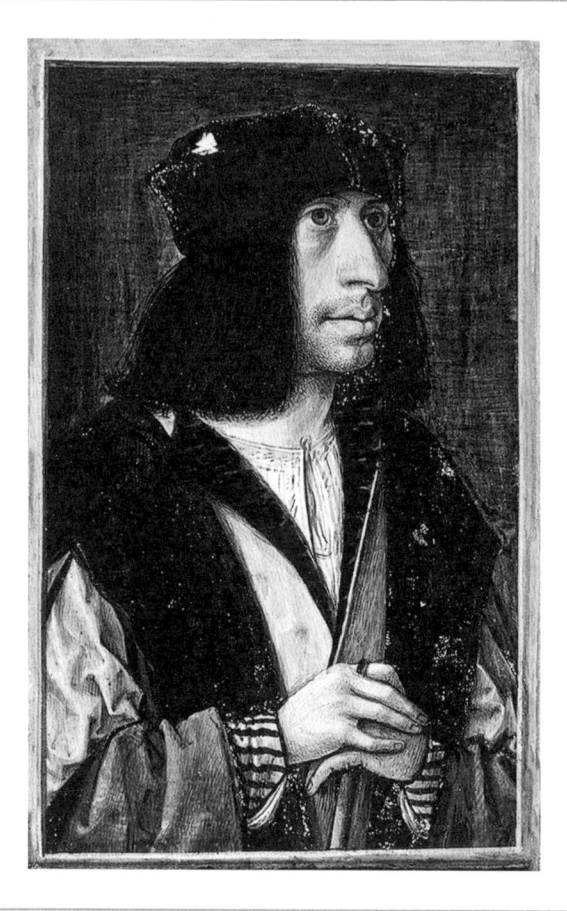

König Charles VIII. von Frankreich. Hässlich wie die Nacht, geil und halb debil, doch sein „Vermächtnis" in Form der Syphilis ist bis heute unvergessen.

die zweifelhafte Ehre zu, die Weltläufe nachhaltiger beeinflusst zu haben, als so manch einer seiner geistig und politisch begabteren Amtskollegen.

Die neue Krankheit mit ihren abstoßenden Symptomen versetzte die Bevölkerung in Angst und Schrecken. Zeitgenössische Schilderungen wurden von dem Göttinger Medizinprofessor Conrad Heinrich Fuchs Mitte des 19. Jahrhunderts minutiös zusammengetragen, so auch die detailgenaue Schilderung des deutschen Arztes und Astronomen Joseph Grünpeck (1473 bis ca. 1530):

„Die herrschende Seuche schoss ihren ersten giftigen Pfeil auf die *Glans penis* ab, und diese schwoll von der Wunde so an, dass er sie kaum mit beiden

Händen umfassen konnte. Der Schmerz war gross, und später löste sich die Geschwulst in tausend Fisteln auf, welche 4 Monate lang beständig stinkende Jauche ergossen. Alle Mittel waren unvermögend, diese Eiterung, welche auch auf den Penis und Hodensack weiter ging, zu beschränken, bis ein Pfuscher den Schaden in 24 Stunden durch ein heftig schmerzendes (corrodirendes?) Diaplasma heilte. Jetzt kam aber Ausschlag über den ganzen Körper." Und wie dieser aussah, erfahren wir ebenfalls:

„Von den kranken Soldaten aber, welche Grunpeck in Italien sah, waren die Einen vom Scheitel bis zu den Knieen mit einer zusammenhängenden, fürchterlichen, schwarzen Art von Krätze überzogen und dadurch so abschreckend, dass sie, von allen Kameraden verlassen, sich in der Einsamkeit den Tod wünschten: die Andern hatten diese Krätze nur an einzelnen Stellen, aber härter als Baumrinde, […] die Übrigen starrten an allen Körpertheilen von einer solche Menge von Warzen und Pusteln, dass ihre Zahl nicht zu bestimmen war; sehr vielen aber wuchsen im Gesichte, an den Ohren und der Nase, dicke und rauhe Pusteln, wie Zapfen oder kleine Hörner in die Höhe, die mit pestientialischem Gestanke aufbrachen und hervorstehenden Hauern glichen."[21]

Pikanter Import

In Deutschland schimpfte man die Seuche ihrer Herkunft wegen Franzosenkrankheit, ebenso in Spanien, der Schweiz und den Niederlanden. Bei den Franzosen hieß sie folgerichtig „Neapolitanische Krankheit", in England French Pocks, in Polen die Deutsche und in Russland die Polnische Krankheit, so bekam praktisch jede Nation ihr Fett weg.[21, 26] Dabei breitete sich die Infektion schnell aus: 1546 resümierte der italienische Arzt Girolamo Fracastoro (um 1476–1563), die „Lustseuche" habe „nahezu das ganze Europa, einen großen Teil von Asien und Afrika erobert".[21] Nach Asien wurde sie vermutlich über Singapur von portugiesischen Seefahrern eingeschleppt. Bis in die Neuzeit verbreitete sich die Syphilis durch die Schifffahrt bis auf die abgelegensten Inseln, was den berühmten Worten des Nestors der Sexualforschung, Richard von Krafft-Ebing (1840–1902) „Zivilisation bringt Syphilisation"[9], eine makabre Note verleiht. Und die „Lustseuche" entstellte ihre Opfer nicht nur, sie erwies sich in vielen Fällen auch als tödlich, und lange schien kein Kraut gegen sie gewachsen.

Während die medizinische Bezeichnung „Lues" (lat.: Seuche) von Ärzten kaum noch verwendet wird, geht der heute gebräuchliche Name Syphilis auf den Arzt Girolamo Fracastoro zurück. In seinem 1530 veröffentlichten Gedicht bestrafen die Götter den lästerlichen Schweinehirten Syphilos mit „ekelhaften Schwären".[19, 62] Auch wenn die Namensherkunft bekannt ist, wird über den Ursprung der Syphilis seit einem Jahrhundert erbittert gestritten. Anhänger der „präkolumbianischen Theorie" wollen beweisen, dass die Syphilis schon im Altertum in der Alten Welt grassierte, die der „kolumbianischen Theorie" gehen davon aus, dass die fatalen Bakterien erst von den Seeleuten des Columbus aus der Neuen Welt nach Europa gebracht wurden.[22, 23, 26, 41, 43, 48] Auch wenn hier das letzte Wort noch nicht gesprochen ist, belegen historische Quellen, dass sich 1495, 3 Jahre nach der Rückkehr der Flotte des Columbus, tatsächlich eine neue, mysteriöse Krankheit im Mittelmeerraum ausbreitete, deren erste Schilderung Grünpeck zu verdanken ist (siehe oben). Spanische Chronisten behaupteten, die Krankheit habe ihren Ursprung auf der Insel Hispaniola, wo die heutigen Staaten Haiti und Dominikanische Republik liegen – dort hatten Columbus und seine Mannen das erste Mal den Fuß an Land gesetzt.[6, 15, 31, 35, 36, 51, 57] Sehr bald wurde klar, dass man sich nicht ausschließlich, aber meistens durch Sexualkontakte ansteckte. Statt des scharfen Pfeffers, den Columbus eigentlich zu finden hoffte, hatte er nach dieser Lesart eine pikante Krankheit importiert.

Ladykiller

Die „Frantzosen" machten natürlich vor keiner Gesellschaftsschicht Halt und mischten die Thronfolge in den europäischen Adelshäusern der Renaissance kräftig durch – mit folgenschweren Konsequenzen. So nehmen viele Seuchenhistoriker an, dass Heinrich VIII. von England mit Syphilis infiziert war. Da der Erreger über die Plazenta auf den Fetus übertragen werden kann, starben drei der vier Kinder seiner ersten Gemahlin, Katharina von Aragon, während oder kurz nach der Geburt an angeborener Syphilis (Syphilis connata).[39, 61] Überlebende Kinder leiden unter schweren, früher oft tödlichen Infektionen oder an chronischen Erkrankungen der Knochen, Zähne, Hornhaut und Nerven.[14, 45]

Nachdem auch Heinrichs zweiter Sohn tot zur Welt gekommen war und sich die Hoffnung auf einen Thronfolger wieder einmal zerschlagen hatte, ersuchte der König Papst Klemens VII. um die Annullierung seiner Ehe mit Katharina. Als dieser sich aus politischen Gründen weigerte, sagte sich Heinrich vom Katholizismus los und schuf kurzerhand die englische Staatskirche. Als ihr Oberhaupt konnte er sich künftig nach Belieben scheiden lassen. Aber auch seine zahlreichen späteren Ehen brachten ihm kein Glück. Heinrich VIII. hatte mit sechs Frauen gerade einmal drei überlebende Kinder, von denen wohl zwei unter angeborener Syphilis litten: Prinzessin Mary, die später als schottische Königin unter dem Spitznamen „Bloody Mary" erfolglos eine katholische Gegenreformation anführte, und Edward VI., der von der Krankheit so geschwächt war, dass er bereits mit 15 Jahren an Tuberkulose verstarb. Nur Elisabeth I. blieb verschont, was sie vermutlich der Tatsache zu verdanken hat, dass Heinrich gar nicht ihr Vater war.[61] Denn ihre Mutter, die Hofdame Anne Boleyn, stand nicht gerade im Rufe einer Kostverächterin.

Auch an den Höfen auf der anderen Seite des Ärmelkanals ging es hoch her: „Von neun jungen Adligen … waren sieben, so die Frantzosen hatten", schrieb Lieselotte von der Pfalz, die Schwägerin des Sonnenkönigs, Ludwig XIV., indigniert in einem ihrer Briefe. Das kümmerte die frivolen Höflinge keinen Deut, denn der anstößige Charakter der Syphilis verlor sich zusehends – ja, man erwartete geradezu, dass auf der Haut einer jeden Hofdame „fleurs" erblühten. Die modische Camouflage für diese wenig attraktiven Spuren auf den adligen Antlitzen ließ nicht lange auf sich warten: Die Adligen des Rokoko versteckten die Schwären an den Händen unter eleganten Handschuhen, die zugleich als Schutz vor Ansteckung dienten, die Ausblühungen am Hals unter schicken Spitzenjabots und die roten Flecken im Gesicht unter dicken Puderschichten. Etliche Damen, aber auch manche Herren, kokettierten sogar mit den syphilitischen Ausblühungen, indem sie darüber schwarze Schönheitspflaster aus Samt, Taft oder Papier, die „mouches", aufklebten, und in Versailles wurde die Allongeperücke zum „dernier cri", da die galante Krankheit auch für Glatzen sorgte[26] (siehe Kapitel Läuse). Die Eleganz der höfischen Mode im 17./18. Jahrhundert verdanken wir also nicht zuletzt *Treponema pallidum* …

Die Geburt der wissenschaftlichen Pharmazie ...

Nicht nur der Syphiliserreger verursachte auf adligen Häuptern Haarausfall, sondern auch die damals üblichen Quecksilberkuren, ein Erbe der alchemistisch geprägten Arzneimittel-Tradition. Dass mikroskopisch kleine Organismen die Verursacher der entstellenden Infektion sind, konnten die Menschen damals natürlich nicht wissen, aber pfiffige Köpfe wie der Namensgeber der Syphilis, Girolamo Fracastoro (siehe oben), postulierten schon zu Beginn des 16. Jahrhunderts stoffliche Überträger, *seminaria morbi*, „Krankheitssamen", als Ursache. Diese würden sich durch die Luft, über Tröpfchen oder die Kleidung von Mensch zu Mensch verbreiten, vermutete er.[62]

So hatten Naturforscher und Ärzte bereits 300 Jahre vor der Entdeckung der Bakterien die Grundlage für eine echte Therapie geschaffen, auch wenn diese aus heutiger Sicht ebenso nutzlos wie schädlich war. Denn die Ärzteschaft griff die aus der Antike überlieferte Anwendung von Quecksilber gegen Hauterkrankungen auf und versuchte, den unsichtbaren Krankheitssamen mit Quecksilbersalben (lat. *mercurius*) den Garaus machen. Nachdem die Patienten am ganzen Körper mit Salbe bestrichen worden waren, legte man sie unter dicke Decken in überheizte Räume, um die Resorption des Schwermetalls zu verbessern. Nur die stärksten Naturen überlebten solche Rosskuren mit dem toxischen „Medikament".[18]

Der schweizerische Ritter Ulrich von Hutten (1488–1523), selbst an Syphilis erkrankt, berichtete: „Kaum lag der Kranke in der Schmiere, so begann er sich in einer seltsamen Weise matt zu fühlen […] Allen schwärten Rachen, Zunge und Gaumen, das Zahnfleisch schwoll an, die Zähne wackelten, der Speichel floß ohne Unterlaß aus dem Mund, gleich von Anfang an furchtbar stinkend und so ansteckend, daß er alles sofort verunreinigte und besudelte. Es stank die ganze Wohnung, und diese Art der Kur war so hart, dass die meisten lieber sterben als auf solche Weise kuriert werden wollten."[29] Allerdings waren viele Ärzte an der Therapie derart ekelerregender Krankheiten wenig interessiert und überließen vor allem Patienten aus dem gemeinen Volk lieber Salbern und Badern.

... und das Ende der „Viersäftelehre"

Noch jahrhundertelang versuchten Heiler und Ärzte, den Syphiliserregern mit Quecksilbersalben den Garaus zu machen, denn die Symptome der Quecksilbervergiftung wurden als Zeichen der Genesung gedeutet. Man war überzeugt, dass sich der Körper durch Speichelfluss und Erbrechen der „schlechten Säfte" entledige, denn sie beriefen sich auf die Lehre von Claudius Galenus von Pergamon (129–199 n. Chr.), dem Leibarzt des Kaisers Marcus Aurelius. Galen hatte die Grundlagen des ersten theoretischen Systems der Heilkunde geschaffen, der Humoralpathologie, auch als Viersäftelehre bekannt. Demnach entstehen alle Teile des Körpers durch die Mischung der vier Elementarqualitäten Wasser, Erde, Feuer und Luft.

Krankheiten waren nach Galen das sichtbare Zeichen eines Ungleichgewichts der vier Kardinalsäfte, dem Blut mit Sitz im Herzen, dem Schleim mit Sitz im Gehirn, der gelben Galle, die er in der Leber ansiedelte, und der schwarzen Galle, die in der Milz und im Hoden sitzen sollte. Bei einem Katarrh floss der überschüssige Schleim also in Form von Schnupfen aus dem Hirn ab. Galen diagnostizierte verderbliche Säftemischungen durch Fühlen des Pulses und Harnschau, und noch lange vertrauten die Ärzte Harnschautafeln als diagnostischem Hilfsmittel, ja, die Viersäftelehre galt noch bis Mitte des 19. Jahrhunderts als unumstößliche Wahrheit![18]

Allerdings war im 16. Jahrhundert die Zeit für eine neue Betrachtungsweise von arzneilichen Wirkstoffen reif. Der wortgewaltige Arzt Philip Theophrast von Hohenheim (1493/4–1541), genannt Paracelsus, war der erste, der Quecksilberverbindungen gegen die Syphilis mit Erfolg auch innerlich verabreichte. Paracelsus ereiferte sich anhaltend und lautstark über die schädlichen Behandlungsmethoden seiner Kollegen, die noch immer der Auffassung Galens anhingen, ein Medikament sei immer dann wirksam, wenn es schädliche Säfte zum Abfließen brachte, sei es durch exzessiven Aderlass oder Speichelfluss. Paracelsus glaubte dagegen, der Körper sei aus „chemischen" Stoffen zusammengesetzt und Krankheiten entstünden dadurch, dass die Chemie des Körpers durcheinandergeraten sei. Diese wollte er mit chemischen Mitteln wieder ins Gleichgewicht bringen und Krankheiten so innerlich bekämpfen – unter anderem mit giftigen Metallverbindungen wie Quecksilberpräparaten.[18]

Paracelsus maß dem Resorptionsweg eine entscheidende Bedeutung zu: Bei äußerlicher Anwendung des Quecksilbers würde die Syphilis von der Haut zu den inneren edlen Teilen und Organen hingetrieben und diese würde dadurch angegriffen. Bei innerer Anwendung würde die Krankheit dagegen nach außen vertrieben werden, daher empfahl er gegen die Syphilis keine Salben, sondern quecksilberhaltige Pillen. Paracelsus war zudem überzeugt, dass das Schwermetall die Krankheitserreger spezifisch und direkt angriff: „Ein Art ist in Mercurio wider das Gifft der Frantzosen."[2]

Und tatsächlich erzielte Paracelsus mit seinen vorsichtig dosierten Quecksilbersalzen bei der Syphilis gewisse Heilerfolge, was ihn auf einen Schlag berühmt machte. Er hatte Glück, dass seine Quecksilberpillen gegen die Syphilis wirkten, ohne seine Patienten gleich umzubringen. Im 17. Jahrhundert hatte sich die Wirksamkeit der metallischen Medikamente endgültig herumgesprochen, und die Ärzte und Apotheker mussten lernen, moderne Arzneien herzustellen. Doch dafür benötigten sie chemische Kenntnisse, die sie sich nun aneigneten. So hatte Paracelsus mit seinen chemischen Arzneien der tradierten Lehre Galens den ersten Stoß versetzt und „dank" der Syphilis das Tor zur wissenschaftlichen Pharmazie aufgestoßen.[18]

Aber erst als der Zoologe Fritz Schaudinn 1905 zusammen mit dem Hautarzt Erich Hoffmann den Syphiliserreger dank der Verbesserungen in der Mikroskopiertechnik identifizieren konnte – ein blasses, spiralförmiges Bakterium, das sie zunächst *Spirochaeta pallida* nannten –, fiel der Startschuss für die Entwicklung spezifisch wirkender Medikamente. Seit dem Jahr 1909 konnte der „blasse Drehfaden" endlich mit Arsenverbindungen wie dem Salvarsan® gezielter bekämpft werden, obwohl auch diese den Patienten häufig schlecht bekamen. Erst Mitte des 20. Jahrhunderts wurden die nebenwirkungsreichen Metallpräparate aus der alchemistischen Tradition endgültig von Antibiotika abgelöst (siehe Seite 111).

Zweiklassenmedizin

Anfang des 16. Jahrhunderts kam – wie mutmaßlich die Syphilis wenige Jahre zuvor – das Guajakholz (Stammpflanzen: *Guajacum officinale*, *G. sanctum*) aus der Neuen Welt nach Europa. Syphilitiker, auch der eingangs erwähnte Ulrich von Hutten, setzen große Hoffnungen in diese mildere, aber teure Kur, die sich nur begüterte Patienten leisten konnten. Schnell wurde das Holz ein Verkaufsschlager, an dem sich viele Importeure wie die Augsburger Bankiersfamilie Fugger kräftig bereicherten. 1529 wendet sich Paracelsus in seiner Streitschrift *Vom Holz Guajaco gründlicher Heylung* direkt gegen die „Holzkuren" und „Holzhansen", vor allem deswegen, weil dies eine sinnvolle Therapie unterlaufe, und setzte weiter auf das Quecksilber. Um 1530 schwindet die Euphorie ums Guajakholz dann wieder.[29, 33]

In der Tat zeigen Guajakholzextrakte gegen den Syphiliserreger keine Effekte, da bis jetzt in ihnen keine antibakteriellen Wirkstoffe gefunden wurden[46], allenfalls bei leichteren Hauterkrankungen vermögen die darin enthaltenen Harze eine gewisse Wirkung zu entfalten.[28] Vielleicht verschaffte die schwache antirheumatische Wirkung den Patienten etwas Erleichterung, sie litten in der Regel ja an heftigen Gliederschmerzen. Da das Guajakholz extrem hart ist, musste es für die Bereitung von Heiltees oder Sirupen erst zerkleinert werden. Diese mühsame Arbeit des Zerraspelns hatten Gefangene zu erledigen, so erklärt sich der volkstümliche Ausdruck „Raspelhüss" für Gefängnisse.[29, 61] Jedenfalls hat sich das Geschäft mit und der Glaube an kostspielige und wirkungslose „Wunderarzneien" bis heute nicht ausrotten lassen.

In äußerster Hitze: Kondome

An Antibiotika war in der Renaissance aber noch nicht zu denken, und so lichteten sich durch die galante Krankheit nicht nur die Reihen des Adels, sondern auch die des nicht minder frivolen Klerus. Zu den prominentesten Opfern gehörten Papst Alexander VI., ein Mitglied der berüchtigten Familie der Borgia, und Papst Leo X., der Förderer Michelangelos und Erbauer des Petersdoms.[26] Das hielt die Kirche jedoch nicht davon ab, die „Frantzosen" als gottgesandte Strafe anzusehen, denn man war sich über die hauptsächliche

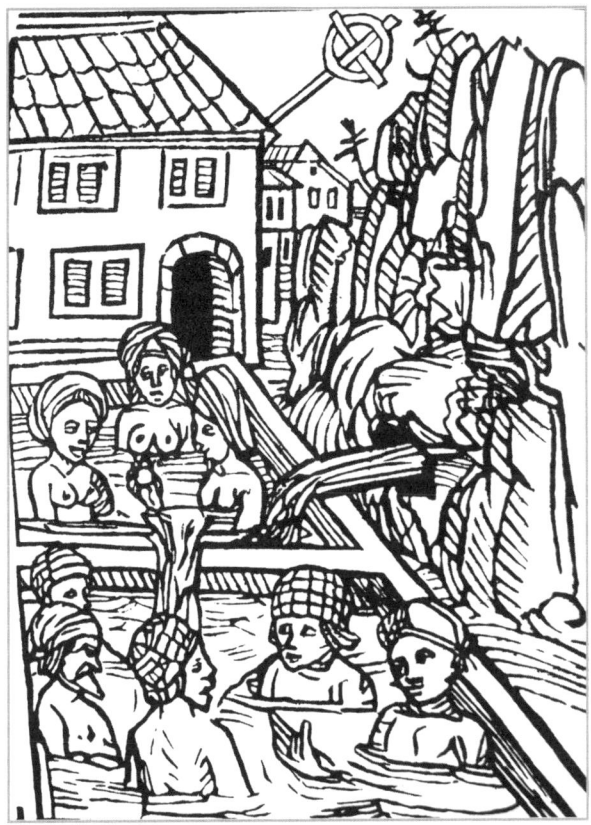

Munteres Treiben im Badezuber

Art und Weise der Ansteckung schon recht früh im Klaren: So schrieb Girolamo Fracastoro um 1546: „Die Infektion erfolgt nicht durch Kontakt im allgemeinen, sondern einzig und allein, wenn zwei Körper durch gegenseitige Berührung in äußerste Hitze geraten.“[62] Und dazu gab es reichlich Gelegenheit, galt doch der Besuch von Badehäusern und Bordellen damals keineswegs als unanständig. Dienten die Badehäuser anfänglich der Hygiene, änderte sich das bald, und bei Wein, Weib und Gesang wurden dort so manch ebenso fröhliche wie folgenreiche Urständ gefeiert.

Allerdings fuhr die Syphilis den Badehausgästen wohl nicht nur durch vergnüglichen Partnertausch in die Glieder: Zwar gehen Treponemen normalerweise außerhalb des menschlichen Körpers in kürzester Zeit zugrunde, doch sie können im Wasser nicht nur über infektiöse Hautgeschwüre weitergegeben werden, sondern überleben auch kurze Zeit in Badetüchern. So steckte sich ein indischer Feuerwehrmann an einem verseuchten Handtuch an[27], und noch 1968 (!) infizierten sich drei kleine Kinder in einem überfüllten Wiener Obdachlosenheim auf nicht-geschlechtlichem Wege bei einer Syphiliskranken.[38]

Sex ist und bleibt aber die vorrangige Methode, sich mit Syphilis zu infizieren, und schon im Jahre 1564 empfahl der italienische Anatom Gabriele Falloppio in seiner Schrift *De morbo Gallico* (Über die Franzosenkrankheit) ausdrücklich eine Gegenmaßnahme: Überzieher aus Leinen, die vorsorglich mit Arzneilösungen getränkt werden sollten. Damit war der Startschuss für die Entwicklung der Kondome gefallen. Vor allem Wohlhabende zogen sich nun Säckchen aus Tierdärmen, Fischblasen, Seide oder Leinen über ihr bestes Stück und sicherten sie mit Schleifchen vor dem Verrutschen. Zwei Jahrhunderte später erwähnt auch Casanova – wenig überraschend – Kondome in seinen Briefen. Diese handgenähten Überzieherli waren damals sehr kostspielig und wurden darum natürlich mehrfach wiederverwendet. Aber man war sich bewusst, dass man den „Frantzosen" nicht mit „Parisern" beikommen konnte. Kondome seien „ein Panzer gegen das Vergnügen, aber ein Spinnweb gegen die Gefahr", schrieb die Hofdame Madame de Sévigné 1671 an ihre Tochter.[47]

Im Jahr 1826 verdammte Papst Leo XII. die Anwendung von Präservativen, denn Geschlechtskrankheiten seien eine Strafe Gottes für sündiges Verhalten, denen man sich nicht entziehen dürfe. Das sehen die Berufsgenossenschaften der Seeleute heute anders: Die modernen Krankenverordnungen für Handelsschiffe schreiben vor, dass jedem Seemann fünf kostenlose Kondome zur Verfügung gestellt werden müssen.[58]

Den endgültigen Durchbruch für das Kondom konnte jedoch selbst die katholische Kirche nicht verhindern. Er kam Mitte des 19. Jahrhunderts, als Charles Goodyear das Vulkanisationsverfahren für Kautschuk entwickelte. Der Latex war wasserundurchlässig und elastisch und damit sicherer als seine Vorläufer, sowohl was die Versagerquote als auch die Gefahr des Verrutschens betraf. Ab 1870 wurde es als Massenprodukt vermarktet, das so billig war, dass es sich weite Kreise leisten konnten. Der irische Dichter George Bernard Shaw bezeichnete das Kondom als „die größte Erfindung des 19. Jahrhunderts".[47]

Noch immer sind Kondome das einzige Mittel, um gleichzeitig ungewollte Schwangerschaften und sexuell übertragbare Infektionen wirksam zu verhindern. Es hat sich herausgestellt, dass eine unbehandelte Syphilisinfektion dem HI-Virus den Weg ebnet, doch nachdem hierzulande die Angst vor Aids durch die Einführung wirksamer Medikamente abgeebbt ist, erhöhte sich die Zahl der Syphilis-Fälle 2014 wieder sprunghaft.[4] Wohl weil die Krankheit die letzten Jahre so selten war, erkannte so mancher Arzt den „Siff", wie er unter Seeleuten heißt, nicht auf Anhieb. Hinzu kommt, dass die Syphilis anfangs oft ohne Symptome verläuft bzw. eine Vielzahl von milden unspezifischen Symptomen auslösen kann. Darum erhielt sie bereits im 19. Jahrhundert den Namen *Großer Imitator* oder *Great Pretender*.[3, 56]

Evolution eines Zellparasiten

Wie die drastischen Augenzeugenberichte Grünpecks belegen, verlief eine Infektion mit Treponemen vor 500 Jahren wesentlich schwerer als heute, und diese Tatsache passt gut zu der Annahme, dass dieses bakterielle Pathogen mit Columbus' Seeleuten frisch in Europa angekommen war (siehe Seite 96). Das Immunsystem der Europäer hatte dem neuen Erreger aus der Karibik noch nichts entgegenzusetzen, und viele Infizierte starben. Vom Standpunkt des Parasiten ist es jedoch sinnvoll, seine Virulenz auf Dauer zu verringern, denn je schneller er seinen Wirt umbringt, desto weniger Zeit bleibt diesem, andere anzustecken.[60]

Auf jeden Fall hat sich das klinische Erscheinungsbild der Syphilis seit ihrem Aufkommen deutlich geändert, und schwere Haut- und Schleimhautgeschwüre treten nur noch sehr selten auf.[14, 45] Eine unbehandelte Syphilis verläuft heute in drei Stadien: Im Primärstadium vermehren sich die Bakterien dort, wo sie durch kleinste Haut- oder Schleimhautverletzungen eingedrungen sind, also meist an den Geschlechtsorganen oder der Mundschleimhaut. So entwickeln sich nach etwa 3 Wochen, manchmal auch schon nach Tagen, die typischen schmerzlosen Geschwüre, denen die Krankheit einen ihrer vielen Namen verdankt: Harter Schanker (von französisch *chancre*). Sie heilen in der Regel von selbst ab und nach 2–3 Monaten tritt das zweite Krankheitsstadium ein, das Sekundärstadium.[14, 45]

Während des Primärstadiums haben sich die Treponemen im ganzen Körper verbreitet, indem sie sich dank ihrer korkenzieherartigen Vortriebsmethode sehr schnell durchs Blut bewegten; sie kommen mit bis zu 19 Mikrometern pro Sekunde flott voran, dabei sind sie selbst gerade einmal 5–15 Mikrometer lang. Dem Immunsystem entziehen sie sich in eleganter Weise, indem sie nur sehr wenige Oberflächenantigene präsentieren.[11, 45] Im Sekundärstadium kommt es anfangs zu grippeähnlichen Symptomen und Lymphknotenschwellungen, später zu Ausschlägen am ganzen Körper, gelegentlich auch zu Haarausfall und Heiserkeit. Sowohl primäre als auch sekundäre Hautausschläge enthalten große Mengen infektiöser Bakterien und sind die Hauptursache der Ansteckung.[14, 45]

Patienten im Tertiärstadium sind hingegen nicht mehr ansteckend. In diesem Stadium kommt es 2–5 Jahre nach der Infektion zu chronischen Entzündungen der Haut und Knochen, der inneren Organe sowie zu Nervenschädigungen, denn die Bakterien dringen auch ins Gehirn und Rückenmark ein. Dort sind sie vor der vollen Angriffswucht des Immunsystems geschützt. Aus diesem Grunde treten Lähmungen, Schmerzattacken, Empfindungsstörungen sowie Demenz meist erst 10–20 Jahre nach der Infektion auf. Kennzeichnend für dieses Stadium ist der Tabes dorsalis, die Rückenmarkschwindsucht, und die Progressive Paralyse, die Gehirnerweichung oder fortschreitende Verblödung.[14, 45]

Sozialistischer Sex

Die Erkenntnis, dass die Syphilis eine sexuell übertragbare Krankheit war, sollte bereits in der frühen Neuzeit die Einstellung zum Sex grundlegend verändern. Hatten die Menschen zuvor noch ein eher ungezwungenes Verhältnis zur Sexualität, wurde es nun immer stärker mit Angst besetzt. Zuvor wurde Sex, auch mit Prostituierten, noch als notwendig zur Erhaltung der Gesundheit erachtet, doch jetzt galten Huren als Krankheitsüberträgerinnen und wurden zunehmend geächtet. Getreu der Maxime „Vorbeugen ist besser als heilen" fanden Forderungen nach einem enthaltsamen Lebensstil immer mehr Gehör.[26]

So war es dann auch kein Wunder, dass man Syphiliskranken einen liederlichen Lebenswandel vorwarf und die Seuche – erinnert das nicht an Aids? – als „gerechte Strafe Gottes" ansah. Und pikante Gerüchte halfen auch noch im 20. Jahrhundert kräftig nach. Von argentinischen Ärzten wurde kolportiert, der Erreger habe sich eigentlich in Lamas entwickelt und sei dann per Sodomie in die Menschheit gelangt: „Das Lama ist ein für die Syphilis sehr empfindliches Tier und die Lamasyphilis ist für den Menschen sehr gefährlich. Schon die alten Inkas besaßen Kenntnis von der leichten Übertragbarkeit; daher gab es in den mexikanischen, peruanischen und bolivischen Reichen Gesetze, welche die Sodomie mit den härtesten Strafen belegten. Da die Syphilis häufig von den Lamas (,Huanacos') erworben wurden, nannte man sie ,Huanti'."[2, 34]

Ähnlich abstoßend wie Sex mit Tieren empfand die bürgerliche Gesellschaft die Homosexualität, und wenn sich ein Schwuler mit Syphilis infizierte, dann bekam er nur das, was er verdiente! Das Aufkommen der schwulen Subkultur gegen Ende des 19. Jahrhunderts war Bürgern und Spießbürgern natürlich ein Dorn im Auge. Diese Subkultur hatte ihren Ursprung vor allem in Intellektuellen- und Künstlerkreisen und wurzelte unter anderem in der Dekadenzbewegung. Besonders in England propagierten Universitätsprofessoren eifrig „griechische" oder „platonische" Freundschaften. Künstler standen eh unter Generalverdacht, da sie ihre Triebe meist deutlich lockerer auslebten als es sich der brave Bürger traute. Maler wurden verdächtigt, Prostituierte als billige und willige Aktmodelle anzuheuern, da sich „anständige" Mädchen nicht entblößten.[8]

Während im prüden Nachkriegsdeutschland der 1950er Jahre vor allem Kirchenvertreter vor den Gefahren des häufig wechselnden Geschlechtsverkehrs (hwG) warnten, versuchte man in der DDR, die durch Prostitution verbreitete „Lustseuchen" als rein kapitalistisches Problem zu deuten. Die sozialistischen Ärztegazetten bemühten dafür sogar kommunistische Lichtgestalten, wie die Medizinhistorikerin Anna Lahn referiert:

„Bereits Friedrich Engels betonte, dass zur Monogamie, wie sie in der kapitalistischen Gesellschaft gefordert wurde, zwangsläufig die Prostitution gehöre. Sie sei hier eine Notwendigkeit, da die Eheformen von Ausbeutergesellschaften nicht in der Lage seien, auch auf Grund der ökonomischen Beschränktheit, alle sexuellen und erotischen Bedürfnisse der Menschen zu erfüllen. ‚Käufliche Liebe' wurde aber im Kapitalismus als notwendiges Übel akzeptiert. Die Prostitution könne nur in einer hochentwickelten, sozialistischen Gesellschaft überflüssig sein."

Syphilis & Co. waren jedoch auch im Arbeiter- und Bauernstaat keineswegs verschwunden, denn die Genossen frönten weiterhin dem hwG und besuchten eifrig Bordelle. Aber auch dafür hatte man eine SED-konforme Erklärung parat: Das „läge daran, dass die DDR nur eine Übergangsstufe auf dem Weg zum Sozialismus sei und es längere Zeit bräuchte, um ein neues Bewusstsein unter den Menschen zu schaffen".[37] 1989 entschieden sich die DDR-Bürger bewusst dagegen.

Sagenumwobene Neurosyphilis

Den Befall des Nervensystems bezeichnet man als Neurosyphilis oder Neurolues, und diese Spätform der Syphilis beobachteten die Ärzte ab Beginn des 19. Jahrhunderts immer häufiger. Unbehandelt führt sie innerhalb von etwa 2 Jahren zum Tod.[14, 45] Dass diese schrecklichen Symptome von Bakterien hervorgerufen werden, war der Medizin noch unbekannt. Und da die Quecksilberpräparate die Neurosyphilis nicht kurieren konnten, wurde eifrig das Gerücht unters Volk gestreut, sie sei nicht der Infektion geschuldet, sondern werde durch sexuelle Exzesse hervorgerufen.

Daran änderte sich auch nichts, als die Syphilis 1857 endlich als Ursache der Progressiven Paralyse und 1882 des Tabes dorsalis erkannt wurde. Besonders plastisch schilderten selbsternannte Aufklärer die erschröcklichen Folgen der Onanie:

„Sie ist die schändlichste, und verabscheuungswürdigste aller Ausschweifungen", steht in einer deutschen Aufklärungsschrift von 1881 zu lesen, die von einem unbekannten Moralapostel unter Pseudonym und wohl auch Anmaßung des Doktortitels verfasst wurde. „Die Selbstbefleckung ist der sicherste, wenn nicht der unmittelbarste Weg zum Grabe. Sie führt langsam zum Tode … denn der Mensch kämpft dadurch gegen sich selbst, er vernichtet nicht allein sein irdisches Dasein, sondern er zerstört auch die Ruhe seiner Seele; … mit eigener Hand schenkt er sich das Gift ein."[50]

Beweise für solche Zusammenhänge sucht man vergeblich, aber dieses weit verbreitete Gedankengut vermochte noch Generationen von Knaben und jungen Männern Schuldgefühle und Angst vor „Rückenmarkserweichung" einzuflößen. Die Beeinträchtigungen des Nervensystems haben natürlich nichts mit Onanie zu tun. Bei der Progressiven Paralyse verursachen die Syphilisbakterien eine chronische Entzündung der Großhirnrinde, vor allem im Stirn- und Schläfenhirnbereich. Dies führt zum Hirnschwund und in der Folge zum Abbau intellektueller Fähigkeiten, zu Persönlichkeitsveränderungen wie Stimmungsschwankungen und Größenwahn sowie Demenz. Da das Leiden schleichend verläuft, wird es häufig erst dann bemerkt, wenn der Patient sich in völlig absurden Handlungen ergeht.

Dagegen degenerieren bei der Tabes dorsalis die weißen Hinterstränge des Rückenmarks, des Sehnervs und der sensiblen Hautnerven, und die Patienten leiden zunächst unter blitzartig auftretenden Schmerzen in den Beinen. Später wird ihr Gang in charakteristischer Weise steif, breitspurig und unsicher. Da der Tastsinn nach und nach verloren geht, spüren die Betroffenen beim Gehen nicht mehr den Boden und fallen im Dunkeln leicht hin. Aufgrund der fortschreitenden Lähmungserscheinungen können sie bald keine feinmotorischen Handarbeiten mehr ausführen, Schreiben oder Stricken beispielsweise, und im Endstadium gelingt es ihnen nicht einmal, den Oberkörper aufzurichten.

Trotz allen medizinischen Fortschritts geistern selbst heute noch in manchen Köpfen krude Ideen herum, die Geschlechtskranke ins passende moralische Bild rücken sollen, und gelegentlich wird kolportiert, Syphiliskranke seien sexuell besonders aktiv.[13, 24, 32, 42] Doch dafür gibt es keine Belege. Der Syphiliserreger verwandelt seine Opfer keineswegs in Sexmonster, und die von ihm bei der Neurosyphilis hervorgerufenen Verhaltensänderungen wie extreme Stimmungsschwankungen oder Halluzinationen entsprechen den unspezifischen Symptomen bei Entzündungen des Gehirns, wie sie allerlei andere Pathogene auch hervorrufen würden. Und zu allem Überfluss sind die von der Neurosyphilis Betroffenen bei Ausbruch der Symptome schon lange nicht mehr ansteckend.[14]

Tumor statt Treponema

Die romantischen Vorstellungen Thomas Manns mögen das Vorurteil, Syphilis sei eine typische Erkrankung von Künstlern und anderen, als sexuell ausschweifend verschrienen Zeitgenossen, im Bildungsbürgertum verfestigt haben: In seinem 1947 erschienenen Roman *Doktor Faustus* lässt Mann seinen Helden, den Komponisten Adrian Leverkühn, sich freiwillig mit Syphilis infizieren, weil dieser sich davon eine Steigerung seiner künstlerischen Fähigkeiten verspricht. Diese trifft dann auch tatsächlich ein und Leverkühn „erfindet" die Zwölftonmusik.[40] Diese erhoffte „Genialisierung durch Krankheit" entbehrt zwar jeder naturwissenschaftlichen Grundlage, dennoch hat sich Mann vom Lebenslauf des Philosophen Friedrich Nietzsche inspirieren lassen. Nietzsche starb im August 1900 nach 11 Jahren Siechtum im 56. Lebensjahr in geistiger Umnachtung – angeblich an den Folgen einer Neurosyphilis.[61]

Heute wird diese Diagnose von einigen Neurowissenschaftlern bezweifelt, vor allem aufgrund Nietzsches Symptomkomplex, der für eine Neurosyphilis untypisch ist (außerdem wurde nie eine Autopsie vorgenommen). Wiederkehrende einseitige Kopfschmerzen, Sehen von Phosphenen, also Lichterscheinungen, werden von ihnen als Hirntumor bzw. Tumor der Sehnervs gedeutet.[30] Außerdem überlebten Patienten mit Neurosyphilis damals nach Ausbruch der Lähmungserscheinungen nur selten länger als 2 Jahre, ihre Überlebenschancen verbesserten sich erst nach der Entdeckung der Antibiotika. Mitte des 19. Jahrhunderts galt eine Demenzerkrankung bei Männern in der Lebensmitte unter Ärzten jedoch als sicherer Hinweis auf eine Syphilis.[12, 53, 54]

Selbsterfüllende Prophezeiungen

Als einzige Geschlechtskrankheit, die ganz offensichtlich zu psychischen Störungen führt, hat die Syphilis wie keine andere sexuell übertragbare Krankheit die Gemüter erhitzt. Das hat seine Wurzeln auch in der um 1800 in Deutschland entstandenen so genannten „romantischen Psychiatrie", wie der Psychiater Bernhard Bogerts ausführt. Dabei wurde „die Auffassung vertreten, dass psychische Erkrankungen die Folge eines lasterhaften, sündigen Lebenswandels seien, der geradewegs in die geistige Umnachtung führen müsse, oder aber ein Werk des Teufels, dem nur mittels Austreibung beizukommen sei. Als Beispiel hierfür wurde die Progressive Paralyse [...] aufgeführt. Vielen Betroffenen war ein ‚lasterhafter' Lebenswandel nachweisbar." Klar, denn mit Syphilis steckt man sich in der Regel nicht im (eigenen) Ehebett an.[7, 13, 24, 32, 42] Das frivole Element erklärt auch die Beliebtheit der langen und nicht unbedingt belastbaren Listen geschichtlich bedeutender oder auch zweifelhafter Persönlichkeiten, die angeblich an Syphilis erkrankt waren und die von so illustren Gestalten wie Casanova über den Marquis de Sade bis hin zu Napoleon und Al Capone reichen.[26, 36]

Für die Patienten hatte diese moralinsaure Psychiatrie schlimme Konsequenzen, denn sie wurden ohne jede Behandlung in gefängnisgleiche Großanstalten auf dem Lande abgeschoben. Und Ärzte wie Juristen debattierten ernsthaft darüber, sexuelle Ansteckung strafbar zu machen, das Arztgeheimnis aufzuheben und Syphiliskranken ein Heiratsverbot zu erteilen![49] Erst als Ende des 19./Anfang des 20. Jahrhunderts zuerst pathologische Veränderungen des Gehirns und dann der Syphiliserreger entdeckt wurden, erkannten die Ärzte allmählich auch die wahre Ursache der Progressiven Paralyse. Dennoch halten wir bis in unsere Tage beharrlich an der überholten Zweiteilung zwischen Körper und Geist fest: „Die Vorstellung, dass psychische Erkrankungen, die stets den Kern unserer Persönlichkeit und damit unseres Selbstverständnisses treffen, auf naturwissenschaftliche Sichtweisen reduziert werden könnten, erscheint heute noch vielen problematisch", schrieb Bogerts noch zu Beginn des 21. Jahrhunderts.[7]

Zwei Seelen wohnen, ach, in meiner Brust

Jeder Erreger, der auf Verbreitung durch Sex setzt, steht vor einem Dilemma: Eine Infektion aktiviert das Immunsystem, aber das führt normalerweise dazu, dass die Signalachse vom Zentralnervensystem zu den Keimdrüsen (Hypothalamus-Hypophysen-Gonaden-Achse) schnell und nachhaltig gedämpft wird – futsch ist der Spaß am Sex, und der Körper schaltet in den Schongang.[1] Damit Syphiliskranke sexuell aktiv bleiben, wie es für die Weitergabe der Treponemen erforderlich ist, müssen die Bakterien im Laufe der Evolution Strategien entwickelt haben, mit denen sie das Krankheitsgefühl nach einer Infektion unterdrücken. Einer ihrer Tricks besteht darin, das Immunsystem durch die Ausschüttung bestimmter Entzündungsmediatoren herunterzuregeln.

Interessanterweise sorgen nicht nur Treponemen, sondern auch etliche andere Erreger von Geschlechtskrankheiten, beispielsweise das HI-Virus und das Gonorrhö(Tripper)-Bakterium (*Neisseria gonorrhoea*) dafür, dass vermehrt das entzündungshemmende Zytokin Interleukin-10 (IL-10) gebildet wird. IL-10 sorgt dafür, dass Abwehrreaktionen des Immunsystems gehemmt und begrenzt werden, was verhindert, dass sich der Körper bei Entzündungen durch überbordende Abwehrprozesse selbst schadet. Wird nun IL-10 bei einer Infektion zu früh gebildet, verläuft diese chronisch, da der Übergang von der zellvermittelten Immunität zur humoralen (durch Körperflüssigkeiten vermittelten) Immunantwort gestört wird. Diese Beschreibung passt genau zum Verlauf vieler Geschlechtskrankheiten. Die Menge und der Zeitpunkt, zu dem IL-10 gebildet wird, beeinflussen die Wechselwirkung zwischen Pathogenen und Parasiten und sind daher wohl der Schlüsselfaktor für die Manipulation des Wirts durch sexuell übertragene Erreger.[1] Und da das Immunsystem einen erheblichen Einfluss auf die Psyche hat (siehe Kapitel Würmer), dürfte sich *Treponema pallidum* nicht erst im Tertiärstadium auf Denken und Handeln ihrer Wirte auswirken.

Erreger von Geschlechtskrankheiten können das Verhalten ihrer Wirte zudem auf besonders hinterhältige Weise manipulieren, nämlich indem sie die Fruchtbarkeit der Frauen herabsetzen. Auch damit verbessern die Pathogene ihre Chancen, schneller unters Volk gestreut zu werden, denn wiederholte Fehlgeburten stacheln Ehemänner an, sich von ihrer „unfruchtbaren" Partnerin zu trennen oder immer mal wieder anderswo ihr Glück zu suchen[5] – man denke nur an Heinrich VIII. (siehe oben).

Wer von Natur aus zur sexuellen Abwechslung neigt, spielt als Bakterienschleuder selbstredend eine besonders große Rolle, denn er fängt sich Geschlechtskrankheiten nicht nur leichter ein, sondern verteilt sie auch effizienter. So kann er einen wahren Teufelskreis aus Promiskuität und Infertilität in Gang setzen: In traditionellen Gesellschaften, wo der Wert einer Frau vor allem an der Fähigkeit gemessen wird, ihrem Mann Kinder zu gebären, können sich wegen Unfruchtbarkeit verlassene Ehefrauen oft nur dadurch über Wasser halten, dass sie zu Prostituierten werden.[5, 10] Selbst in der westlichen Welt war dies vor gar nicht allzu langer Zeit der Fall.

Die Erfindung des Arzneimittel-Screenings

Mangels wirksamer Medikamente drohte Syphilispatienten noch zu Beginn des 20. Jahrhunderts ein Ende in geistiger Umnachtung. Erst mit der Entdeckung des Syphilisbakteriums im Jahre 1905 waren die Voraussetzungen für die Entwicklung eines wirksamen Medikaments geschaffen. Die Grundlagen hatte der Arzt Paul Ehrlich (1854–1915) schon Mitte des 19. Jahrhunderts gelegt, als er entdeckte, dass sich Bakterien mit Anilinfarbstoffen selektiv anfärben lassen. Sein dänischer Kollege Christoph Joachim Gram führte 1884 die nach ihm benannte Färbung mit Kristallviolett und Fuchsin ein, wodurch die Diagnose weiter verfeinert werden konnte. Wenn man schon gezielt Pathogene anfärben konnte, war es dann nicht auch möglich, sie mit entsprechenden toxischen Molekülen zu vernichten, ohne die menschlichen Zellen zu schädigen?[20, 55]

Da die noch aus Paracelsus' Zeiten stammenden anorganischen Quecksilberpräparate nicht nur unzuverlässig, sondern auch gesundheitsschädlich waren, versuchte Ehrlich, den Treponemen mit organischen Verbindungen aus der damals aufstrebenden Teerchemie zu Leibe zu rücken. Um deren Wirksamkeit zu steigern, fügte er statt Quecksilberatomen Arsenatome in die Moleküle ein. Ehrlich war ein sehr systematisch denkender und arbeitender Mensch, der sich nicht auf bloße Erfahrungswerte oder Zufälle verließ. In mühevoller Kleinarbeit synthetisierten seine Mitarbeiter über 600 Arsenverbindungen, die allesamt methodisch auf ihre Wirksamkeit getestet wurden. Präparat Nr. 606, das Arsphenamin, erwies sich schließlich als Treffer und fand im Jahr 1909 als Salvarsan seinen Weg in die Apotheken. Endlich hatten die Ärzte ein spezifisch gegen Mikroorganismen wirkendes Medikament in der Hand – ein „Antibiotikum".[16, 17, 20]

Ehrlichs planmäßige Vorgehensweise war die Geburtsstunde des Arzneimittel-Screenings. Ohne dieses Verfahren wäre die rationale Neuentwicklung von Arzneistoffen heute undenkbar. Damit hat Ehrlich nicht nur der Syphilis ihren Schrecken genommen – dank seiner Beharrlichkeit konnte die Medizin auf eine wissenschaftliche Grundlage gestellt werden und das Stadium der auf bloße Erfahrung gründenden Heilkunst verlassen. Zudem hatte er die Idee des Paracelsus umgesetzt, mit den Methoden der Chemie gezielt wirksamen Heilmittel zu schaffen und so einen der größten Fortschritte der Medizin ermöglicht: die Chemotherapie, also die Behandlung von Krankheiten mit gezielt wirkenden Molekülen.

Nichtsdestotrotz gab es bald Probleme mit dem Salvarsan, denn Arsenverbindungen sind nun einmal giftig. Wenig später brachte Ehrlich das etwas besser verträglichere Neo-Salvarsan auf den Markt, doch dieses Präparat stieß nicht überall auf Gegenliebe, denn konservative und kirchliche Kreise warfen dem Forscher vor, den wichtigsten Schutz des Menschen vor der Syphilis niedergerissen zu haben: die Angst vor der Ansteckung.[20, 52] Wie schon bei der Verteufelung der Onanie galt Angst staatstragenden Elementen als probates Mittel zur Erzwingung moralischen Verhaltens.

Im Zeitalter der Biowaffen

Aber nicht nur die Pharmazeuten, auch die Mikrobiologen und Ärzte machten Fortschritte bei der Bekämpfung von *Treponema pallidum* und stellten bald fest, dass es bei 41 °C abstarb. Folglich müssten die Erreger bei syphilitischen Patienten zugrunde gehen, wenn man bei ihnen hohes Fieber auslöste. Dies kam vor allem für Patienten in Frage, die sich bereits im Tertiärstadium der Syphilis befanden und an Neurosyphilis litten, bei der die Erreger im Nervensystem nicht mehr mit Arzneistoffen erreicht werden konnten. Aufgrund dieser Überlegungen entwickelte der österreichische Psychiater Julius Wagner-Jauregg (1857–1940) im Jahre 1917 die Malariatherapie gegen Syphilis. Dabei infizierte er die Patienten mit Erregern der Malaria tertiana (*Plasmodium vivax* oder *P. ovale*), um Fieberschübe hervorzurufen. Unterstützt wurde die Therapie durch Ehrlichs Arsphenamin. Die Therapie schlug an, und die Malaria ließ sich vergleichsweise einfach medikamentös kurieren. Wagner-Jauregg erhielt dafür 1927 den Nobelpreis für Medizin.[44, 59] Inzwischen ist die Malariatherapie überholt, da die Syphilis wirksam – und deutlich nebenwirkungsärmer (!) – mit Antibiotika bekämpft werden kann.

Wenig später, im Jahre 1928, entdeckte der schottische Bakteriologe Alexander Fleming (1881–1955) Schimmelpilzgifte, die er nach dem Herkunftsorganismus *Penicillium notatum* Penicilline nannte. Rasch erkannte er deren tödliche Wirkung auf grampositive Bakterien, kam allerdings nicht auf die Idee, diese Stoffe als Medikamente einzusetzen. Erst 10 Jahre später begann der australische Pathologe Howard Water Florey (1898–1968) zusammen mit Kollegen, antimikrobielle Stoffe ganz im Geiste Paul Ehrlichs systematisch zu screenen. Dabei stießen sie auch auf Flemings Penicillin und unternahmen damit 1941 den ersten klinischen Test. Da die Gewinnung des Penicillins anfangs extrem aufwendig war, wurde die Substanz sogar aus dem Urin der Patienten wiedergewonnen.[37] Seit den 1940er Jahren produzierte man vor allem in den USA größere Mengen Penicillin, da Antibiotika im Zweiten Weltkrieg nicht nur von der US-Army dringend benötigt wurden. Der darauffolgende gewaltige Aufschwung der Antibiotikumforschung nahm neben der Syphilis auch vielen anderen bakteriellen Infektionskrankheiten ihren Schrecken.[25]

Die Syphilis war die erste Erkrankung, bei der deutlich wurde, dass psychischen Symptomen wie Halluzinationen und Wahnvorstellungen nicht zwangsläufig „seelische", sondern ganz konkrete körperliche Ursachen zugrunde liegen können, beispielsweise hirnorganische Veränderungen aufgrund einer bakteriellen Infektion. Aber der cartesianische Dualismus zwischen Körper und Geist ist tief in unserer Kultur verwurzelt, und vielen Menschen ist die Vorstellung, dass sich Mikroben wie Borna-Viren und Streptokokken auf unsere Psyche auswirken, noch immer höchst unheimlich.

INTERCOURSE IS NOT ESSENTIAL FOR HEALTH

REMEMBER Soldier:

That over one-half of all prostitutes are diseased; therefore YOUR chances of being infected are more than 50-50.

Remember:

That many pick-ups are diseased and you are not the first nor will you be the last to have intercourse with her.

Remember:

TO BE SAFE.

Always:

Take a prophylactic WITHIN AN HOUR after an intercourse.

PROPHYLACTIC STATIONS LOCATED AT:

WHITE	COLORED
USO CLUB [Rear] 3rd and Main Sts., Little Rock	905 Gaines Street
POLICE STATION, North Little Rock	Little Rock

Prophylactic Stations Located in ALL Infirmaries at Camp Robinson

„NO SEX, PLEASE!" hieß es für US-Soldaten, um Geschlechtskrankheiten vorzubeugen. Plakat, USA, Zweiter Weltkrieg. Man beachte, dass weiße und farbige Soldaten getrennt behandelt wurden.

Das Bornavirus:
Ist Schwermut ansteckend?

Dass das Syphilis-Bakterium seinem Wirt *Homo sapiens* irgendwann aufs Gemüt schlägt, ist inzwischen unumstritten; ebenso unumstritten ist, dass das Bornavirus bei einer breiten Palette seiner Wirte (vor allem Säugern) psychische Veränderungen wie „Traurigkeit" auslöst, doch inwieweit dies auch für Menschen gilt, wird weiterhin kontrovers diskutiert.

Es war der Feldveterinär Johann Baptist von Sind, der 1767 in seinem Buch über „den geschwind heilenden Pferdearzt" als erster die Symptome einer „Kopfkrankheit" bei Pferden beschrieb, die mit „Traurigkeit" und „Futterversagen" begann und meist mit dem Tod endete.[52] Dieser Seuche fielen in Mitteleuropa immer wieder größere Tierbestände zum Opfer; so verendeten um 1823 zwei Drittel aller Pferde auf der Schwäbischen Alb an dieser „hitzigen Kopfkrankheit", wie sie inzwischen hieß. Rund um die sächsische Kleinstadt Borna raffte die Epidemie um 1895/96 einen beträchtlichen Teil der dort stehenden Kavalleriepferde hinweg; daraufhin tauchte in der *Berliner Tierärztlichen Wochenzeitschrift* erstmals der Name „Borna-Krankheit" auf.

Bei Pferden, den am häufigsten betroffenen Tieren, führt die Krankheit unter anderem zu Apathie, Ängstlichkeit, Panikattacken, Leistungsschwäche, Zwangsbewegungen und Appetitlosigkeit, unter Umständen auch zum Tod.[27] Im Jahr 1926 gelang es dem deutschen Veterinär Wilhelm Zwick, die Bornakrankheit von erkrankten Pferden auf Kaninchen zu übertragen, die er interkraniell mit dem Hirngewebe der Pferde infizierte. Mit einem Hirnhomogenat der erkrankten Kaninchen konnte er weitere Kaninchen und anschließend auch erneut Pferde infizieren. Damit war klar erwiesen, dass es sich um eine Infektionskrankheit handelte, und Zwick tippte auf ein Virus.[46, 61] Filtrationsversuche ergaben schließlich eine Größe von 85–125 Nanometern für den Infektionserreger, und in den 1970er Jahren gelang es, das Virus der Bornakrankheit in vitro zu züchten.[46]

Bis weit ins 20. Jahrhundert hinein galt die Bornakrankheit als mehr oder minder seltsame, sporadisch auftretende Krankheit der Pferde und Schafe. Doch als das Virus 1985 im Serum menschlicher Patienten mit neurologisch-psychischen Störungen nachgewiesen wurde[1, 49], setzte eine Diskussion darüber ein, ob dieser Erreger nicht auch eine Rolle bei Affektstörungen des Menschen, wie Depressionen oder Schizophrenie, spielen könne.[3–5, 14, 34, 57, 58] Auftrieb erhielt die Hypothese, als 1996 in Hirnproben von neuropsychiatrischen

Patienten, die beispielsweise unter Gedächtnisverlust und Depressionen litten, Antigene gegen und RNA vom Bornavirus nachgewiesen wurden.[16]

Hund, Katze, Maus: Ick bün al dor

Das Bornavirus – nach der englischen Bezeichnung *Borna Disease Virus* oft BDV abgekürzt –, ist entfernt mit dem Tollwutvirus verwandt. Nicht nur bei Schafen, Rindern und Pferden, sondern auch bei Katz' und Hund wurde es nachgewiesen, bei Nagern und Insektenfressern (womit wir bei den Igeln wären), Lamas und natürlich bei Affen.[39, 57] Gerade bei Letzteren löst es eine bemerkenswert breite Palette von neurologischen und verhaltensbiologischen Störungen aus[3, 31, 32, 40, 53]: Experimentell infizierte Tiere zeigten sich zunächst hektisch aktiv, aggressiv und enthemmt, anschließend wurden sie apathisch, manche entwickelten ein abnormes Sozial- und Dominanzverhalten und einen gestörten Schlaf-Wach-Rhythmus*.[53]

Dass auch Spitzhörnchen (Tupajas), die an der Wurzel des Primatenstammbaums stehen, mit auffälligen sozialen und sexuellen Verhaltensänderungen auf eine Borna-Infektion reagieren[54], weckte die Neugier der Evolutionsbiologen und Genetiker. Aktuelle Genanalysen legen nahe, dass das Bornavirus die Evolution der Säugetiere schon seit deren Beginn im Tertiär begleitet. Anthropoide Primaten, zu denen auch der Mensch zählt, gehören offenbar bereits seit mehr als 40 Millionen Jahren zu seinen Wirten.[25, 41]

Das Bornavirus ist nicht nur sehr alt, sondern weist auch eine ungewöhnliche Biologie auf[38, 44]: Es handelt sich um ein einsträngiges RNA-Virus, das sich bevorzugt im Gehirn ansiedelt und dessen molekulare Struktur so einzigartig ist, dass es in eine eigene Familie, Bornaviridae, gestellt wurde. Als phylogenetisch alter Gast, der eine lange Koevolution mit seinen warmblütigen Wirten hinter sich hat, sitzt es nicht etwa im „modernen" Säugergehirn, dem Neocortex, sondern in den phylogenetisch „alten" Gehirnstrukturen.[33, 41] Wie für ein alteingesessenes Virus typisch, ist es nicht-zytolytisch: Es zerstört seine Wirtszelle nicht und weist nur eine moderate Pathogenität auf, das heißt, anders als neue, aggressive Viren wie das Ebola-Virus bringt es seinen Wirt in der Regel nicht um.

Die Übertragung des Virus erfolgt wahrscheinlich über Körperflüssigkeiten (Speichel, Tränen, Blut)[35], und eine bequeme Eingangspforte bilden, wie

---

* Im Jahr 2008 wurde außerdem bei Papageien ein Bornavirus-Typ entdeckt, der bei diesen Vögeln zu einer Darmerkrankung führt und heute als *avian bornavirus* (ABV) bezeichnet wird[23]; inzwischen sind viele weitere Vogelarten hinzugekommen[56]; das Bornavirus kann demnach offenbar Warmblüter jeglicher Couleur befallen

bei Virusinfektionen häufig, die Nasenschleimhäute. Über den Riechkolben*
gelangen die Erreger tief ins Zentralnervensystem und befallen dort Nervenzellen (Neurone), aber auch die Begleitzellen, die unter anderen für eine elek-
trische Isolierung sorgen, die Gliazellen.[3, 30] Im Gegensatz zu vielen anderen
Viren siedeln sie sich aber nicht im Plasma der Zellen an, sondern im Zellkern. Und dort bleiben sie.[3, 25, 57] Dieser beliebte Infektionsweg könnte übrigens auch erklären, warum sich psychiatrische Erkrankungen nicht selten
durch eine Beeinträchtigung des Riechvermögens ankündigen.[2] Dabei fällt
auf, dass die Viren vor allem das limbische System (siehe Abbildung Seite
141) ansteuern.[9, 32, 40] Es ist entwicklungsgeschichtlich sehr alt und gilt als das
„Gemütssystem" des Menschen – dort werden unsere Gefühle, Motivationen
und Stimmungen „gebraut", also das, was uns zu dem Menschen macht, der
wir sind.

Diagnostischer Irrsinn

Gemütskrankheiten wie Schwermut oder Melancholie begleiten den Menschen wohl schon, seitdem es ihn gibt, und sie waren auch schon immer Thema der Kunst; man denke nur an Albrecht Dürers Stich *Melencolia I* (1514)
oder an William Shakespeares unglücklichen dänischen Prinzen Hamlet.
Auch Künstler waren stets besonders anfällig für depressive und manische
Phasen, bei denen sich tiefe Niedergeschlagenheit und Überschwang, gepaart
mit hektischer Aktivität („Schaffensperiode") und Kontrollverlust, abwech-
seln; bekannte Beispiele sind der französische Lyriker Charles Baudelaire, der
Komponist Robert Schumann und der Schriftsteller Ernest Hemingway.

Heute spricht man nicht mehr von Melancholie, sondern von Depressionen bzw. Major Depression und Bipolarstörungen. Depressionen und Bipolarstörungen sind ein weltweites Problem. Etwa jeder Zehnte erleidet mindestens einmal im Leben eine behandlungsbedürftige depressive Phase, und
bei ca. 20 Prozent aller unbehandelten Depressiven endet die Krankheit mit
Selbstmord.[3] Rund 1–5 Prozent aller Menschen erkranken weltweit an Bipolarstörungen. In Deutschland ist nach neueren Untersuchungen (2012) jedes
Jahr ein Drittel (33 Prozent) der Bevölkerung von mindestens einer psychischen Störung betroffen; dabei stehen Depressionen plus Bipolarstörungen
nach Alkohol- und Angststörungen an dritter Stelle.[60]

---

* Beim Riechkolben (Bulbus olfactorius) handelt es sich nicht etwa um einen besonders ein-
drucksvollen Zinken, sondern um eine Ausstülpung im vorderen Bereich des Gehirns, die
zur Riechbahn gehört; im Riechkolben enden die von der Riechschleimhaut in der Nase
kommenden Riechnerven (Nervi olfactorii).

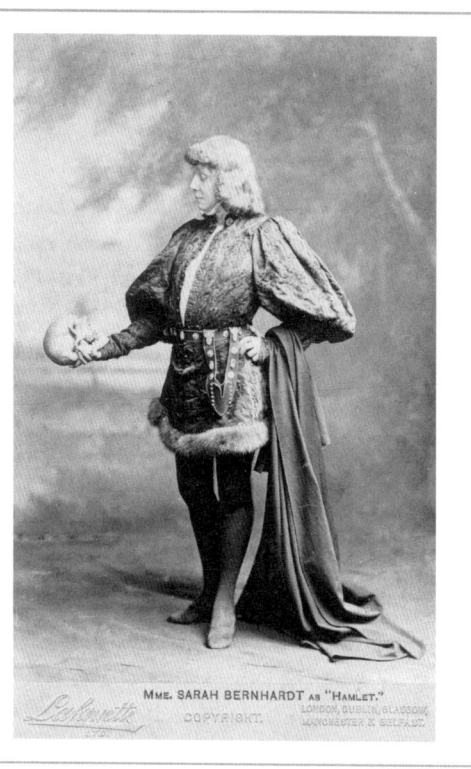

Die französische Schauspielerin Sarah Bernhardt als Hamlet, mit Yoricks Schädel, um 1890. „Wie ekel, schal und flach und unersprießlich scheint mir das ganze Treiben dieser Welt!" (1. Aufzug, 2. Szene), meint der Dänenprinz, der offenbar unter schweren Depressionen leidet.

Depression – eine Chimäre?

Nach dem „Internationalen statistischen Klassifikationssystem psychischer und anderer Erkrankungen" (ICD-10-WHO Version 2013)[29], sozusagen der Bibel der Psychologen und Psychiater, zeichnen sich klinische Depressionen (Major Depression) durch – mindestens 2 Wochen andauernde – wiederkehrende „depressive Episoden" aus. Sie sind gekennzeichnet durch gedrückte Stimmung, Antriebslosigkeit und geringes Selbstwertgefühl sowie Erschöpfungszustände. Beim erstgenannten Symptom beißt sich die Katze in den Schwanz, Antriebslosigkeit und weitere Anzeichen wie Appetitlosigkeit, Schlafstörungen und Konzentrationsprobleme sind nicht besonders spezifisch (je nach Schweregrad Kennziffer F32.0-3). Noch unübersichtlicher wird die Situation, wenn man „sonstige" und „nicht näher bezeichnete depressive Episoden" (Kennziffer

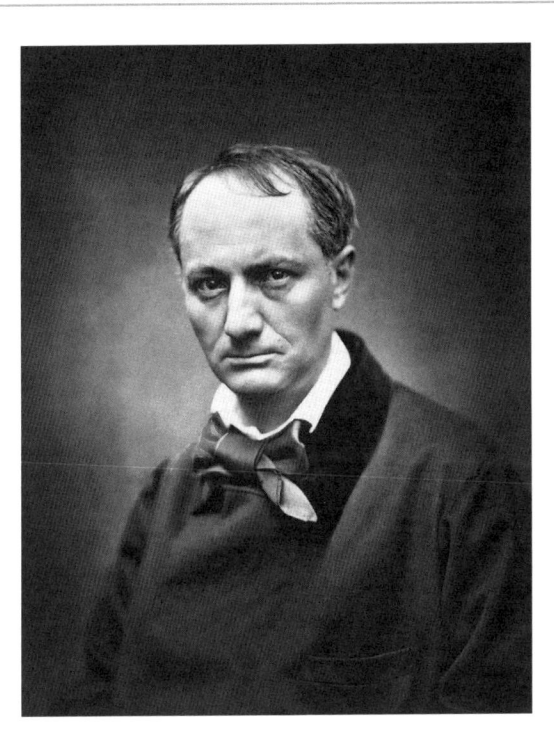

Der französische Dichter Charles Baudelaire (1821–1867) sah in seiner Melancho-
lie einen unverzichtbaren Teil seiner Kunst: „Das Rätselhafte und die Wehmut des
Bedauerns gehören gleichfalls zu den wesentlichen Merkmalen des Schönen."

F32.8–9) einbezieht und all dies von manisch-depressiven Erkrankungen, heute als Bipolarstörungen bezeichnet, abgrenzen will.
All das erweckt den Anschein, dass unter der Diagnose „Depression" ein Ge-
mischtwarenladen von Symptomen angehäuft wird, die sich ebenso wenig einer
einzigen Ursache zuordnen lassen wie Fieber oder Husten. Und so wie man beim
Fieber nach dem infektiösen Auslöser sucht, könnte sich dies auch bei psychischen Erkrankungen lohnen.[43]

Zwei deutsche Forscher, die Biologin Liv Bode vom Robert Koch-Institut in
Berlin und der Veterinär Hanns Ludwig, Professor für Virologie an der FU
Berlin, begannen aufgrund der Datenlage und eigener Forschungsergebnisse,
einer faszinierenden Spur zu folgen: Könnte es sein, dass Bornaviren, die sich

seit Jahrmillionen in unserem limbischen System einnisten, dort das Gleichgewicht der neuronalen Botenstoffe (Neurotransmitter) durcheinander bringen, mit denen sich die Nervenzellen verständigen, und so eine Ursache für „Gemütskrankheiten" sind? Dass also zumindest ein gewisser Teil dessen, was Psychiater als „Depressionen" bezeichnen, auf eine Infektion zurückgeht?

Nach Bode erfüllt das Bornavirus entwicklungsgeschichtlich, biologisch und genetisch die Voraussetzung für ein „Gemütsvirus"[9], daher machten sie und ihre Mitstreiter sich ab Mitte der 1990er Jahre daran, den vermuteten Zusammenhang zwischen Bornaviren-Infektion und psychiatrischen Störungen beim Menschen zu untersuchen. Sie fanden, dass die Infektionshäufigkeit bei gesunden Menschen in Deutschland bei 30 Prozent lag, während es bei Akutpatienten mit Major Depression über 80 Prozent sein konnten.[3, 9] Damit war noch keine Kausalbeziehung, aber immerhin eine starke positive Korrelation belegt, dafür sprach auch die erfolgreiche Behandlung von Depressionspatienten mit einem Virostatikum (Amantadin).[3–9, 19, 20, 26] Das waren aufsehenerregende Ergebnisse, doch leider konnte Bode ihre Forschungen an ihrem Arbeitsplatz nicht weiterführen, denn 2005 stellte das Robert Koch-Institut die Arbeiten am Bornavirus sang- und klanglos ein. Begründung: Bodes Nachweismethode für das Virus sei umstritten.[12, 48]

Melancholische Ader

Liv Bode gab jedoch nicht nach, und ihre Hartnäckigkeit wurde 2007 mit dem Whistleblower-Preis 2007 (siehe unten) belohnt. In ihrer Dankesrede fasste sie ihre These und den damaligen Stand des Wissens kurz zusammen[10]: Bei infizierten Menschen nistet sich das Bornavirus im limbischen System ein und „schläft" dort. Durch emotionalen Stress[3, 6] kann es zu einer Schwächung des Immunsystems und zu einer Reaktivierung des Virus sowie einer in Aktivitätsschüben verlaufenden Infektion kommen. Aufgrund der Virus-Reaktivierung bilden sich im Blut aus Virus-Antigenen und Antikörpern des Immunsystems Antigen-Antikörper-Komplexe (so genannte zirkulierende spezifische Immunkomplexe, BDV-CIC), die zum Beispiel mit Farbtests im Blutplasma nachgewiesen werden können.[8]

Je länger der Stress andauert, desto größer ist das Risiko, dass sich im Zellkern ein Überschuss an Bornavirus-Proteinen bildet, die in die Regulierung der Neurotransmitter-Konzentration im Gehirn eingreifen. Und das führt zu einem Ungleichgewicht bzw. zu einer Fehlregulierung. Gelangen diese Proteine dann ins Blut, lösen sie die Bildung von Antigenen aus, die sich im Blutplasma als BDV-CICs nachweisen lassen. An diesem Nachweis[8] entzündet sich die Diskussion (siehe Kasten Seite 120).

Im Blut depressiver Patienten in der aktiven Phase ihrer Krankheit fand sich bei mehr als 80 Prozent der Versuchsgruppe der Bornavirus-Immunkomplex (CIC); bei einem Drittel kam ein hoher CIC-Spiegel im Plasma dazu, was auf starke Antigenproduktion gegen das Virus (so genannte Antigenämie) schließen lässt.[10] Parasiten, die eine lange Koevolution mit ihrem Wirt hinter sich haben (siehe oben), zeichnen sich im Allgemeinen durch eine hohe Durchseuchung mit geringer Erkrankungsrate aus, und es gibt einen Großteil symptomloser Virusträger. Demnach unterscheiden sich kranke von gesunden Bornavirus-Trägern durch die Menge und Häufigkeit ihrer CIC-Komplexe im Plasma. Ausgelöst werden kann die Krankheit durch eine Schwächung des Immunsystems (Stress, Chemotherapie, Aids usw.), was bei Infizierten zu wiederkehrenden Depressionen oder anderen Störungen des limbischen Systems führen kann.[3, 10]

Falls diese These richtig ist, könnten symptomlose Bornavirus-Träger andere Menschen via Blutspende anstecken. Und zumindest ein Teil dieser depressiven Patienten ließe sich, wie von Bode und ihrem Team gezeigt[6, 8], durch Gabe eines antiviralen Mittels wie Amantadin heilen.

Eine durchaus plausible Theorie, aber sie kratzt an einem Paradigma: Psychische Erkrankungen wie Depressionen haben nach dem geltenden Dogma der Psychiatrie entweder auf Traumata zurückzugehen (Missbrauch, Vergewaltigung usw.) oder sie gelten als „endogen" bzw. „idiopathisch" – beides eine vornehme Formulierung für „wir haben keine Ahnung, was dahinter steckt". Ein Parasit, der den Psychiatern ins Handwerk pfuscht, passt da gar nicht ins Bild. Dabei haben Bode und Ludwig an sich gar nichts gegen eine endogene Ursache, denn endogen ist das Bornavirus nun mal unbestritten – was könnte endogener als im Zellkern sein? Und selbst Traumata passen ins große Ganze, denn sie können das Immunsystem zweifellos schwächen und damit zu einer Reaktivierung der Viren führen – dann allerdings brächte der Versuch, verdrängte Traumata wiederzubeleben, die Gefahr mit sich, „schlafende Hunde" zu wecken und einen neuen Krankheitsschub auszulösen. Bleibt die Nachweismethode für den CIC-Komplex, die die Gegner der Theorie angreifen, sei es, dass sie den Test für unspezifisch oder für zu empfindlich halten oder auf Verunreinigungen mit Laborstämmen von Bornaviren verweisen.[32, 46]

Der Whistleblower-Preis

Alles begann mit einer Blutprobe. 2002 informierte Liv Bode ihren Arbeitgeber, das Robert Koch-Institut (RKI) in Berlin, dass sie in einer Blutspende des Roten Kreuzes (DRK) einen hohen Antigen-Titer und infektiöse Bestandteile des Bornavirus gefunden habe, was ein potenzielles Gesundheitsrisiko für den Empfänger darstelle. Das RKI, das sich selbst auf seiner Homepage als gesundheitliches Frühwarnsystem bezeichnet, reagierte auf seine Weise: Es informierte weder das DRK noch die Öffentlichkeit. Stattdessen gab es zwei interne Gutachten in Auftrag, um Bodes Methoden und Ergebnisse zu überprüfen. Einen besonderen Grund zur Eile sah offenbar niemand, das erste Gutachten wurde 2003, das zweite 2005 fertig. Brauchbar war keines von beiden, das eine war methodisch grottenschlecht, wie selbst das RKI zugab, das andere von einem Mitarbeiter erstellt, „bei dem offenkundig Verdacht einer Interessenskollision bestand", wie es in der Laudatio zum Whistleblower-Preis vornehm hieß. Unabhängige Gutachten wurden nicht eingeholt, und als sich Bode wehrte, wurde die Borna-Forschung am RKI 2005 einfach eingestellt. Die Arbeitsgruppe Bode am RKI wurde trotz massiver Proteste aufgelöst, und die Forscherin erhielt Publikationsverbot.[37, 59]

Nun ist es kein Geheimnis, dass neue Methoden und die Interpretation ihrer Ergebnisse in der Wissenschaft immer umstritten sind[12], und Bode ließ sich nicht so einfach mundtot machen. Sie forderte eine Überprüfung ihrer Resultate, die in renommierten Fachzeitschriften veröffentlicht worden waren, im Rahmen eines bundesweiten Ringversuchs. Das wurde vom RKI verweigert. 2007 erhielt Liv Bode für ihren Einsatz für Forschungsfreiheit und die öffentliche Diskussion gesellschaftlich brisanter wissenschaftlicher Ergebnisse den internationalen Whistleblower-Preis. Damit befindet sie sich in illustrer Gesellschaft: Preisträger 2003 war Daniel Ellsberg, der die Pentagon-Papiere an die Öffentlichkeit brachte, und 2013 war es Edward Snowdon, der die flächendeckende Überwachung durch amerikanische Geheimdienste öffentlich machte.

Das war 2007. Und seither? In einem Übersichtsartikel von 2009 heißt es über die von Bode et al.[8, 11] entwickelte und vom RKI so stark kritisierte ELISA-Methode zum Nachweis des Bornavirus: „Dieses Assay stellt daher die Methode der Wahl dar, um BDV-spezifische Antikörper zu entdecken, da es einfach, quantitativ, hochempfindlich und spezifisch ist und damit als Goldstandardtest bezeichnet werden kann", und weiter: „Eine Kausalbeziehung zwischen BDV und einigen psychischen Störungen des Menschen wird immer wahrscheinlicher."[55] Diese Kausalbeziehung sehen nicht alle, aber selbst so mancher Skeptiker ist inzwischen zu der Überzeugung gelangt, dass mit reproduzierbaren und kontrollierten Methoden nachgewiesene Bornavirus-Infektionen beim Menschen nicht mehr wegzudiskutieren sind.[32] Umstritten ist weiterhin, ob sie psychiatrische Erkrankungen verursachen können.

Seit kurzem ist jedoch bekannt, dass das Virus in Hirnregionen, die zur Zeit der Infektion noch heranreifen, zu einem Degenerieren von Neuronen führen kann. Wie sich in Zellkulturen gezeigt hat, sind menschliche neuronale Stammzellen sehr durchlässig für Bornaviren: Erstaunlicherweise verändert die Infektion weder die Überlebensrate noch das Aussehen der undifferenzierten Zellen. Sobald jedoch die Differenzierung dieser Vorläuferzellen zu Nervenzellen im Gang kommt, kann das Bornavirus die Bildung heranreifender menschlicher Nervenzellen (die Neurogenese) stark beeinträchtigen und damit auch das Überleben der sich neu bildenden Neuronen.[13, 50] Das gilt vor allem für Nervenzellen, die GABA (Gamma-amino-Buttersäure) produzieren, einen Neurotransmitter, dessen Regulierung bei vielen neuropsychiatrischen Erkrankungen aus dem Ruder läuft.[50] Zu der gestörten Neurogenese passt, dass sich die Auswirkungen einer Bornaviren-Infektion im Tierversuch je nach Alter des infizierten Wirtes deutlich unterscheiden können.[53] Und schon seit einigen Jahren wird von verschiedenen Forschern auf ein erhöhtes Risiko für die frühkindliche Entwicklung durch Bornaviren hingewiesen.[47, 51] Anthony van den Pol, Professor für Neurochirurgie an der Universität Yale, meint dazu: „Es ist schwer vorstellbar, dass ausgerechnet der Mensch von einem Virus verschont wird, das bei so vielen Arten neurologische Fehlfunktionen hervorrufen kann."[57]

Wir wissen inzwischen, dass BDV-Marker bei Menschen mit psychischen Erkrankungen wie Depressionen und Schizophrenie nicht nur in Deutschland, sondern auch in Italien, Tschechien, Litauen, Australien und im Iran[41], sowie in Brasilien[45] und China[35] signifikant häufiger vorkommen als beim Durchschnitt der Bevölkerung. Und eine aktuelle Studie aus China zeigt, dass sich Pflegekräfte in Krankenhäusern offenbar bei ihren Patienten mit dem Bornavirus infizieren können; vor allem das Personal, das Umgang mit psychisch kranken Patienten hat, ist deutlich häufiger „Borna-positiv" als landesüblich.[35] Das würde bedeuten, dass man sich im Krankenhaus nicht nur mit multiresistenten Keimen ansteckt, sondern, wenn man Pech hat, auch gemütskrank werden kann.

Erzähl' mir was vom Pferd

Bode hatte gefunden, dass ein Großteil der untersuchten Patienten mit Major Depression, die auf konventionelle Psychopharmaka kaum oder gar nicht ansprachen, positiv auf das Virostatikum Amantadin reagierten; gleichzeitig gingen die Infektionsmarker im Blut zurück.[3, 6, 40] Und das gilt offenbar nicht nur für Menschen. Im Gegensatz zu den Humanmedizinern haben die Tierärzte die von Bode et al.[6] vorgeschlagene Therapie einfach an ihren Patienten ausprobiert – mit verblüffendem Erfolg: Die Pferde genasen.[18, 27, 28]

Inzwischen ist die Amantadin-Kur im Veterinärwesen „state of the art". Der Tierarzt Bernd Iben schreibt in einem Übersichtsartikel: „Das Symptomspektrum von Patienten mit nachgewiesener BDV-Aktivität/-Infektion ähnelt in verblüffender Weise dem bei der Borna-Krankheit der Pferde auftretenden klinischen Bild. Es entspricht dem melancholischen Subtyp einer Major-Depression." Und nicht nur das: „Die Vergleichbarkeit der phasisch verlaufenden BK der Pferde mit der Major Depression des (BDV-infizierten) Menschen kommt nicht nur in Verlauf und Symptomatik zum Ausdruck, sondern auch in den sonstigen Therapiemöglichkeiten. Für die medikamentöse Behandlung der Infektion (Mensch, Tier) gibt es erfolgversprechende Ansätze mit einem antiviral wirkenden Medikament (Amantadin)."[18, 28]

Die Erfolge mit Amantadin bei an einer Borna-Infektion erkrankten Tieren können auch die Gegner der Bode-Theorie nicht leugnen, bemängeln aber, dass keine Doppelblindversuche durchgeführt wurden.[32] Den Pferden, die nach der antiviralen Therapie wieder gesund und munter über die Weide tollen, ist's schnuppe.

Das heißt jedoch nicht, dass das Pferde- und das humane Bornavirus identisch sind; im Lauf seiner langen Evolution hat sich der Erreger offenbar artspezifisch angepasst. So hemmte das humane Virus, nämlich der BDV-Stamm Hu-H1, der aus dem Blut eines schwer depressiven Patienten isoliert worden war, die Zellteilung in Humanzellkulturen und führte zum programmierten Tod von Nervenzellen (Apoptose). Der Laborstamm V, der auf ein Pferd mit tödlicher Borna-Erkrankung zurückgeht, zeigte keine derartigen Effekte.[33, 35] Jede Wirtsart entwickelt offenbar ihre eigene Art von „Schwermut" – Pferde fressen nicht mehr, Menschen schreiben traurige Lieder –, was jedoch eine Verbreitung des Virus über Artgrenzen hinweg nicht ausschließt.[39]

Bornaviren: Sprung über die Artengrenze

Dass eine akute Infektion mit Bornaviren von Tier zu Mensch möglich ist, wurde 2015 nachgewiesen: Drei Züchter von Bunthörnchen (etwa eichhörnchengroßen mittelamerikanischen Nagern) in Sachsen-Anhalt starben an einer akuten Hirnentzündung (Enzephalitis), die offensichtlich von einem neu beschriebenen Bunthörnchen-Bornavirus (VSBV-1) ausgelöst worden war, denn in Proben ihres

Hirngewebes ließen sich sehr große Mengen an Bornavirus-Genomsequenzen nachweisen. Die Übereinstimmung des Genoms dieses Bornavirus mit dem klassischen Bornavirus (vom Pferd) beträgt demnach rund 75 Prozent; die Übertragung geschah vermutlich durch Bisse bzw. Kratzwunden. Ob die Exoten das Virus aus ihrer Heimat mitgebracht oder im Zuchtgehege von heimischen Nagern übernommen haben, ist unklar.[22]

Aufgeweckte Viren

Was wäre, wenn eine chronische Infektion mit Bornaviren über eine Fehlsteuerung des limbischen Systems bei einigen Menschen tatsächlich für „endogene Depressionen", manische und depressive Symptome, kognitive Defizite, Zwangshandlungen und Zwangsgedanken sowie Aufmerksamkeitsprobleme verantwortlich wäre?* Und wenn die aktivierte Virusinfektion, zusammen mit Stressfaktoren, die das Immunsystem schwächen, für wiederkehrende Gemütsstörungen verantwortlich wäre? Immerhin konnte nachgewiesen werden, dass die Borna-Hypothese der Depression gut zu anderen Modellen passt, beispielsweise zum Konzept der stressinduzierten Depression. Denn die Aktivität der Hypothalamus-Hypophysen-Nebennierenrinden-Achse weist bei depressiven Patienten auf einen Zusammenhang mit einer BDV-Infektion hin: Sie leiden unter einem chronisch erhöhten Cortisolspiegel, einem typischen Symptom für langandauernden Stress.[17]

Die Folgen wären gravierend. „Nun stelle man sich vor, welche evolutionären und kulturellen Konsequenzen es hätte, wenn Bevölkerungen bestimmter Landstriche durch endemisches Vorkommen solcher Viren über Generationen verhaltensmodifizierenden Erregern ausgesetzt wären. Ein neues Kapitel der Bioethnologie täte sich auf", so der Berliner Medizinprofessor Ron Ferszt, der ebenfalls über Bornaviren geforscht hat, in einem Interview zur Borna-Kontroverse gegenüber dem *Deutschen Ärzteblatt*. Er bedauert deshalb, dass das RKI die Forschung eingestellt habe[12], denn er hält Bodes Konzept für durchaus plausibel.

Nicht jeder, der sich mit dem Poliovirus infiziert, erkrankt an Kinderlähmung. Wie bei allen Infektionen spielt auch die genetische Veranlagung eine Rolle. Nur ein geringer Teil derjenigen, die sich mit Bornaviren infizieren, erkrankt auch an Depressionen; die meisten Träger bleiben symptomfrei,

---

* Interessant in diesem Zusammenhang ist, dass Kinder und Jugendliche mit Aufmerksamkeitsstörungen („ADHS-Kinder") nach neueren Untersuchungen erstaunlich positiv auf eine Amantadin-Therapie reagieren.[24, 42]

können das Virus – wie auch vom Poliovirus bekannt – aber offenbar weitergeben. Und sicherlich gehen nicht alle Depressionen auf eine Borna-Infektion zurück, genauso wenig, wie jede Lähmung auf das Poliovirus zurückgeht.[43, 57] Doch wenn Gemütskrankheiten wie Depressionen tatsächlich von Viren & Co. hervorgerufen werden können, wäre dies ein Paradigmenwechsel.[55] Einen solchen Paradigmenwechsel hat es in der Medizin übrigens vor nicht allzu langer Zeit schon einmal gegeben, und zwar beim Magengeschwür: Es galt lange Zeit ebenfalls als „endogen", eine Folge von „Reizmagen", Nervosität und Stress (Sie erinnern sich: Endogen entspricht „wir wissen es nicht"). Das stand solange in jedem Lehrbuch und wurde in jeder gastroenterologischen Vorlesung verkündet, bis zwei australische Ärzte im Selbstversuch nachwiesen, dass Magengeschwüre von einem Bakterium, *Helicobacter pylori*, verursacht werden. Von einem Großteil ihrer Kollegen wurden sie lange nicht ernst genommen, bis sich ihre Erkenntnisse durchsetzten und die beiden 2006 den Nobelpreis erhielten.

Bornaviren könnten nicht nur zu einem Paradigmenwechsel über Ursachen und Wahrnehmung von Gemütskrankheiten beitragen, sondern auch unseren Blick auf unsere eigene Evolution erweitern. Wie Bakterien der Gattung *Wolbachia* könnten diese Viren ein Quell genetisch neuartiger Elemente im Genom ihrer Wirte sein[25], denn inzwischen wissen wir, dass ca. 8 Prozent unserer DNA nicht etwa von unseren äffischen Vorfahren, sondern von Viren stammt, nicht zuletzt vom Bornavirus.[21] Welche Rolle haben diese Viren bei Erbgutveränderungen gespielt, welche evolutionären und medizinischen Konsequenzen haben sie für uns gehabt?[25]

Reichen die vorliegenden Daten aus, um zu beweisen, dass Bornaviren bei psychischen Erkrankungen des Menschen eine grundlegende Rolle spielen? Die Autoren, die das fatale Bornavirus beim Bunthörnchen nachgewiesen haben, verneinen dies mit dem Hinweis, es herrsche „allgemeiner Konsens, dass dies nicht der Fall ist"[22], eine Formulierung, wie man sie praktisch wortgleich auch in anderen Artikeln findet*.[36] Aber Konsens ist kein wissenschaftliches Kriterium, Wissenschaft kein Mehrheitsbeschluss. Einzelne können ganze Theoriegebäude zum Einsturz bringen, so wie die beiden Pioniere der *Helicobacter*-Forschung. Keiner hat das so klar auf den Punkt gebracht wie der Mediziner und Autor Michael Crichton: „In meinen Augen ist die Konsenswissenschaft eine außerordentlich schädliche Entwicklung, die auf

---

* Paradox ist nur, dass es in einem Artikel 2016 über experimentelle Infektionen von Ratten mit Bornaviren heißt, bei erwachsenen Ratten sei besonders das Zentralnervensystem befallen, und dies gehe mit biphasischen neurologische Störungen einher, „vergleichbar den klinischen Symptomen bei Menschen und Pferden". *Honi soit qui mal y pense …*

der Stelle gestoppt werden sollte", meinte er in einem Vortrag am California Institute of Technology. „Historisch war die Behauptung eines Konsenses stets die erste Zuflucht von Halunken, es war eine Möglichkeit, Debatten zu vermeiden, indem man behauptete, die Sache sei bereits geklärt. […] In der Wissenschaft ist der Konsens irrelevant. Relevant sind allein reproduzierbare Ergebnisse. Die größten Wissenschaftler in der Geschichte sind groß, weil sie mit dem Konsens gebrochen haben. Es gibt keine Konsenswissenschaft. Wenn es Konsens ist, ist es keine Wissenschaft. Wenn es Wissenschaft ist, ist es kein Konsens. Punkt!"[15]

Nur belastbare und reproduzierbare Ergebnisse werden zeigen, ob Bodes und Ludwigs These korrekt ist und Bornaviren tatsächlich die Psyche des Menschen beeinflussen können – die Erforschung des Bornavirus einzustellen, wie es das RKI tat, bringt uns sicher nicht weiter.

Deutlich bekannter als das Bornavirus ist die Bakteriengruppe, mit der wir uns im Anschluss beschäftigen wollen: Staphylokokken. Sie sind buchstäblich ein „Hansdampf in allen Gassen", ihre Täterschaft bei zahlreichen Entzündungsprozessen ist eindeutig belegt. Und wie es aussieht, machen sie es sich dabei auch in unserem Oberstübchen bequem und können erstaunliche Verhaltensänderungen auslösen.

PANDAS:
mit Halsweh in die Psychiatrie

Wie das Bornavirus nahelegt, können Viren nicht nur akute und chronische Entzündungen im Gehirn hervorrufen, sondern auch die Psyche ihrer Wirte beeinflussen. Dank ihrer geringen Größe (zur Erinnerung: Bornaviren messen nur rund 100 Nanometer, das ist 0,1 millionstel Meter) können sie über Nervenbahnen – zum Beispiel Riechnerven/Riechkolben – direkt ins Zentralnervensystem wandern. Sogar einige Bakterienarten wie die wesentlich größeren Streptokokken, Mykobakterien, Chlamydien und Listerien meistern dieses Kunststück. Und in manchen Fällen hat das dramatische Folgen.[48]

Ein 13-jähriger Schüler, der 2 Monate zuvor unter starken Hals- und Gliederschmerzen gelitten hatte, verliert plötzlich den Appetit. Er schläft kaum noch, wiederholt ständig dieselben Bewegungen, ordnet seine Kleider, wirft sie auf den Boden, ordnet sie neu. Versucht seine Mutter, ihn daran zu hindern, kommt es zu heftigen Wutbrüchen und sogar körperlichen Attacken. Dann wieder steht er lange Zeit absolut regungslos da wie ein Zombie.[28] Ein sechsjähriger Junge hat gerade eine Halsentzündung überstanden und wacht nachts schreiend auf. Er ist völlig verängstigt und lässt sich kaum beruhigen. Am nächsten Morgen wirkt er völlig verändert, ganz anders als das gesunde Kind vom Vorabend. Er wäscht seine Hände so lange, bis sie bluten, und isst fast nichts mehr, weil er das Essen für verseucht hält.[60] Ein auf den ersten Blick gesunder Achtjähriger geht ins Bett und scheint am nächsten Morgen wie in einem Horrorfilm gefangen, aufgelöst zwischen Tränen und Wutanfällen. Er macht stundenlang Situps, kann keinen Moment still sitzen, weigert sich aus Angst vor Krankheitserregern zu essen und zu trinken. An ein normales Familienleben, an Schule ist nicht zu denken. Und sein Zustand verschlechtert sich.[59]

Das sind nur drei Fälle (der erste aus Indien, die beiden anderen aus den USA) von vielen, die ratlose und schockierte Eltern nach Hilfe suchen lassen. Doch die ist in den Kinderarztpraxen nicht immer leicht zu finden, und häufig landen die kleinen Patienten mit Diagnosen wie „Zwangsstörungen" oder „Magersucht" in der Psychiatrie, so auch der Achtjährige. Doch weder eine Verhaltenstherapie noch Antidepressiva halfen dem inzwischen lebensbedrohlich untergewichtigen Kind.[59] Erst nach 6 Monaten kam ein Arzt auf die Idee, es einmal mit einem Antibiotikum zu versuchen, nämlich mit dem gegen viele verschiedene Bakterien wirksamen Clarithromycin. Schon bald besserte sich der Zustand des Jungen deutlich, sein zwanghaftes Verhalten verschwand, und sein Appetit kehrte zurück.[59]

Dass dem Jungen statt Psychopharmaka schließlich ein Antibiotikum verschrieben wurde, verdankte er der Diagnose PANDAS. Die hat nichts mit den possierlichen schwarzweißen Bambusbären aus dem WWF-Logo zu tun: die Abkürzung steht für *Pediatric Autoimmune Neuropsychiatric Disorder Associated with Streptococcal Infection*. Dahinter verbergen sich Autoimmunreaktionen bei Kindern und Jugendlichen als Folge einer Infektion mit dem Bakterium *Streptococcus pyogenes*, die zu neurologischen und psychiatrischen Störungen führen. Betroffen sind vor allem Jungen im Grundschulalter, in seltenen Fällen auch Erwachsene und Kleinkinder (siehe Kasten Seite 133).[17, 25, 40, 47, 55-57] Bei abrupt einsetzenden Zwangsstörungen rät die italienische Psychiaterin Germana Moretti ihren Kollegen daher, unbedingt auch Infektionen als Auslöser in Betracht ziehen.[38]

Schnupfen, Husten, Heiserkeit – ein Fall für den Psychiater

Die Auslöser des PANDAS-Syndroms sind unter Kinderärzten als Alleskönner berüchtigt. Denn die weltweit verbreiteten *Streptococcus pyogenes* existieren in zahlreichen „Rassen", von Mikrobiologen als Stämme bezeichnet. Sie rufen zunächst mehr oder minder bedrohliche Atemwegserkrankungen wie Halsschmerzen und Mandelentzündungen hervor; auch Scharlach und andere Hautausschläge gehören zu ihrem Repertoire.[25, 40, 47, 55-57] Verbleiben die Bakterien nach dem Abklingen der Krankheit im Körper, kann das unangenehme Folgen haben, dasselbe gilt, wenn die Infektion nicht erkannt wurde. Und das geschieht gar nicht einmal so selten, weil viele Kinder einen leichten Infekt einfach wegstecken, ohne Symptome zu zeigen. Dann werden die Bakterien natürlich auch nicht mit Antibiotika bekämpft.

Zum Glück vermag nur ein winziger Teil aller bekannten S.-pyogenes-Stämme[51] ernste Folgeerkrankungen auszulösen. Dazu gehört das akute rheumatische Fieber, das wiederum Gelenkschmerzen (Polyarthritis) und Entzündungen des Herzens auslösen kann (so litt auch der eingangs erwähnte indische Schüler unter Kniebeschwerden und einer undichten Herzklappe, also häufigen Komplikationen des rheumatischem Fiebers).[28] In schweren Fällen kommt es sogar zu Beeinträchtigungen der Hirnfunktion, von Medizinern *Chorea minor*, Veitstanz, genannt. Dieser „Tanz" führt zu unkontrollierbaren, raschen Bewegungen und Zuckungen der Hände und Gesichtsmuskeln und so entsteht der Eindruck, als ob die Betroffenen ständig Grimassen schnitten. Begleitet wird die Erkrankung oft auch von schlagartig einsetzenden Panikattacken und Zwangshandlungen.[25, 27, 47] Weitere Symptome sind ausgeprägte Trennungsangst, Essstörungen, Bettnässen, Verschlechterung der Handschrift, Reizbarkeit und Selbstmordgedanken.[28, 60] Schätzungen zufolge betrifft PANDAS/PANS (siehe unten) eines von 1000 Kindern, und es ist auch kein Zufall, dass die zuvor beschriebenen Fälle Jungen sind: Sie erkranken dreimal so häufig wie Mädchen.[28]

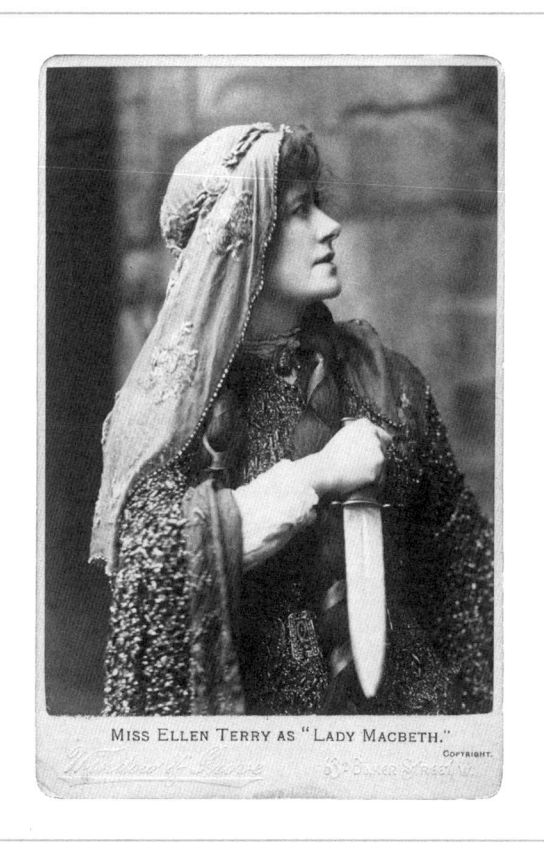

MISS ELLEN TERRY AS "LADY MACBETH."
COPYRIGHT.

Mörderischer Zwang: Mit Lady Macbeth (hier dargestellt von der Schauspielerin Ellen Terry um 1888) schuf William Shakespeare eine weltberühmte literarische Beschreibung für Zwangsstörungen. Darunter versteht man ungewollte, ständig wiederholte Handlungen und wiederkehrende Gedanken, die von den Betroffenen als unsinnig und quälend empfunden werden. Beispiele sind Zählzwang oder bei der mörderischen Lady Waschzwang – es gilt metaphorisch, das Blut abzuwaschen, das an ihren Händen klebt. Schätzungen zufolge leiden 2–3 Prozent der deutschen Bevölkerung an einer Zwangsstörung.[36]

Hier wurde die amerikanische Kinderärztin Susan Swedo von den National Institutes for Mental Health (NIMH) hellhörig. Denn allem Anschein nach liegt den so unterschiedlichen Folgeerkrankungen einer Streptokokkeninfektion stets der gleiche Mechanismus zugrunde: Das Immunsystem lässt sich täuschen, reagiert falsch und greift neben den Bakterien auch körpereigene Eiweiße an, die auf der Oberfläche des Herzmuskels und der Herzklappen, der Gelenkinnenhaut sowie den Nervenfasern liegen; diese sind den Streptokokken-Proteinen leider zum Verwechseln ähnlich. Das akute rheumatische Fieber mit all seinen Komplikationen gilt unter Medizinern daher als Autoimmunkrankheit.[8, 35]

Diese Analogie veranlasste Swedo 1995 die These aufzustellen, dass die abrupt einsetzenden unkontrollierten Bewegungen, die Tics und die Zwangsstörungen eine Vorstufe des Veitstanzes seien, also ein etwas milderer Verlauf der Infektion.[1] Sie vermutete, das Immunsystem würde Zellen in den Basalganglien des Gehirns attackieren. Diese steuern die feinmotorischen Bewegungen. Deshalb wären die abrupt einsetzenden Zwangssymptome ebenfalls auf eine Autoimmunreaktion gegen Streptokokken zurückzuführen.[23, 28] Drei Jahre später berichtete sie über 50 Kinder, die eine Streptokokkeninfektion durchgemacht hatten und anschließend unter Tics und massiven Zwangsstörungen (engl. *Obsessive Compulsive Disorder*, OCD) litten – sie taufte diesen neuen Symptomenkomplex PANDAS.[56] Damit stieß sie sowohl auf Interesse als auch auf heftige Ablehnung seitens ihrer Kollegen.

Versuch und Irrtum

Swedos Hypothese hielt einer ersten Überprüfung jedoch nicht stand. Kronzeuge war James Leckman, Professor für Kinderpsychiatrie in Yale. Er und seine Co-Autoren konnten keinen signifikanten Zusammenhang zwischen dem Einsetzen bzw. der Verschlimmerung von OCD und einer Infektion mit Streptokokken finden.[29] Mittlerweile hat Leckman seine Meinung jedoch geändert und hält seine damalige Arbeit sogar für einen fatalen Fehler. Nicht etwa, weil sie wissenschaftlich unsauber wäre, sondern weil dabei vor allem die *falschen* Kinder untersucht wurden, und zwar „normale" OCD-Kinder, deren Zwangssymptome sich nicht über Nacht entwickelt hatten, sondern erst nach und nach. Leckman war bei der Auswahl der Probanden den damaligen Diagnosekriterien Swedos gefolgt, die von ihr zu Beginn ihrer Forschung aber noch zu weit gesteckt worden waren. Dadurch fehlten ihm – ob zufällig oder nicht – die „richtigen" Patienten.

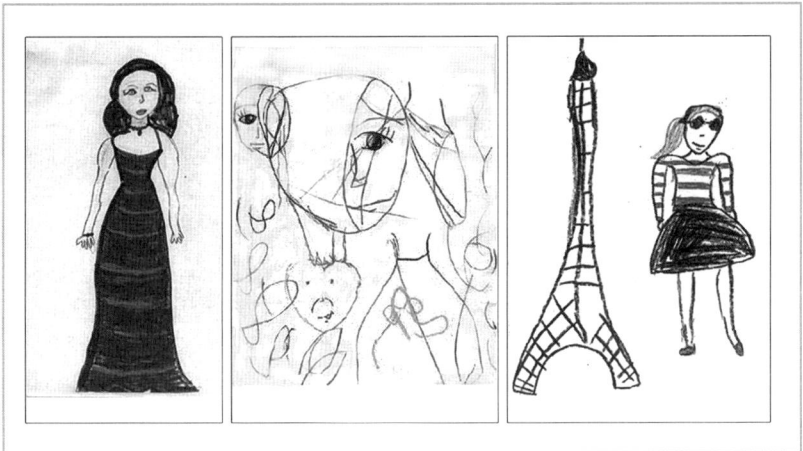

Filmriss: vorher, mittendrin und nachher. Diese Bilder zeigen, wie stark die sensorischen, motorischen und psychischen Fähigkeiten von PANDAS-Kindern bei einer akuten Infektion beeinträchtigt sind (Mitte) und wie gut sie sich nach einer Behandlung (rechts) erholen können (links: vor der Infektion).[57]

Dies wurde Leckman erst klar, als er im Lauf seiner Studie vermehrt mit Kinderärzten zusammenarbeitete, die eine bestimmte Patientengruppe behandelten, nämlich Kinder, die ihr Wesen buchstäblich über Nacht umgekrempelt und schwere Zwangsstörungen entwickelt hatten, und bei denen zwischen Gesundheit und dem abrupten Auftreten dramatischer Symptome höchstens 48 Stunden lagen.[55, 56] Seine Kollegin, die Kinderpsychiaterin Michele Casoli-Reardon, kannte die Problematik aus persönlicher Erfahrung: „Wenn Sie erst einmal ein Kind mit PANDAS gesehen haben, würden Sie niemals, wirklich niemals sagen, dass es so etwas nicht gibt."[59] Leckman daraufhin: „Ich griff zum Telefon, rief Sue Swedo an und sagte ihr, dass ich meine Überzeugung geändert hätte."[59] Mittlerweile ist die Zahl der Studien gewachsen, die einen Zusammenhang zwischen plötzlichem Wesenswandel von Kindern und einem vorangegangenen Infekt mit Streptokokken bestätigen.[10, 19, 29–32, 39, 41, 58]

Ursachen der „Zwangsstörung"

Die Definition des Max-Planck-Instituts für Psychiatrie lautet: „Ähnlich wie andere psychische Erkrankungen ist die Zwangsstörung eine Erkrankung des Gehirns. Zwar sind die genauen Ursachen der Zwangsstörung bisher nicht bekannt, Forschungsergebnisse deuten aber darauf hin, dass Veränderungen in Hirnsystemen vorliegen, welche die Ausführung sich wiederholender Handlungsschritte regulieren.

Ein gehäuftes Auftreten in betroffenen Familien deutet auf eine genetische Veranlagung hin. Dies bedeutet aber keineswegs, dass die Erkrankung regelmäßig auch bei den leiblichen Angehörigen der Erkrankten auftritt. Möglicherweise begünstigen psychologische Faktoren und Stress das Auftreten und die Ausprägung der Erkrankung."[54]

Die Erklärung, dass Stress und genetische Veranlagung bei Zwangsstörungen die Hauptrolle spielen, ist erschreckend trivial: Stress schwächt bekanntlich das Immunsystem, und dadurch wittern viele Krankheitserreger Morgenluft, während die genetische Veranlagung darüber entscheidet, welcher Erreger wo angreifen kann. Leider sagt die MPI-Definition über die Ursachen von Zwangsstörungen wenig Erhellendes aus; einen modernen Therapieansatz sucht man ebenfalls vergeblich.

Böse Boten

Wie *S. pyogenes* und andere Mikroorganismen PANDAS verursachen, ist noch nicht abschließend geklärt. Vieles spricht für Swedos Hypothese, nach der die Bakterien Autoimmunprozesse in Gang setzen wie beim akuten rheumatischen Fieber und beim Veitstanz.[13, 14, 26, 42, 45, 62] Dabei reagieren die Auto-Antikörper im Blut sowohl gegen die Eiweißstrukturen der Bakterien als auch die des Körpers. Wie aber gelangen diese gegen die Streptokokken gerichteten Antikörper des Immunsystems überhaupt ins Gehirn? Eigentlich sollte die Blut-Hirn-Schranke Mikroorganismen und Gifte, aber auch körpereigene Zellen und Proteine wie Antikörper außen vor halten und so die empfindliche Schaltzentrale schützen.

Aktuelle Untersuchungen an Mäusen haben inzwischen Licht in die perfiden Methoden der Streptokokken gebracht. Nachdem die Nager mit *S. pyogenes* infiziert wurden, erzeugt ihr Immunsystem Antikörper gegen die Bakterien. Zugleich wandern bestimmte weiße Blutkörperchen, die Th17-Zellen, von der Nasenhöhle entlang des Riechkolbens direkt ins Gehirn – was sie da zu suchen haben, ist bislang unklar. Dort angekommen, sorgen diese Immunzellen jedenfalls sogleich dafür, dass sich die Blut-Hirn-Schranke öffnet, und nun strömen Antikörper, aber auch weitere Th17-Zellen aus den Blutgefäßen, ungehindert ins Gehirn. Die Antikörper schädigen die Signalfortleitung zwischen den Nervenzellen und verursachen damit neurologische Symptome, wie sie für PANDAS typisch sind.[9, 13]

Dabei verteilen sich die Antikörper zuerst im limbischen System, denn die Nerven der Riechbahn führen direkt in diese entwicklungsgeschichtlich alte Hirnregion. Genau sie ist der Entstehungsort und die Schaltzentrale lebenswichtiger Emotionen wie Angst und Aggression, zudem ist sie der Sitz des Riech- und Appetitzentrums. Das würde erklären, wie die für PANDAS typische Nahrungsverweigerung[61], die Angstattacken und Zwangsstörungen zustande kommen. Da sich aber – zumindest bei Mäusen – nur wenige Immunzellen in die Basalganglien, der Steuerzentrale der Feinmotorik begeben, lassen sich die überbordenden Bewegungen und Tics mit diesem Modell nicht völlig befriedigend erklären.[13]

Doch auch hier ist eine Erklärung denkbar: Die Basalganglien, die bei PANDAS im Zentrum der Attacke stehen, sind durch Nervenbahnen direkt mit dem OVLT (*Organum vasculosum laminae terminalis*) verbunden. Dieser Gehirnabschnitt wird beim Menschen nicht vor dem Eindringen unerwünschter Gäste durch die Blut-Hirn-Schranke geschützt.[16, 20, 46] Das ist biologisch durchaus sinnvoll, denn dort müssen große Signalmoleküle wie Hormone über die Blutbahn ins Hirn gelangen, sonst wäre eine Kommunikation zwischen Körper und Zentralnervensystem nur über Nervenimpulse möglich. Damit wird das OVLT aber auch zum Einfallstor für pathogene Keime und Bakteriengifte, die sich so auf bequeme Weise Zugang zu tieferen Hirnregionen verschaffen. Übrigens können Makromoleküle wie Insulin, Neurotrophine, Zytokine, Neuropeptide und DNA ebenfalls über den V. Hirnnerv, den Nervus trigeminus, einen Weg ins Rückenmark und ins Gehirn finden.[11]

Shake, Baby, Shake!

Im Jahr 2015 wurde im Arkansas Children's Hospital erstmals PANDAS bei einem Säugling nachgewiesen. Der kleine Mann, gerade einmal dreieinhalb Wochen alt, hatte unvermittelt damit begonnen, den Kopf zu schütteln, und zwar über eine Woche hinweg immer heftiger, als wolle er ständig „nein, nein" sagen. Schließlich hörten die Schüttelbewegungen nur noch beim Schlafen auf. Da die Kopfbewegungen das Stillen erschwerten und der Kleine ab- statt zunahm, hatten ihn seine Eltern schließlich ins Krankenhaus gebracht.

Sowohl der Vater als auch die Mutter des Säuglings hatten zuvor unter einer Rachenentzündung gelitten, er selbst hatte kurz vor der Bewegungsstörung einen roten Ausschlag im Gesicht entwickelt, der nun langsam über den Körper nach unten wanderte. Nach Ausschluss anderer Ursachen (Hirnverletzung, Tumor usw.) stellten die Ärzte per ASLO-Test fest, dass sein Streptokokkentiter deutlich erhöht war. Vermutlich hatten die Bakterien die Basalganglien im Gehirn des Kleinen infiziert, dessen Bewegungskoordination gestört und dadurch das Kopfschütteln ausgelöst.

Mit dem Ausschlag verschwand auch das „Nein, nein" – und in diesen Fall war eine Antibiotikumgabe nicht nötig.[17] Bei dem zuvor erwähnten indischen Schüler, dessen Streptokokkentiter ebenfalls drastisch erhöht war, wurden hingegen Antibiotika verabreicht. Daraufhin klangen Reizbarkeit und Bewegungsstörungen bald spürbar ab.[28] Diese beiden aktuellen Fälle unterstreichen, dass man bei abrupt einsetzenden Verhaltensstörungen nicht nur bei Kindern im Grundschulalter an PANDAS denken muss, sondern dass das Altersspektrum von Säuglingen bis zu Teenagern reicht.

Immer hinein in die gute Stube!

Während *Streptococcus pyogenes* neurologische Symptome über willige Helfer auslöst, indem es sich der Immunzellen seines Opfers bedient, verschaffen sich andere Mikroorganismen gleich direkten Zugang ins Gehirn.[27] Auch für sie ist die Nase bzw. die Riechnerven eine beliebte Eintrittspforte.[12, 18, 22] Schon die nahe mit *S. pyogenes* verwandten Pneumokokken (*Streptococcus pneumoniae*) vermögen so direkt ins Gehirn einzudringen und eine Hirnhautentzündung (Meningitis) auszulösen.[52]

Mykoplasmen entern das Zentralnervensystem dagegen nach dem „Trojaner"-Prinzip, indem sie sich in weißen Blutzellen verstecken und so dem Zugriff des Immunsystems entziehen.[43] Im Gehirn angelangt, machen es sich die Pathogene in den Nervenzellen bequem und warten dort ab, bis das Immunsystem durch andere Erkrankungen oder Stress in die Knie geht. Dieser Mechanismus könnte auch im Falle PANDAS greifen. Wenn Streptokokken & Co. das Immunsystem des Patienten schwächen, könnten die schlummernden Hirnbewohner in den Basalganglien aktiviert werden. In diesem Fall wäre *S. pyogenes* nicht die eigentliche Ursache, sondern nur der Auslöser für die Erkrankung.[48]

Aber um unsere Psyche aus dem Gleichgewicht zu bringen, brauchen die Erreger oder die speziell gegen sie gerichteten Immunzellen noch nicht einmal selbst ins Gehirn zu gelangen; es genügt, wenn ein Zuviel an Neurotransmittern zu einem unpassenden Zeitpunkt ungehindert aus dem Blut ins Gehirn einströmen kann. Die Gifte des Cholerabakteriums (*Vibrio cholerae*) und des Gasbranderregers (*Clostridium perfringens*) arbeiten als biochemische Dietriche, indem sie die dicht schließenden Türen der Blut-Hirn-Schranke, die so genannten Tight-Junctions, zum Hirngewebe öffnen.[24, 33, 44]

Möglicherweise üben manche Übeltäter ihre fatale Wirkung auch über einen Umweg aus: Sie veranlassen die Darmflora ihrer Opfer, bestimmte Neurotransmitter wie Serotonin zu erzeugen – oder umgekehrt deren Produktion einzustellen.[5–7, 21, 34] Dass ein zu großes oder zu geringeres Angebot an neuronalen Botenstoffen Einfluss auf das psychische Gleichgewicht haben kann, liegt auf der Hand. Und da die Darmflora eines jeden Menschen so individuell ist wie sein Fingerabdruck, liegt vor den PANDAS-Forschern und Mikrobiologen noch einiges an Arbeit.

Nervende Nervenärzte

Umso bedauerlicher ist es für die Betroffenen, dass in den USA mehr als zwei Jahrzehnte um PANDAS eine erbitterte Kontroverse tobte, die bis heute noch nicht völlig abgeebbt ist. Dahinter steckt ein grundlegendes Dilemma. Es geht um die Trennungslinie zwischen Psychiatrie und Neurologie. Die scheint simpel: Der Neurologe kümmert sich um die Nerven und der Psychiater um all die, die mit den Nerven fertig sind. Der eine inspiziert die Hardware, der andere versucht die geheimen Nachrichten zu entschlüsseln, die im Nervensystem herumlungern. Ein Organ – zwei Welten.

Neurologen unterhalten anspruchsvolle Fachzeitschriften und schreiben dicke Lehrbücher, die akribisch all die Krankheitserreger auflisten, die das Nervensystem befallen können.[3, 49] Eine kaum überschaubare Fülle von Kleinstlebewesen wird darin als Ursache schwerer Nervenkrankheiten aufgeboten, gerade so wie in Lehrbüchern über Hautkrankheiten oder Infekte des Magen-Darm-Traktes. Scharen von Viren, Bakterien, Pilzen und anderen Parasiten können den Weg ins Gehirn finden und es verrückt spielen lassen. Um sie wieder daraus zu vertreiben, steht eine breite Auswahl von Antibiotika, Virostatika und Antiparasitika zur Verfügung.

Wenn es klinisch weniger spektakulär zugeht und der Körper noch funktioniert, wenn die Motorik nicht wie beim Botulismus endgültig das Handtuch wirft, sondern nur phasenweise zuckt oder zappelt, oder wenn der Patient einfach „nur" Angst hat, können Neurologen oft nicht viel mit ihm anfangen und reichen ihn an die Psychiater weiter. Und schon ist das gesamte, über Generationen gesammelte klinische Wissen über Infektionen des Nervensystems für die Katz'. Das uralte Konzept, „Verrückte" seien von bösen Geistern besessen, mutet in Hinblick auf die für das bloße Auge unsichtbaren Kleinstlebewesen moderner an als der diagnostische und statistische Leitfaden psychischer Störungen, das DSM IV (siehe Kasten Seite 131). Je nachdem, in welcher Abteilung ein Patient landet, werden selbst nah verwandte

Krankheitsbilder nach ganz unterschiedlichen Konzepten erklärt und therapiert. Grenzüberschreitungen zwischen den beiden Revieren werden nicht gern gesehen. Genau diese Grenze verletzte die Kinderärztin Susan Swedo, als sie behauptete, psychiatrische Symptome wie Tics und Zwangshandlungen könnten die Folge einer Infektion sein.

Blick nach vorn

Swedos Hypothese erwies sich als korrekt: Mikroorganismen können sowohl physische und psychische Erkrankungen auslösen – warum sollten sich Viren und Bakterien auch um menschliche Kategorien scheren? Dabei können sie direkt vorgehen wie das Tollwutvirus (siehe Kapitel Tollwut) oder indirekt wie *Streptococcus pyogenes*, sei es über ein fehlgeleitetes bzw. inaktiviertes Immunsystem, eine Veränderung des Neurotransmitterspiegels im Gehirn oder eine Beeinflussung der Darmflora.

Doch nicht nur Streptokokken, auch andere Mikroorganismen können Zwangsstörungen hervorrufen[15, 18, 53], und im Fall des zu Beginn geschilderten Achtjährigen wurden die heftigen Symptome nicht von *S. pyogenes*, sondern von Mykoplasmen ausgelöst (während der Säugling und der indische Schüler nachweislich PANDAS-Kinder waren, siehe Kasten Seite 133). Seit kurzem haben sich Neurologen und Kinderärzte daher darauf geeinigt, PANDAS als Unterkategorie von PANS (*Peditatric Acute-Onset Neuropsychiatric Syndrome*) anzusehen, das ein erweitertes Erregerspektrum umfasst[4] – ein Meilenstein auf dem verschlungenen Pfad, psychische Erkrankungen künftig nicht nur symptomatisch, sondern ursächlich zu behandeln.

Etlichen Medizinern fällt es jedoch noch immer schwer, über den Tellerrand ihrer Profession hinauszublicken; das zeigt sich bei der bakteriellen Infektionskrankheit Neuroborreliose, auch Lyme-Krankheit genannt. Die Erreger werden durch Bisse von Zecken übertragen und rufen – genau wie eine Infektion mit Streptokokken – unter anderem „rheumatische Beschwerden" hervor. Doch bei Rheuma denken viele Ärzte an Autoimmunkrankheiten, und deren Ursachen lassen sich bislang nicht therapieren. So muss ein Patient in den USA, wo die Lyme-Krankheit vor Jahrzehnten entdeckt wurde und eigentlich allen Medizinern geläufig sein sollte, durchschnittlich dreimal den Arzt wechseln, bis der vierte eine richtige Diagnose stellt und ein Antibiotikum verschreibt. Und das geschieht im Schnitt erst rund ein Jahr nach der ersten Konsultation! Das zeigt, wie wichtig eine korrekte Diagnose ist.[50]

Mittlerweile ist aber nicht nur in den USA, sondern auch in Deutschland der ein oder andere Experte bereit, altgediente Lehrbuchweisheiten in Zweifel zu ziehen. „Es gibt heute eindeutige Hinweise, dass schwere psychische Erkrankungen mit Infektionen oder den von ihnen hervorgerufenen Immunvorgängen im Zusammenhang stehen könnten", erklärte Professor Karl Bechter (Universität Ulm), Facharzt für Psychiatrie, Neurologie und Neurochirurgie, 2007 in einem Interview mit dem *Deutschen Ärzteblatt*. Als Auslöser für psychische Erkrankungen sind heute mehr als ein Dutzend Erreger im Gespräch, neben Streptokokken in alphabetischer Reihenfolge unter anderem Bornaviren, Borrelien, Chlamydien, Herpesviren, HIV, Influenzaviren und *Toxoplasma gondii*.[2]

Ärzten ist seit langem bekannt, dass unterschiedliche Erkrankungen zum selben physischen oder psychischen Symptom wie Fieber oder Angst führen können, aber auch, dass sich ein und dasselbe Leiden in ganz verschiedenen Symptomen äußern kann. Außerdem wissen sie inzwischen, dass Menschen aufgrund ihrer genetischen Veranlagung unterschiedliche Schwachstellen im Immunsystem aufweisen und dass sich ungebetene Gäste aller Art gern im Gehirn ansiedeln. Es wäre höchste Zeit, bei der Diagnose psychischer Erkrankungen nicht einfach nur Symptom-Checklisten abzuarbeiten, sondern gezielte Ursachenforschung zu betreiben. Ein erster Schritt wäre getan, wenn Mediziner bei abrupt auftretenden psychischen Symptomen nach Krankheitserregern bzw. ihren Spuren wie Antikörpern suchen würden. Dann würde die unselige Teilung zwischen Physis und Psyche endlich aufgehoben und einer wirksamen Behandlung sowie möglichen Heilung etlicher „Geisteskrankheiten" stünde nichts mehr im Wege.

Während wir uns beim Bornavirus und bei Streptokokken & Co. mit Erregern befasst haben, die die Psyche im Rahmen von Infektionsprozessen eher unabsichtlich beeinflussen und neurologische/psychiatrische Symptome „aus Versehen" auslösen, wollen wir uns jetzt Parasiten zuwenden, die ihren menschlichen Wirt ganz gezielt manipulieren, um neue Wirte zu infizieren. Doch zwischendurch wagen wir einen kurzen Abstecher ins Reich der intergalaktischen Schmarotzer wagen, die tapfere Raumfahrer bedrohen und den meisten von uns nur durch Film und Fernsehen bekannt sind.

Per aspera ad astra –
intergalaktische Schmarotzer

Gastbeitrag von Prof. A. S. Tarantoga, Fomalhaut

Astrobiologen kennen eine Reihe von Parasiten, darunter auch gefährliche Psychoparasiten, die ihr Überleben allein durch gezielte Verhaltensmanipulationen ihrer Wirtsorganismen sichern können. Da das All von Wesen mit extrem unterschiedlicher Physiologie und Morphologie bewohnt wird, sind die parasitischen Lebensformen ebenfalls entsprechend inhomogen. Um ihre systematische Erforschung haben sich namentlich Mitarbeiter der Sternenflotte verdient gemacht, allen voran ihr Leitender Arzt Dr. Leonard H. McCoy („Pille").[3] Im Folgenden wollen wir dem geneigten Leser zwei besonders interessante parasitäre Lebensformen vorstellen, die der Neurowissenschaft darüber hinaus zur Aufklärung von grundlegenden Gehirnfunktionen bei Humanoiden verholfen haben.

Den wohl umfassendsten Einblick in die Neurobiologie und Verhaltenssteuerung des Menschen, aber auch der Vulkanier, verdankt die medizinische Forschung der Denevaischen Amöbe (*Neuramoeba denevaensis*). Dieser Neuroparasit wurde von einem Landungstrupp der *USS Enterprise* unter der Leitung von Cpt. James T. Kirk auf dem Planeten Deneva entdeckt.[8] Die gallertigen, abgeplatteten Wesen haben bei Erreichen der Geschlechtsreife einen Durchmesser von etwa 30 Zentimetern. Sie tragen an der Unterseite kurze Tentakel und ähneln entfernt einer flachgedrückten terranischen Kompassqualle.

Vermittels Leibeskontraktionen vermögen sich die Amöben auf jeder Oberfläche mit einer Geschwindigkeit von ca. 3 Zentimeter/Sekunde (110 Meter/Stunde) kriechend fortzubewegen. Sie können aber auch fliegend Strecken von bis zu 10 Metern überbrücken, sobald sie einen potenziellen Wirtsorganismus wahrgenommen haben. Dabei versetzen die Amöben ihren Leib in eine schnelle Kreiselbewegung, so dass sie sich wie ein Diskus auf ihr Ziel hinbewegen.[13] Eigenwarme Wirte erkennen sie mithilfe von Wärmesensoren, wechselwarme vorwiegend an dem sie umgebenden elektrischen Feld (möglicherweise besteht hier eine Analogie zu den Lorenzinischen Ampullen irdischer Haie).

Um sich fortzupflanzen, nimmt *N. denevaensis* praktisch mit allen Lebensformen vorlieb, die über ein Blutgefäßsystem verfügen (siehe Kasten Seite 140); um jedoch neue planetare Lebensräume zu erobern, ist sie zwingend auf raumfahrende Wirte angewiesen. Da die Amöben auf bislang ungeklärte Weise telepathisch miteinander verbunden sind, also einen Superorganismus nach Art der Borg bilden, ist gewährleistet, dass sie bei den seltenen Gelegenheiten, bei denen Raumfahrer auf Deneva landen, rasch in möglichst großer Zahl zur Stelle sind. Das Tragen von Raumanzügen schützt nur begrenzt vor dem Befall mit *Neuramoeba,* denn die Parasiten heften sich mit einem für menschliche Sinne farb- und geruchlosen Polysaccharid praktisch unlösbar an die Oberfläche ihrer Opfer und suchen diese sofort mit ihren Tentakeln, den so genannten Neuroraptoren, zu durchbohren. Entlang der Nervenbahnen wachsen sie dann rasch bis zu 2 Meter in die Länge auf das Rückenmark zu.[2]

Dort angekommen, scheiden die Neuroraptoren chemische Botenstoffe aus, mit denen sie die schmerzempfindlichen Nervenendigungen aktivieren. Auf diese Weise kommt es zu heftigen Schmerzattacken, die laut McCoy medikamentös auch durch Opiate nicht zu lindern sind. Über den zugrunde liegenden Mechanismus referiert er:

„Nachdem die Schmerzsignale im Rückenmark ausgelöst wurden, werden sie ins Gehirn geleitet und dort verarbeitet und bewertet. Letzteres geschieht vor allem im Thalamus, im limbischen System und der (somatosensorischen) Großhirnrinde (Abb. a, b), mit anderen Worten: der Schmerz wird im Rückenmark ausgelöst, die Empfindung entsteht im Gehirn. Da die schmerzverarbeitenden Hirnbereiche auf Opiate ansprechen, habe ich versucht, die Schmerzempfindung bei meinem Patienten damit zu mildern. Opiate dämpfen Intensität und Verarbeitung von Schmerzsignalen im Zentralnervensystem – salopp ausgedrückt: Dem Patienten wird der Schmerz egal.

Leider wirken Opiate bei einem Befall mit *N. denevaensis* nur kurz nach der Infektion. Bereits nach wenigen Minuten verwandelt sich *Neuramoeba* von einem bloßen Neuro- in einen echten Psychoparasiten. In dieser Phase sind nämlich einige Neuroraptoren ins Gehirn vorgedrungen, um genau zu sein, ins limbische System. Dort schütten sie spezielle Neurotransmitter aus, mit denen sie die Verarbeitung der ankommenden Schmerzsignale im Zentralnervensystem nachhaltig stören. Für den Patienten ist das fatal, denn er bewertet jetzt selbst die schwächsten dieser Signale als quälenden Schmerz!

Da *Neuramoeba* die Verschaltungen der Neuronen in den schmerzverarbeitenden und -bewertenden Gehirnregionen sehr effektiv ‚durcheinanderbringt‘, ist der Arzt machtlos, denn dagegen wirkt selbst das stärkste

Opiat nicht. Dem Parasiten gelingt es jedenfalls, das geordnete Zusammenspiel der Nervenzellen unter Beibehaltung aller wichtigen Lebensfunktionen seines Wirtes zu manipulieren. Erst die radikale mikrochirurgische Entfernung der Amöben führt zur vollständigen Genesung des Patienten."[2]

Die psychoparasitische Verhaltenssteuerung läuft – grob skizziert – bei Mensch und Vulkanier folgendermaßen ab: Nachdem die schmerzverarbeitenden Systeme unter Kontrolle sind, verbinden sich spezielle Neuroraptoren mit der Sehrinde (im Hinterhauptslappen) des Wirtes (siehe Abb. b); das versetzt den Parasiten in die Lage, dessen Aktionen durch eine Art „inneres Auge" zu verfolgen. Eine echte telepathische Befehlsübermittlung ist bisher nicht nachgewiesen, die Wirtsorganismen werden manipuliert, indem aus „Sicht" der Amöbe nicht zielführende Bewegungen mit besonders starken Schmerzen korrigiert werden. Sobald der Wirt mit seinem Raumschiff startet, versetzt sich *N. denevaensis* in den Reproduktionszyklus (siehe Kasten).

Deep under

Erst in jüngster Zeit ist es gelungen, den Fortpflanzungszyklus von *N. denevaensis* aufzuklären.[6, 12] Nachdem die Amöben von ihren Wirten in ein neues Habitat gebracht wurden, schreiten die Parasiten zur geschlechtlichen Fortpflanzung. Die Neuroraptoren schnüren DNA-haltige Partikel ab, die in die Blutgefäße übertreten. Dort werden sie von Lymphozyten aufgenommen, jedoch nicht zerstört, da sie keine Antigene an ihrer Oberfläche aufweisen. Innerhalb dieser weißen Blutkörperchen tauschen diese Partikel Erbinfomationen aus und bilden Zysten. Nach dem Absterben der Lymphozyten kreisen die amöboiden Zysten noch eine Weile im Blut, bevor sie in die Leber einwandern. Dann gelangen sie mit der Gallenflüssigkeit in den Magen-Darm-Trakt und nach außen, wo sie in lichtarmen Lebensräumen auskeimen. Jungamöben ernähren sich räuberisch von Mikroorganismen und abgestorbenem tierischen Material; nach der Geschlechtsreife befallen sie dann, wie oben beschrieben, allerlei Wirtsorganismen.

Glücklicherweise verfügen Hygieniker in der UV-b-Strahlung über ein effektives Gegenmittel: Schon eine Strahlungsintensität von 2,75 Watt/Quadratmeter tötet freilebende Amöben zuverlässig ab, so dass Planetenoberflächen effektiv entseucht werden können. Sie ist sogar dann wirksam, wenn das Nervensystem des Wirts bereits mit Neuroraptoren durchwuchert ist. McCoy irrte übrigens, als er annahm, bei der Behandlung von Mr. Spock, Wissen-

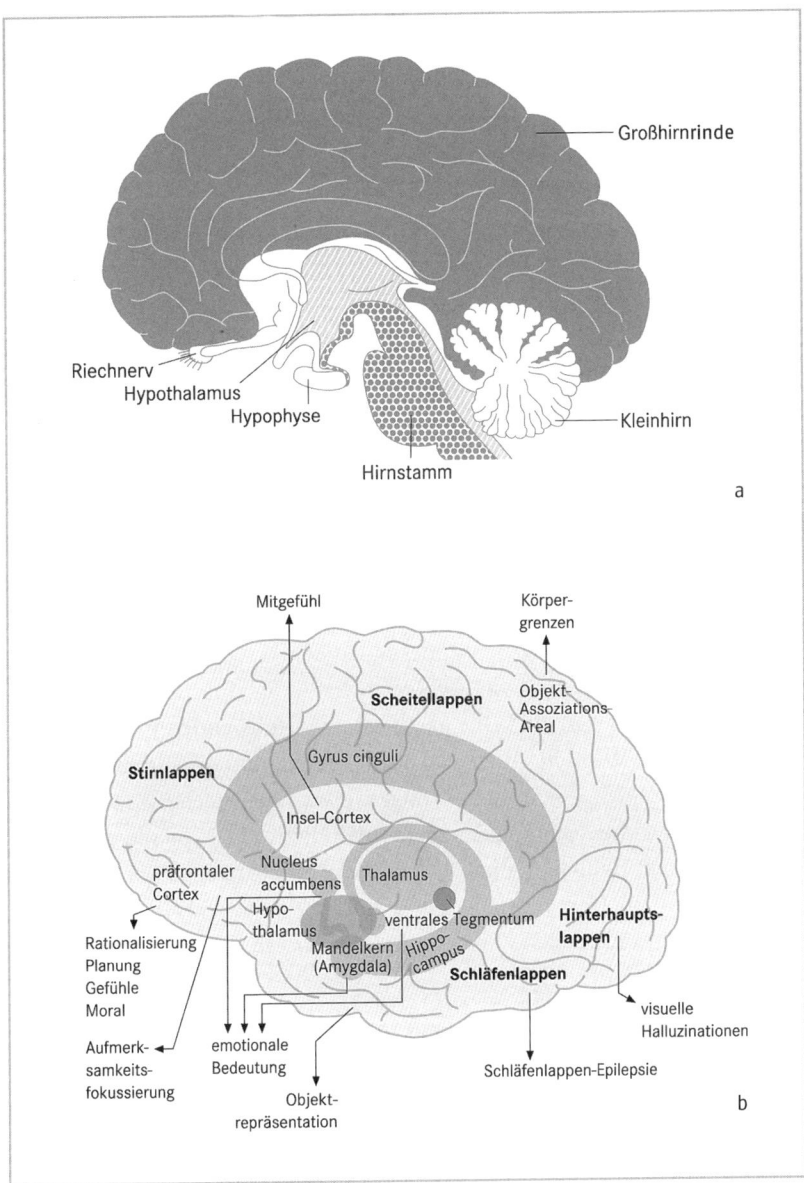

Großhirnrinde

Riechnerv
Hypothalamus
Hypophyse
Kleinhirn
Hirnstamm

a

Mitgefühl
Körpergrenzen

Scheitellappen
Objekt-Assoziations-Areal

Gyrus cinguli

Stirnlappen

Insel-Cortex

präfrontaler Cortex
Nucleus accumbens
Thalamus

Rationalisierung
Planung
Gefühle
Moral
Hypothalamus
Mandelkern (Amygdala)
ventrales Tegmentum
Hippocampus
Hinterhauptslappen

Schläfenlappen

Aufmerksamkeitsfokussierung
emotionale Bedeutung
Objektrepräsentation
visuelle Halluzinationen

Schläfenlappen-Epilepsie

b

Das Gehirn des Menschen im Überblick. Zur besseren Orientierung des geneigten Lesers über die von den Parasiten beeinflussten Gehirnregionen mögen diese beiden Abbildungen dienen. Abbildung a zeigt in übersichtlicher Form, wie die Großhirnrinde die anderen Hirnabschnitte überwölbt, in Abbildung b ist der Sitz der einzelnen geistigen Funktionen angegeben. Die anatomischen Strukturen des limbischen Systems sind mittelgrau markiert.

schaftsoffizier der *USS Enterprise*, würde die UV-Strahlung durch den Sehnerv ins Gehirn gelangen, wo sie die Neuroraptoren zum Absterben bringt.[8] Wie man inzwischen weiß, ist die Bestrahlung vielmehr deswegen wirksam, weil bei Humanoiden die Bildung von Vitamin D in der Haut angeregt wird. Das Steroidhormon wirkt auf *N. denevaensis* bereits im nanomolaren (!) Bereich giftig.[7] Da Vitamin D jedoch nur bei wenigen Lebensformen stoffwechselphysiologisch bedeutsam ist und von den meisten überhaupt nicht gebildet wird, sind Erste-Hilfe-Ausrüstungen der Sternenflotten grundsätzlich mit entsprechenden Präparaten zur Bekämpfung der Amöben bestückt. Das soll jedoch die immensen Verdienste McCoys um die Erforschung dieses gefährlichen Psychoparasiten nicht schmälern.

Nervenkitzel: Ceti-Aale

Ein noch gefährlicherer Psychoparasit ist der Ceti-Aal (*Cerebroleon immigrans*). Dieses unangenehme Wesen wurde von einem Humanoiden namens Khan auf dem Planeten Ceti entdeckt (Sternzeit unbekannt)[9] und ruft fast stets tödlich endende Verhaltensänderungen hervor. Leider ist über die Biologie dieses Parasiten sehr viel weniger bekannt als über die der Denevaischen Amöben, da bislang keine geschlechtsreifen lebenden Exemplare untersucht werden konnten. Auch lässt sich *C. immigrans* bislang medikamentös nicht bekämpfen. Die tropfenförmigen, etwa 3 Zentimeter langen Larven, den Larven der Ameisenjungfern nicht unähnlich, leben vor allem in sandigen, trockenen Habitaten und suchen bei Annäherung eines geeigneten Wirtsorganismus (*Homo sapiens*, *Homo vulkanensis*, selten: *Homo klingonensis*; früher vermutlich auch *Rhinogradentia*) sofort in dessen Gehörgang einzudringen.

Reisetipps für Sonnenanbeter

Auf den meisten Wüstenplaneten (besonders Ceti, Alterbaron, Desasterarea) ist vom Sonnenbaden dringend abzuraten, da sie praktisch vollständig von *Cerebroleon immigrans* durchseucht sind. Leider wurden auch schon vereinzelt Exemplare nach Terra eingeschleppt (Sylt, Deutschland; Palm Beach, USA; Heieiei [versunken]), da diese Parasiten auch auf periodisch überfluteten Sandstränden vorzüglich gedeihen. Die Ceti-Aale auf der Insel Heieiei sind schon Mitte des 20. Jahrhunderts bei einem durch einen Atomtest hervorgerufenes Seebeben mitsamt den Inselbewohnern, den eigentümlichen Rhinogradentia (siehe untenstehende Abbildung) vollständig liquidiert worden[10], während Sylt und Palm Beach noch nicht dekontaminiert werden konnten. Dort treten immer wieder periodische Ausbrüche peinlicher Verhaltensänderungen auf, von denen zu schnelles Fahren unter Alkoholeinfluss und das prahlerische Präsentieren unangemessener Kleidungsstücke und/oder Körperteile noch die harmlosesten sind. Gehen Sie diesen Personen weiträumig aus dem Weg, um Ansteckungen auszuschließen oder meiden Sie diese Regionen ganz.[1]

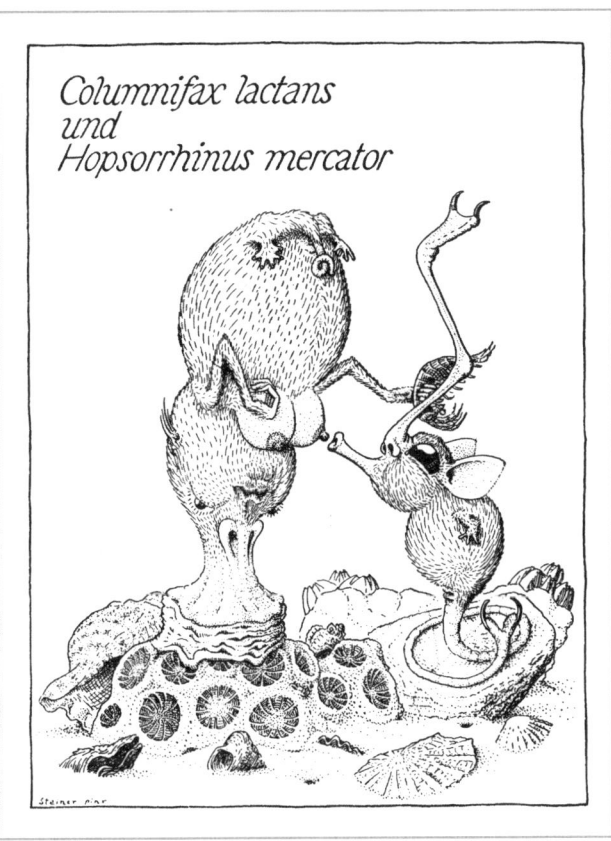

RHINOGRADENTIA. Die Bestände von *Hopsorrhinus mercator* waren wohl bereits in den 1930er Jahren im Rückgang begriffen, da ihr Verhalten durch den Befall mit *Cerebroleon immigrans* negativ beeinflusst wurde. *H. mercator* bietet *Columnifax lactans* unter dem Abspulen einer komplizierten Bewegungssequenz kleine nahrhafte Geschenke wie Garnelen dar, die letzteren dazu veranlassen, ihm die Brust darzubieten. *C. lactans* ist damit die Hauptnahrungsquelle von *H. mercator*. Der Befall mit *C. immigrans* veranlasste die kleinen Händler jedoch zu voreiligem und gierigem Schnappen nach der Brust, was zu wütenden Abwehrbewegungen seitens *C. lactans* führte und die Beziehung der Symbionten völlig zerrüttete.

Laut älteren Berichten (leider nur aus der Laienpresse) sollen sich die Larven der Ceti-Aale vom Gehörgang sofort in Richtung Großhirnrinde aufmachen und diese „umfassen", wodurch es zu drastischen Verhaltensänderungen der Wirte kommt. Diese folgen in der Anfangsphase bereitwillig suggestiven Befehlen von Dritten; in der Endphase kommt es zu Lähmungen, Irresein und schließlich zum Tod. Die Parasiten erlangen im Körper der Wirtslebensform die Geschlechtsreife und machen dabei eine Metamorphose zu etwa 15 Zentimeter messenden, skorpionsartigen Wesen durch, die nach dem Tod des Wirts durch die Mundöffnung ins Freie gelangen.[9] Größe, Form und Verhalten geschlechtsreifer C. immigrans machen ihr Heranwachsen im Hirngewebe oder in dessen umgebenden Strukturen jedoch sehr unwahrscheinlich, vielmehr legt sie eine Lokalisation im Verdauungstrakt, Fettgewebe oder Interstitium nahe. Allerdings lassen Beobachtungen auf dem Planeten Qo'noS vermuten, dass dieser eigentümliche Psychoparasit ein Gestaltwandler ist und für das Auge des jeweiligen Betrachters eine besonders widerwärtige Form annimmt.[11] Er manipuliert das Verhalten seiner Wirte jedoch nicht wie die Denevaischen Amöben über Neurofilamente, die direkt ins Zentralnervensystem eindringen und dort chemische Botenstoffe absondern, sondern auf unbekanntem Wege über die Elektrostimulation bestimmter Hirnareale.

Zuerst befällt der Psychoparasit die Entscheidungs- und Bewertungszentren der Großhirnrinde. Diese befinden sich in den Stirnlappen, genauer gesagt, im präfrontalen Cortex (siehe Abb. b). Dabei kommt es bei den Wirten unspezifisch zu Euphorie, Enthemmung und Geschwätzigkeit, und alsbald können sie moralisches nicht mehr von unmoralischem Verhalten unterscheiden, da es ihnen an einer Bewertungsgrundlage fehlt. Schnell fallen die Betroffenen durch grobe Taktlosigkeiten und schlüpfrige Anspielungen auf, die sie, zur Rede gestellt, weder bereuen noch selbst als ungebührlich empfinden. Das erklärt nebenbei, wieso die Patienten von Dritten erteilte, moralisch verwerfliche oder auch logisch unsinnige Befehle recht bereitwillig ausführen. Allerdings ist dieses Phänomen ein Nebenprodukt der Verhaltensmodulation durch Cerebroleon, das zwar von kriminellen Subjekten sekundär ausgenutzt wird, dem Parasiten primär aber keine Vorteile bietet.

Perfide Tricks

Kürzlich konnte gezeigt werden, dass die Wirtsorganismen in periodischen Abständen etwa 0,2 Zentimeter lange Cerebroleon-Larven über Nase und Mund aushusten bzw. niesen. Diese ernähren sich zunächst von trockenen Abfällen, auch Hausstaub, um dann ab einer Länge von 2 Zentimetern aktiv in die Ohren neuer Wirte einzuwandern. In Raumschiffen besteht die beste Prophylaxe daher in einer regelmäßigen Desinfektion der Schlafstätten.[5,11] Größere Larven können jedoch leicht von übelwollenden Lebensformen in kleinen, dichtschließenden Behältern gehalten werden, wo sie mit einer Kost aus etwas kosmischem Kehricht oder Ähnlichem jahrelang überdauern. Bei Bedarf werden die Behälter in unmittelbarer Nähe von Wesen entleert, die der Täter zu seinen Zwecken psychisch zu beeinflussen trachtet; dabei beträgt die Infektionsrate annähernd 100 Prozent.

Die Entscheidungsfindung und die moralische Bewertung wird von *C. immigrans* zudem nicht in allen Fällen komplett ausgeschaltet; das beweist unter anderem eine aktuelle Fallstudie: So konnte Lt. Terrel von der *USS Reliant* in der Frühphase der Infektion dem suggestiven Befehl widerstehen, Cpt. Kirk zu töten. Allerdings verwandelt sich dieser Befehl nach und nach in eine Zwangsstörung, und um dem übermächtigen Drang zu entkommen, Kirk töten zu müssen, sah Terrell Suizid als einzigen Ausweg.[9] Weil die Genese von Zwangsstörungen bis heute nur unvollständig verstanden ist, könnten Untersuchungen an Ceti-Aalen viel zur Aufklärung dieses rätselhaften Syndroms beitragen.

Da sich die von *C. immigrans* parasitierten Lebensformen anfänglich durch Hyperaktivität sowie irrationales, impulsives und ungehemmtes Verhalten auszeichnen, gelangen sie häufiger und intensiver mit anderen Lebensformen in Kontakt – auch solchen, die sie normalerweise strikt meiden (die Liaison eines Gesandten des klingonischen Imperiums mit einem romulanischen (!) Opernsänger beherrschte vor wenigen Jahren wochenlang die Schlagzeilen). Auf diese Weise vermehrt der Parasit sein Übertragungspotenzial beträchtlich.[9] Kürzlich wurde von mir zudem nachgewiesen, dass bei solchen geselligen Zusammenkünften subadulte *Cerebroleon* den Wirt wechseln können, indem sie sich während Phasen höchster Geräuschentwicklung aus den Ohren herausschleichen.[11]

Fast immer befällt *C. immigrans* auch mindestens einen der beiden Schläfen- bzw. Hinterhauptslappen (siehe Abb. b), so dass es beim Wirt zu akustischen und optischen Halluzinationen kommt. Da der Ceti-Aal auch vor dem limbischen System, namentlich dem Hypothalamus, nicht Halt macht, treten bald Psychosen auf; das Opfer reagiert aus dem nichtigsten Anlass aggressiv und neigt zu grundlosen, oft gewalttätigen Wutausbrüchen. Bei den Handgemengen, wie sie solche Patienten aus heiterem Himmel vom Zaun brechen, wird der Parasit nicht selten aus dem Mund des Wirts herausgeschleudert und kann im Eifer des Gefechts unbemerkt in eine andere Wirtslebensform wechseln.[4] In der Endphase leidet der Patient unter so schweren Wahnvorstellungen, dass bald der Tod eintritt; spätestens dann verlässt *C. immigrans* – mittlerweile geschlechtsreif – seinen Wirt, um sich zu paaren.[11] Über das Paarungsverhalten dieses Parasiten ist bislang leider noch nichts bekannt, die 200–300 Eier werden jedoch stets in warmem Sand eingegraben, wo auch die Larven schlüpfen.

Verehrte Leser, ich hoffe, dass ich mit meinen Ausführungen nicht nur den Astrobiologen unter Ihnen ein wenig Einblick in das anregende Gebiet des Intergalaktischen Schmarotzertums bzw. der Psychoparasitologie geben konnte. Sollten Sie den Verdacht hegen, eine Ihnen bekannte Lebensform sei womöglich von einem dieser unangenehmen Zeitgenossen befallen, dann scheuen Sie sich nicht, unverzüglich Kontakt mit mir aufzunehmen. Die Forschung über Psychoparasiten steht erst am Anfang; jeder Hinweis hilft, das Wissen über sie zu vertiefen und wirksame Behandlungsmethoden zu entwickeln!

A. S. T., Fomalhaut im März 2016

Tollwut: Rotkäppchen und die Angst vorm bösen Wolf

Nach diesem kurzen Abstecher in extraterrestrisches Gelände wollen wir uns wieder den Psychoparasiten unserer Heimatwelt zuwenden. Es gibt nur wenige Erreger, die schon seit Jahrtausenden einen derart prägenden Einfluss auf den irdischen Volksglauben ausgeübt haben wie das Tollwutvirus, auch wenn die Verbindung zwischen der Tierkrankheit und einer Ansteckung des Menschen zunächst unerkannt bleib. In der Frühantike bezeichnete man mit „Lyssa" („Wutkrankheit"; nach Lyssa, der griechischen Göttin des Wahnsinns) ganz allgemein Tobsuchtsanfälle, die man als göttliche Strafe ansah. Denn dass sich ein Mensch durch den Biss eines tollwütigen Tieres, meist eines Hundes, mit diesem Krankheitserreger infizieren konnte, ahnte aufgrund der langen Inkubationszeit zunächst niemand. Dabei war der Kontakt zwischen Hunden und Menschen in der Antike eng, das zeigt sich schon in der Bezeichnung „kynegos" (Hundeführer) für Jäger, die besonders häufig an Tollwut erkrankten.[17] Erst im Lauf des 1. Jahrhunderts n. Chr. erkannten griechische Ärzte allmählich, dass sich hinter der „Wutkrankheit" bei Hunden und der „Wasserscheu" beim Menschen dieselbe Krankheit verbarg.[55]

Von Tollwürmern und Haarkuren

Das frühantike Weltbild war mythologisch geprägt und erscheint uns in mancher Hinsicht völlig irrational und fremd, dennoch erinnert uns auch heute noch vieles an damalige magische Vorstellungen – zum Beispiel ein Blick zum Himmel: Wie der römischen Historiker Plinius der Ältere berichtet, führte man die schreckliche Hundekrankheit damals vor allem auf die Konstellation von Himmelsgestirnen zurück. Sirius, auch Hundsstern oder Canicula genannt, war der Sage nach der Hund des Ikaros und stieg nach dessen Absturz vom Himmel ins Sternbild des Großen Hundes auf; er ist der hellste Stern am Nachthimmel. Die Römer glaubten, der Frühaufgang des Sirius im letzten Julidrittel, der die hochsommerliche Hitzeperiode einleitete, rufe bei Hunden Tollwut hervor, daher nannten sie diese Tage „dies caniculares"; bis heute sprechen wir von den „Hundstagen" und im Französischen von *les canicules*.[45]

Da es für die grausame Krankheit keine Heilung gab, suchte man ihr mit den absurdesten Maßnahmen vorzubeugen. Wie wir von dem römischen

Historiker Plinius dem Älteren (1. Jahrhundert n. Chr.) wissen, geht die Unsitte, Hunden den Schwanz zu stutzen, nicht zuletzt auf die Angst vor der Tollwut zurück, denn das sollte die Erkrankung des Hundes verhindern.[55] Eine weitere prophylaktische Maßnahme bestand Plinius zufolge darin, jungen Hunden einen harmlosen, wurmförmigen Bindegewebsstrang („Tollwurm") unter der Zunge zu entfernen[54] – ein völlig sinnloser Eingriff, der sich wider jede Vernunft fast zwei Jahrtausende halten sollte: Noch in der preußischen Tierärzte-Verordnung von 1836 war dieses „Wurmschneiden" streng geregelt[19] – das Metier des „Wurmschneiders" gehört also noch nicht allzu lange zu den ausgestorbenen Berufen.

Plinius und seine Zeitgenossen schworen zudem auf die „Hundehaarkur": „Gegen die Tollwut schützt nichts besser, als wenn man Haare des wütenden Hundes, von dem man gebissen wurde, auf die Wunde legt."[49, 55] Diese Tradition hat sich bis heute in der nicht nur in Großbritannien tradierten „Hair of the dog"-Kur erhalten: Wer einen Kater hat, soll, so der Rat, am nächsten Morgen ein Glas des alkoholischen Getränks trinken, dem er ihn zu verdanken hat. Diese „Gleiches-gegen-Gleiches-Kur", die bei Tollwut natürlich versagt, hat beim Alkohol immerhin einige Erfolgschancen, weil der dicke Kopf zum Teil auf Entzugserscheinungen zurückzuführen ist – allerdings lässt sich die Stunde der Abrechnung dadurch nur ein wenig nach hinten verschieben.[7]

„Einfach, winzig und ungemein schlagkräftig"

Von der Antike bis weit ins in die frühe Neuzeit gehörten Wölfe und streunende Hunde in der Alten Welt zu den Hauptüberträgern der Tollwut. Deren Symptome wurden von Galen (ca. 131–201 n. Chr.), dem Leibarzt des römischen Kaisers Mark Aurel, eindrucksvoll beschrieben: „Hunde sind toll, wenn sie mit geröteten Augen, eingezogenem Schwanz, speicheltriefender Schnauze, heraushängender, gelblich gefärbter, trockener Zunge, heiserem Geheul und schwankendem Gang umherstreunen und dabei blindlings jedermann anfallen und beißen."[54]

Heute wissen wir, dass Tollwut (Lyssa oder Rabies) von Lyssaviren ausgelöst wird, allen voran von dem klassischen Tollwutvirus (Rabiesvirus oder RABV) (zum Fledermaus-Lyssavirus siehe unten). „Das Tollwutvirus hat ein sehr kleines Genom; die 12 000 Basen, die sein gesamtes Genom ausmachen, codieren für magere fünf Proteine. Es ist einfach, winzig und unglaublich schlagkräftig", schreibt der Virologe Nathan Wolfe, denn es tötet praktisch jeden Wirt, den es infiziert.[56]

Der zylindrische Erreger (80 Nanometer lang und 75 Nanometer dick) führt beim Menschen zu einer ohne Behandlung fast immer tödlichen Gehirnentzündung (Enzephalitis). Noch heute kommt es in Indien, Asien und Afrika[6] am häufigsten durch Bisse tollwütiger Hunde zur Infektion, in den USA durch Wildtiere wie Waschbären, Füchse, Schakale und Stinktiere, aber auch Fledermäuse (siehe unten)[41]; Katzen und Pflanzenfresser wie Reh und Hirsch spielen eine eher untergeordnete Rolle, ebenso Primaten. Dabei sind die Inkubationszeiten beim klassischen Überträger Hund und beim Menschen sehr unterschiedlich, was schon Galen aufgefallen war: Während Hunde in der Regel innerhalb von 2–4 Wochen erkranken, bewirkt das Virus beim Menschen „… erst nach zwei, drei, vier und mehr Monaten den Tod. Ich selbst habe einen gekannt, der erst nach einem Jahr an Wasserscheu erkrankt und gestorben ist."[54] Diese Beobachtung hat sich bestätigt; zwischen dem Biss und ersten Symptomen liegen nach Angaben der Weltgesundheitsorganisation WHO in der Regel 1–3 Monate, die Inkubationszeit kann aber bei einem mit dem Lyssa-Virus infizierten Menschen zwischen weniger als einer Woche und mehr als einem Jahr schwanken.[49, 51] Wie lange die Reise des Erregers ins Zentralnervensystem dauert, hängt nämlich von vielen Faktoren ab, wie Bissstelle (Gesicht oder Extremitäten), Bisstiefe, Erregerkonzentration im Speichel, Immunsystem des Gebissenen usw.

Erste Anzeichen beim Menschen sind untypisch und grippeähnlich: Fieber, Kopfschmerzen und allgemeines Unwohlsein, gelegentlich auch ein Brennen und Kribbeln an der längst verheilten Bissstelle (Parästhesie). Hat sich der Erreger im Gehirn festgesetzt, folgen Symptome wie Schlaflosigkeit, Angstgefühle, Verwirrtheit, Halluzinationen, Erregung, übermäßiger Speichelfluss, Schluckbeschwerden und heftige Wutanfälle, die mit Beißen und Schlagen einhergehen können. Schließlich kommt es zu Lähmungserscheinungen der Muskulatur. Der Tod erfolgt gewöhnlich innerhalb weniger Tage nach Einsetzen dieser Anzeichen und tritt durch Herz- oder Atemstillstand ein. Neben dieser „enzephalitischen" Form der Tollwut gibt es bei 20–30 Prozent der Infizierten auch eine „paralytische" Form[46, 51] (bei Hunden „rasende" oder „stille" Wut), bei der vornehmlich das Rückenmark betroffen ist, die aggressiven Symptome fehlen und es gleich zu einer so genannten schlaffen Lähmung kommt. Der Tod ist auch in diesem Fall unausweichlich.

Wie kann man sich mit Tollwut infizieren?

Weltweit infizieren sich die meisten Menschen durch Bisse tollwütiger Hunde mit dem Erreger. Dank einer gut wirksamen Schluckimpfung gegen Tollwut gilt die so genannte terrestrische – von bodenlebenden Tieren ausgelöste – Tollwut bei Hunden und Füchsen in Deutschland, Österreich und der Schweiz als ausgerottet (zur Fledermaustollwut siehe unten); die dort in den letzten Jahren aufgetretene Fälle beim Menschen konnten stets auf eingeschleppte Infektionen zurückgeführt werden. Das Warnschild „Wildtollwut! Gefährdeter Bezirk" kennen daher bei uns nur noch die Älteren. In anderen, vor allem südeuropäischen Ländern, ist das jedoch nicht flächendeckend der Fall; so ist 2012 in der Mitte und im Nordwesten von Griechenland die Fuchstollwut wieder aufgeflammt und konnte erst durch ein aufwendiges Impfprogramm eingedämmt werden.[31] Eine Übertragung des Tollwuterregers von Mensch zu Mensch, die von Vampirmythen genährt wird, gilt zwar theoretisch als möglich, aber als höchst selten. Dennoch gibt es gelegentlich Berichte, die einen solchen Übertragungsweg nahelegen.[16] Auch wenn die Schleimhäute in Kontakt mit infektiösen Körperflüssigkeiten wie Speichel geraten, kann es zu einer Infektion kommen.[51]

Zweifelsfrei belegt sind Mensch-zu-Mensch-Übertragungen des Erregers im Rahmen von Organtransplantationen: Vier Patienten, die Organe von einem scheinbar gesunden Spender erhalten hatten, der an einer Hirnblutung gestorben war, erkrankten nach der Transplantation an Tollwut und starben allesamt knapp 2 Wochen später.[44] Vor allem bei Hornhauttransplantationen kam es zu tragischen Todesfällen – da die Hornhaut Teil des Auges ist und damit entwicklungsbiologisch ein Teil des Gehirns, ist die Gefahr besonders groß, dass sie mit Rabiesviren infiziert ist. Mehrere Fälle sind bekannt, in denen Patienten ein infiziertes Organ erhielten und starben – in zweien tippte die Polizei zunächst auf eine Rauschgiftüberdosis, deren Symptome denen einer Tollwutinfektion gleichen können.[29, 56] Das Problem bei Organspenden ist, dass sich eine Tollwutinfektion beim Menschen bisher kaum vor Einsetzen der ersten Symptome diagnostizieren lässt.[50] Eine sichere Diagnose ist erst nach dem Tod möglich, zum Beispiel anhand der Negri-Körper, charakteristischen anfärbbaren (eosinophilen) Einschlüssen im Cytoplasma infizierter Neuronen.

Heute können sich gefährdete Personen vorbeugend mit inaktivierten Tollwutviren impfen lassen (Totimpfstoff). Nicht jeder Biss eines infizierten Tieres führt zur Ansteckung, und ein sofortiges gründliches Auswaschen der Bisswunde mit Wasser und Seife kann die Virusdichte deutlich senken.[51] Tollwut ist übrigens die einzige Infektion des Menschen, bei der auch nach dem Biss eine Impfung möglich ist, denn der Erreger braucht eine Weile, um ins Zentralnervensystem zu gelangen (Inkubationszeit) und neurologische Symptome auszulösen (diese Impfung heißt „postexpositionelle Prophylaxe", also eigentlich „Vorbeugung nach dem Biss").[24]

Psychoterror

Der „Aktionsplan" des Virus ist klar vorgezeichnet: Eingang Bisswunde – Vermehrung – Ausgang Schleimdrüsen, vor allem Speicheldrüsen. Nach seiner Massenvermehrung im jeweiligen Wirt muss das Virus dafür sorgen, dass es möglichst rasch weitergegeben wird, sonst wäre mit dessen Tod auch sein eigenes Schicksal besiegelt. Zu diesem Zweck macht es sich von der Bissstelle zu einer Wanderung durch das periphere Nervensystem über das Rückenmark ins Gehirn seines Opfers auf. Durch das Kapern des Gehirns ist das Virus in der Lage, die Immunantwort seines Wirtes zu beeinflussen.[26, 46] Wie andere Hirnparasiten (zum Beispiel *Toxoplasma*) siedelt es sich im Gehirn seiner unfreiwilligen Gastgeber, ob Hund oder Mensch, daher nicht nach dem Zufallsprinzip an, sondern vor allem im limbischen System. „Die […] Verortung im limbischen System unter relativer Aussparung des Neocortex liefert eine faszinierende klinisch-pathologische Verknüpfung mit der Wachsamkeit, dem Verlust an natürlicher Scheu, dem abnormen Sexualverhalten und der Aggressivität, das sich bei Tollwut zeigt. Kein anderes Virus ist so diabolisch gut angepasst […], dass es den Wirt rasend wütend machen kann und dadurch seine Übertragung auf einen anderen Wirt sicherstellt", schrieb der Parasitologe Robert T. Johnson bereits 1971 in einem Beitrag für ein Standardwerk über die Tollwut.[28]

Skalpell statt Holzhammer

Wie aktuelle Studien an Mäusen in vivo und in vitro gezeigt haben, zerstört das Tollwutvirus nicht einfach Zellen im Gehirn, was den Wirt außer Gefecht setzen könnte, sondern es geht subtiler vor. So verringert es durch Abbau eines Proteins (Depolymerisation von F-Actin) die Zahl der dendritischen Dornen. Diese winzigen stachelartigen Membranfortsätze sind bei vielen Hirnstörungen ein beliebtes Angriffsziel, denn die Dendriten, auf denen sie sitzen, bilden die „Eingangsportale" der Nervenzellen. Ihre Dornen erhalten vorwiegend erregende Signale von den Synapsen, tragen zahlreiche Neurotransmitterrezeptoren und spielen für Signalfortleitung und synaptische Plastizität (Lernen!) eine wichtige Rolle[43] – ein ideales Angriffsziel für einen viralen Strippenzieher.

Inzwischen wissen wir, dass neben dem limbischen System (zum Beispiel dem Hippocampus) auch der Thalamus, der Hirnstamm und die Basalganglien (zuständig für Bewegungskoordination) befallen werden.[3, 37] Durch diese breite Aufstellung im Gehirn gelingt es dem Erreger, das Verhalten seines Wirtes gezielt in seinem Sinne zu manipulieren. Nicht nur, dass er dessen

Immunreaktion hemmt, er verändert auch den Spiegel bestimmter Zytokine, um das typische „Wutverhalten" auszulösen.[26, 34, 47, 57] Und da doppelt gemoppelt besser hält, sorgt das Rabiesvirus durch die Infektion der Raphe-Kerne im Mittelhirn außerdem für eine Senkung des Serotoninspiegels, was die Aggressivität des Wirtes weiter anheizt[28]: Ein solcher Wirt ist bis aufs Äußerste gereizt, kennt keine Furcht und beißt wie wild um sich. (Damit ist klar, dass Wirte, die unter „stummer Wut" und der schlaffen Form der Lähmung leiden, aus Sicht des Virus ein Totalausfall sind: Es sitzt in einer Sackgasse, und mit dem Tod des Wirtes ist auch sein Ende besiegelt.)

Zudem paralysiert das Virus die beiden hinteren Hirnnerven (Nervus glossopharyngeus und Nervus vagus), die an der motorischen Steuerung von Rachen-, Zungen-, Kehlkopf- und oberer Speiseröhrenmuskulatur beteiligt sind. Das führt beim Opfer zu einer Rachenlähmung, erschwert das Schlucken und Sprechen und ruft große Furcht vor Wasser hervor (Hydrophobie, „Wasserscheu" – eigentlich Flüssigkeitsscheu, denn jegliches Trinken ist unmöglich), vermehrt sich rasant und ist dann im Speichel nachweisbar. Da der Speichel nicht mehr geschluckt werden kann, bildet sich Schaum vorm Mund – der Wirt „schäumt buchstäblich vor Wut". Sein Speichel enthält das Virus in hoher unverdünnter Konzentration – ideale Voraussetzungen, um einen neuen Wirt durch Bisse zu infizieren.

Der Mythos vom Werwolf

Noch infektiöser als der Biss eines tollwütigen Hundes ist der eines Wolfes. Wölfe eignen sich als Virenverbreiter besonders gut, denn sie können während der langen, symptomlosen Inkubationszeit täglich Distanzen von bis zu 60 Kilometern zurücklegen.[25, 27, 35, 53, 55] Infizierte Tiere verlieren zudem ihre natürliche Scheu vor dem Menschen – ganz im Sinne des Virus, dessen Übertragung auf einen neuen Wirt dadurch gefördert wird.

Im Mittelalter und in der frühen Neuzeit führten schier endlose Kriege, namentlich der Hundertjährige und der Dreißigjährige Krieg, zur Entvölkerung Mitteleuropas, zur Verwilderung ehemals urbaren Landes und zu einer massiven Zunahme des Wildes und damit der Wölfe. Zur Verbreitung der Tollwut trug bei, dass den Bauern im Mittelalter und der frühen Neuzeit die Jagd vielerorts verboten war – dies war ein Privileg des Adels. Die Wolfsrudel „überfielen die Bauern auf dem Feld und ihr Vieh, sofern sie noch welches hatten", schreibt der Seuchenhistoriker Stefan Winkle, „bissen sich mit den Hunden, töteten und verletzten [...] Menschen und Haustiere und ließen fast immer die Tollwut zurück".[55] Zudem hielten die Adligen vor allem in Frankreich im 17. und 18. Jahrhundert riesige Hunderudel für Hetzjagden, die sich dann mit den Wölfen bissen und so infiziert wurden. Und aus lauter Angst, nicht genügend Wölfe für den Jagdspaß zu haben, wurden sogar Wolfswelpen aufgezogen und freigelassen, um sie anschließend erlegen zu können.[55] Aber wehe dem Bauern, der sich und sein Vieh verteidigen wollte und eigenmächtig Wölfe tötete – ihm drohten schwere Strafen. Das französische Volk hatte einigen Grund für seinen Groll auf den Adel …

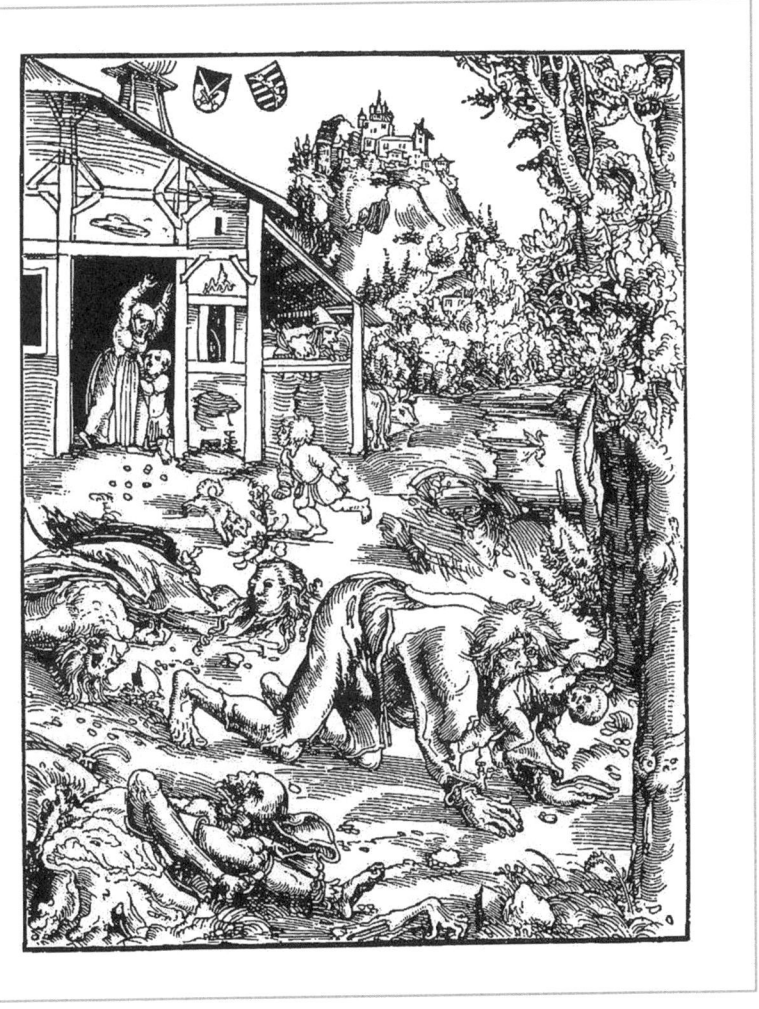

Homolupo (Werwolf). Als Lucas Cranach um 1512 diesen Holzschnitt schuf, war die Tollwut bei Mensch und Vieh eine häufige Krankheit. Bevor das Virus seine Opfer tötete, brachte es diese um den Verstand.

Zu diesen grimmigen Verhältnissen kam die völlige Hilflosigkeit der Ärzte angesichts der Tollwut. Seit der Antike hatten sie dieser schrecklichen Krankheit nichts als unnütze Therapien entgegenzusetzen. Nach der Viersäftelehre sah man in der Tollwut ein Übermaß an schwarzer Galle, dem man mit den üblichen nutzlosen Methoden – Purgieren, zur Ader lassen, Klistieren, fast bis zum Ertrinken untertauchen, einer Frühform des Waterboarding – beizukommen suchte, und so blieb es bis weit ins 18. Jahrhundert. Einzig das Ausbrennen der Wunde brachte einen gewissen Erfolg. Dieses medizinische Vakuum rief natürlich Quacksalber auf den Plan, die Wundertinkturen (Theriak, Mithridaticum), oft versetzt mit pulverisierten Haaren und Organen tollwütiger Hunde, unter die Leute brachten.[49, 55]

Auch die Kirche tat, was in ihrer Macht stand, aber das war nicht viel. Dass Tollwütige beim Besprengen mit Weihwasser ausrasteten, war für den Klerus ein klarer Beweis, dass der Teufel seine schmutzige Hand im Spiel hatte. Da konnte nur die Anrufung eines Heiligen helfen. Als Schutzpatron gegen Tollwut galt der Heilige Hubertus, und diejenigen, die bei ihm nach einem Biss Hilfe suchten, mussten strenge Gebetsrituale einhalten. Da nur

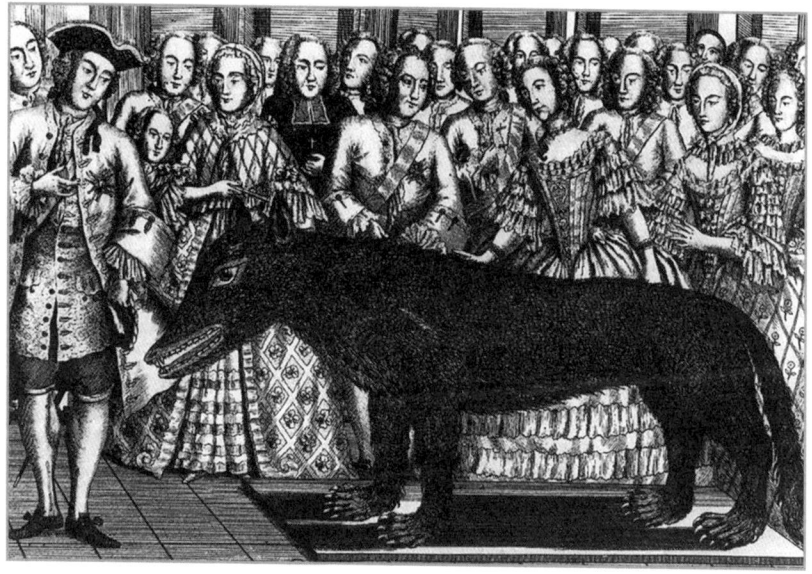

Auch mehr als 250 Jahre später war der Werwolfglaube in der Bevölkerung noch tief verwurzelt. Historisch verbürgte Ereignisse, wie das Wüten der Bestie vom Gévaudan, der in Frankreich zwischen 1767 und 1767 über 100 Menschen zum Opfer fielen, gaben diesem Mythos immer wieder neue Nahrung. Hier gruseln sich König Ludwig XV. und sein Hofstaat vor der erlegten „Bestie".

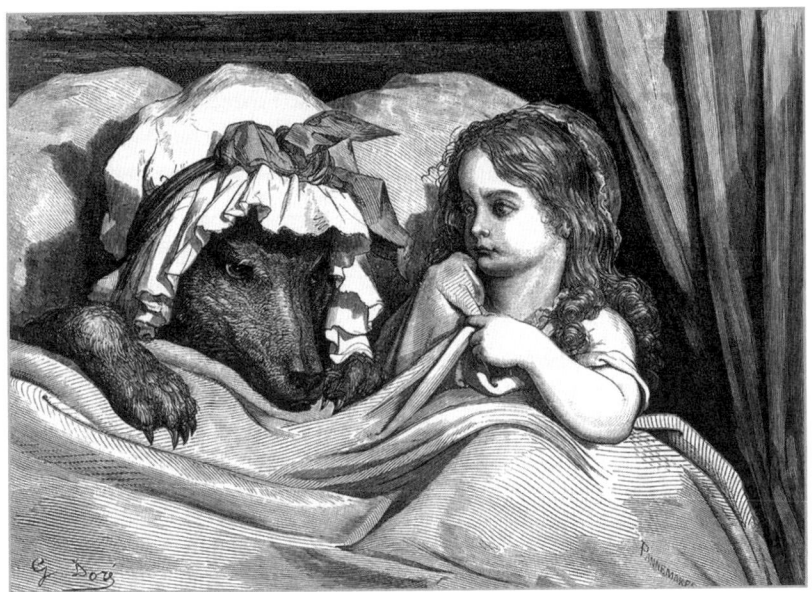

Dem Rotkäppchen schwant, dass dies nicht seine Großmutter sein kann. Stich von Gustave Doré, 1862

ein Teil der Gebissenen auch wirklich infiziert war, „genasen" manche – und die anderen? Nun, die hatten sich eben nicht genau genug ans Protokoll gehalten.[49, 55] Das erinnert irgendwie an ärztliche Ratschläge unserer Tage zum Abnehmen: Wer's nicht schafft, hat nur nicht intensiv genug gebetet bzw. gefastet.

Aber der Einfluss des Tollwutvirus ging noch viel weiter; schon früh wurde das unheimliche und erschreckende Verhalten tollwütiger (oft von Wölfen) gebissener Menschen mit Werwölfen in Verbindung gebracht und damit über Jahrhunderte eine Fülle von Stichen, Holzschnitten, Märchen und Sagen und in neuerer Zeit Filmen angeregt. Man denke nur an die zahlreichen Märchen der Brüder Grimm, in denen Wölfe die Rolle des Übeltäters spielen, zum Beispiel *Rotkäppchen* oder *Der Wolf und die sieben Geißlein*. Schließlich war es wichtig, schon die Kleinsten eindringlich vor Wölfen zu warnen, die ihre Scheu vor den Menschen verloren hatten. Unsere tief verwurzelte Wolfsfurcht geht vermutlich nicht auf die (historisch eher seltene) Tötung von Menschen durch Wölfe zurück, sondern auf die grausame, so gut wie stets tödlich endende Krankheit, die sie verbreiteten und die ungezählte Opfer forderte.[1, 49, 55]

Nicht ohne meine Knarre

Aber das Tollwutvirus ist nicht nur mit Furcht und Schrecken verknüpft, sondern auch mit einer großen medizinischen Erfolgsgeschichte. Während sich aufgeklärte Menschen schon im 18. Jahrhundert über weit verbreitete irrationale Vorstellungen lustig machten wie der Dichter August Bürger, der in einem seiner Schwänke den Rock des Lügenbarons Münchhausen nach der Attacke eines tollwütigen Hundes ebenfalls toll werden ließ[8], kursierten noch im 19. Jahrhundert die wildesten Gerüchte über Tollwut; so wurde angenommen, sie entstehe aus frustrierter Libido, wenn man Hunderüden an der Paarung hindere.[49]

Der französische Chemiker Louis Pasteur war hingegen überzeugt, dass ein Mikroorganismus der Erreger dieser schrecklichen Infektion war, konnte ihn aber aufgrund seiner Kleinheit nicht nachweisen und bezeichnete ihn als „Virus", lateinisch für „Gift", was zum Sammelbegriff für eine ganze Familie von lichtmikroskopisch nicht nachweisbaren Erregern werden sollte. Da sich der Erreger nicht in Kultur züchten ließ, hielt Pasteur als „Lieferanten" stets ein Dutzend tollwütige Hunde im Keller, um ihnen den hochinfektiösen Geifer abzunehmen. Sein Biograf, der französische Arzt und Immunologe Patrice Debré, berichtet, dass Pasteur und seine Mitarbeiter stets einen geladenen Revolver griffbereit hatten – nicht etwa für den infizierten Hund, sondern um sich selbst, sollte es zu einem Unfall kommen, den Gnadenschuss zu setzen.[12] Von diesen Misslichkeiten unbeirrt, begann Pasteur mithilfe von Kaninchen, denen er zunächst Speichel, später dann infiziertes Rückenmarksgewebe ins Gehirn spritzte, mit der Herstellung von Impfstoffen abgestufter Stärke. Nachdem einige Anfangsschwierigkeiten überwunden wurden, zeigten diese Impfstoffe bei mit Tollwut infizierten Hunden gute Erfolge.

Am 6. Juli 1885 bat ihn die Mutter eines neunjährigen Jungen um Hilfe, der 2 Tage zuvor von einem tollwütigen Hund gebissen worden war. Der Junge, Joseph Meister, erhielt unter Pasteurs Aufsicht (da er Chemiker und kein Arzt war, durfte er nicht selbst spritzen) über 14 Tage Impfungen zunehmender Stärke – und blieb gesund, ebenso ein Schäferjunge, den er im Oktober nach der gleichen Methode behandelte (diese postexponentielle Prophylaxe [siehe oben] konnte nur wegen der relativ langen Inkubationszeit des Erregers zum Ziel führen). Als Pasteur seine Ergebnisse vorstellte, war die Begeisterung in der Fachwelt und in der Öffentlichkeit riesig und führte in Frankreich 1888 zur Gründung des Institut Pasteur. In diesem Tempel der medizinischen Wissenschaft fand auch der Vater der Tollwut-Schutzimpfung seine letzte, sehr französisch-pompöse Ruhestätte.[39, 49]

Im 21. Jahrhundert ist noch immer fast die Hälfte der Weltbevölkerung von Tollwut bedroht, und diese Infektion tötet jedes Jahr Schätzungen zufolge 60 000–70 000 Menschen, vor allem Kinder, wobei die Dunkelziffer beträchtlich sein dürfte[24, 33], die meisten Todesfälle ereignen sich in Südostasien, rund ein Drittel allein in Indien, aber auch vor allem entlegene Gebiete in Afrika sind schwer betroffen.[15, 30, 38] Viele Menschen, die gerettet werden könnten, sterben noch heute ganz einfach deshalb, weil der Weg zum nächsten Krankenhaus zu weit oder eine postexpositionelle Prophylaxe zu teuer ist.[38, 52] Nach neuesten Untersuchungen wäre es sogar möglich, Pasteurs

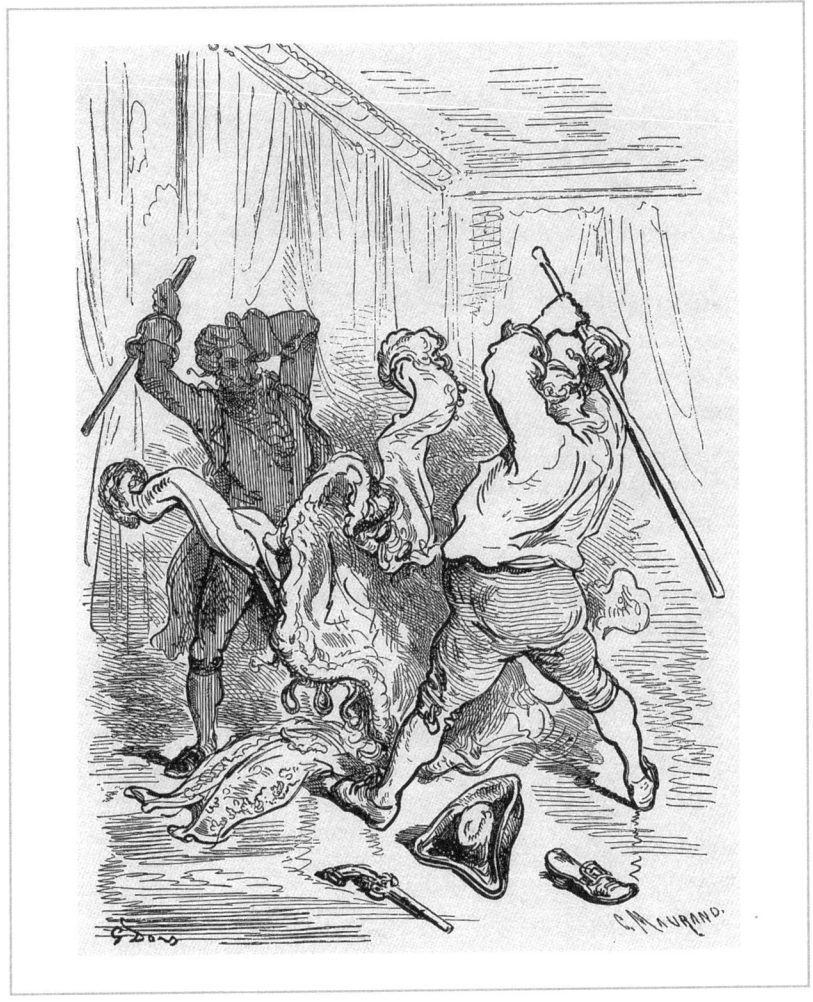

Münchhausens tollwütiger Überrock. Zeichnung von Gustave Doré (1862)

Traum von einer Welt ohne terrestrische Tollwut zu verwirklichen, wenn es gelänge, rund 70 Prozent aller Hunde in Ländern mit Tollwut zu impfen – was veterinärmedizinisch und kostentechnisch durchaus machbar ist. Aber auch dieses Projekt scheitert wie so viele gute Ideen bisher an politischen und organisatorischen Schwierigkeiten sowie am fehlenden Geld.[24, 33, 52]

Ein uraltes Insektenerbe

Gegenüber der terrestrischen Tollwut tritt die Fledermaustollwut meist in den Hintergrund. Das entbehrt nicht einer gewissen Ironie, denn wie molekularbiologische Analysen ergaben, sind insektenfressende Fledermäuse und nicht etwa Hundeartige das primäre Reservoir.[41] Von den sieben bisher beschriebenen Lyssavirus-Genotypen kommen fünf *ausschließlich* in Fledermäusen vor (darunter das Australian bat-Lyssa [ABLV] bei Flughunden in Australien), und auch das klassische Rabiesvirus (RABV) ist bei Fledermäusen zu finden; nur beim seltenen subsaharischen Mokola-Virus ist das Wirtsspektrum bisher unbekannt.[36, 48] Die agilen Flatterer waren offenbar bereits vor 8000–12 000 Jahren und damit deutlich früher als Hundeartige mit Lyssaviren infiziert und haben diese Viren erst später – und wohl mehrfach – an diese und andere Raubtiere weitergegeben. Doch woher haben die Fledermäuse ihre ungebetenen Gäste? Vermutlich von ihrer Insektenbeute, die mit Rhabdoviren infiziert war, welche den Lyssaviren sehr ähnlich sind.[4, 49] Die ganze Geschichte mit der Tollwut nahm also wahrscheinlich zu einer Zeit ihren Anfang, als *Homo sapiens* kaum mehr als ein Zwinkern in den Augen von Mutter Natur war.

In Mittel- und Südamerika gelten die dort heimischen Vampirfledermäuse – vor allem die Gemeine Vampirfledermaus (*Desmodus rotundus*) –, die sich ausschließlich von Blut ernähren, als Hauptüberträger des Lyssavirus. Im Jahr 2016 wurden dort jedoch auch bei einer ganzen Reihe anderer Fledermausgruppen (Blattnasen, Nacktrückenfledermäuse usw.) Antikörper gegen Tollwutviren nachgewiesen. Und im Lauf dieser vierjährigen Feldstudien zeigte sich, dass diese Antikörper bei bestimmten Individuen auch wieder verschwinden konnten, seropositive Tiere also wieder seronegativ wurden. Fledermäuse haben demnach die bemerkenswerte Fähigkeit, das Virus unter Kontrolle zu halten und je nachdem auch zu eliminieren.[13] Das spricht im Sinne der oben beschriebenen Hypothese für eine phylogenetisch alte Beziehung zwischen Fledermäusen und Virus[32], älter als im Fall der terrestrischen Tollwut – und bringt ganz nebenbei das Dogma, dass das Tollwutvirus seine Wirte praktisch immer umbringt, ins Wanken.

Fledermaus-Tollwut kommt überall dort vor, wo es Fledermäuse und Flughunde gibt, also weltweit (ausgenommen sind nur die Polarregionen und einige Inseln); sie ist auch in ganz Europa verbreitet. In Europa wird die Fledermaustollwut vom Europäischen Fledermaus-Lyssavirus (EBLV) hervorgerufen. In Deutschland wurde 1954 die erste mit EBLV infizierte Fledermaus in Hamburg entdeckt. Zum Glück wirkt der Impfstoff, der gegen die terrestrische Tollwut entwickelt wurde, auch gegen das Fledermaus-Virus, durch das es sogar hierzulande immer wieder vereinzelt zu Infektionen kommt; solche Fälle sind zwar selten (ein aktueller Fall wurde 2010 in der Eifel gemeldet), dennoch gilt ganz allgemein: Hände weg von Fledermäusen! [40, 50]

In der Neuen Welt sind Tollwutinfektionen durch Fledermäuse hingegen deutlich häufiger als in Europa. Durch Bisse und Kratzer, aber auch, wenn Speichel infizierter Fledermäuse in Tröpfchenform auf Schleimhäute gelangt (etwa bei Höhlenforschern), kann es zu einer Ansteckung kommen.[9, 50] Doch wie es scheint, bleibt die Evolution bei *Homo sapiens* nicht stehen, denn einige Ureinwohner-Gruppen im peruanischen Amazonasgebiet haben offenbar Resistenzen gegen das Virus entwickelt – diese Menschen haben Tollwut-Antikörper im Blut, ohne jemals erkrankt gewesen zu sein, geschweige denn jemals eine Tollwutimpfung erhalten zu haben.[20]

Tolles Treiben in Transsylvanien

Als der spanische Neurologe Dr. Juan Gomez Alonso Ende des 20. Jahrhunderts einen alten Vampirfilm anschaute, fiel ihm die bemerkenswerte Ähnlichkeit zwischen diversen Eigenschaften auf, die man gemeinhin Vampiren zuschreibt, und denjenigen, die er aus seiner klinischen Praxis von Tollwutpatienten kannte. In einem Artikel für die Zeitschrift *Neurology* legt er dar, wie gut die Symptome „passen": Der Erreger befällt das limbische System, was Aggressivität und einen gesteigerten Sexualtrieb bewirkt, sowie den Hypothalamus, was zu Schlaflosigkeit und nächtlichem Herumwandern führt. Gómez-Alonso schreibt:[21] „Hypersexualität ist unter Umständen eine auffällige Manifestation der Tollwut", und fährt fort: „Tollwütige Männer [die meisten Rabies-Opfer sind männlich] reagieren auf Reize wie Wasser, Licht, Gerüche oder Spiegel mit spastischen Verzerrungen ihrer Gesichts- und Sprachmuskulatur; das kann zu rauen, bellenden Lauten, gebleckten Zähnen und [durch Erbrechen von Blut] zu blutigem Schaum vorm Mund führen." Und wie der Vampirismus, für den der blutgierige transsylvanische Graf Dracula zum Symbol wurde, kann die Tollwut durch Bisse übertragen werden, betont er – vielleicht hätten Vampirlegenden wie so viele Volksglauben einen realen Kern.*

Auch wenn man nicht so weit geht und wie der Autor die „Untoten" in historischen Berichten direkt als tollwütige Menschen ansieht, deren Symptome von abergläubischen Menschen falsch gedeutet wurden[21, 49], ist der Hinweis auf Hypersexualität interessant. „Tollwut macht geil!", titelte ein Männermagazin[11] vor nicht allzu langer Zeit begeistert und verwies auf eine aktuelle Fallbeschreibung: Eine 28-jährige Inderin entwickelte plötzlich einen stark gesteigerten Sexualtrieb sowie eine übermäßige sexuelle Erregbarkeit, die ihr so unheimlich waren, dass sie einen Arzt aufsuchte. Vier Tage später war sie tot: Tollwut.[42] Dieser Fall, so bizarr und tragisch er auch scheint, ist keineswegs ein Einzelfall.[5, 14, 15, 18, 22, 42] Stark erhöhte Libido, und zwar bei beiden Geschlechtern, gehört zu den eher selten thematisierten Symptomen von Tollwut; bei manchen Patienten, die neurologisch ansonsten völlig normal wirken[15], ist es das einzige Anzeichen der Infektion vor dem Auftreten typischer neurologischer Symptome[15] – es wirkt wie ein makabres letztes Aufbegehren des Lebens gegen den sicheren Tod.

Ein gesteigerter Geschlechtstrieb als Merkmal einer Tollwutinfektion findet sich nicht nur beim Menschen, sondern auch bei Hunden und anderen Wirtstieren.[2] Das ist aufschlussreich, weil das Virus durch Schleimhautkontakt übertragen werden kann.[51] Selbst wenn der Mensch bei noch so reger Beischlafenergie für das Tollwutvirus eine Sackgasse darstellen dürfte, übt es doch auf das menschliche Gehirn einen ähnlichen Einfluss aus wie auf dasjenige seiner anderen tierischen Wirte. Die Manipulation des Sexualtriebs erhöht ganz allgemein die Chance des ungebetenen Gastes, einen neuen Wirt zu finden, und stellt neben der „Bissroute" einen zweiten möglichen Übertragungsweg dar. „Fatale sexuelle Anziehungskraft" und der Verlust von Scheu (in diesem Fall nicht Menschen-, sondern Katzenscheu) wird uns im nächsten Kapitel bei einem anderen höchst manipulativen Parasiten, *Toxoplasma gondii*, wiederbegegnen.

---

* Neben einer Infektion mit dem Rabiesvirus wird als medizinische Erklärung für den Vampirmythos seit längerem auch eine genetische Anomalie wie Porphyrismus diskutiert.[10, 23]

Toxoplasma:
wenn die Katz' den Ratz zum Dinner lädt

Als mit der Verbesserung der Mikroskopiertechnik zu Beginn des 20. Jahrhunderts das Zeitalter der Mikrobiologie anbrach, gelang es den Forschern endlich, weltweit einen Krankheitserreger nach dem anderen zu entdecken. Besonders produktiv war der französische Arzt und Mikrobiologe Charles Nicolle (1866–1936), Leiter des Institut Pasteur in Tunis. Der spätere Nobelpreisträger erkannte nicht nur, dass Läuse die Überträger des Fleckfieberbakteriums sind (siehe Kapitel Läuse), sondern veröffentlichte darüber hinaus grundlegende Arbeiten über fast alle Infektionskrankheiten von der Malaria bis zur Diphtherie. Aber den Gedanken, dass der unscheinbare einzellige Nagetierparasit, den er 1908 zusammen mit seinem Kollegen Louis Manceaux bei den meerschweinchengroßen Gundis (*Ctenodactylus gundi*) fand, das Verhalten seiner Opfer gezielt zu seinem Vorteil manipuliert, hätte Nicolle sicher als Spinnerei abgetan.

Die beiden Forscher nannten den Parasiten wegen seiner gebogenen Form und nach seinem Wirt *Toxoplasma gondii* (griechisch *toxon* = Bogen).[57] Aber erst als in den folgenden Jahrzehnten zahlreiche weitere Wirtstiere entdeckt wurden, darunter auch der Mensch, erregte *Toxoplasma* Aufsehen. Denn dieser Einzeller ist alles andere als ein harmloser Schmarotzer, sondern ruft Entzündungen des Gehirns und der Lunge sowie bei Kindern im Mutterleib Wasserkopf und schwere Missbildungen der Augen hervor. Nachdem 1948 ein serologischer Test entwickelt worden war, mit dem sich Antikörper gegen den Parasiten nachweisen ließen (Sabin Feldman Dye Test)[14], wurde schnell klar, dass die von *Toxoplasma gondii* – übrigens ein Verwandter des Malariaerregers (*Plasmodium*) – hervorgerufene Toxoplasmose eine weltweit verbreitete Infektionskrankheit ist.

Allerdings bemerken die meisten Menschen eine frische *Toxoplasma*-Infektion gar nicht, denn in der Regel verläuft die akute Phase weitgehend ohne Krankheitszeichen; nur gelegentlich treten leichte grippeähnliche Symptome auf (schwer erkranken können jedoch immungeschwächte Menschen, siehe unten). Nach der akuten Infektionsphase überdauern Toxoplasmen als Zysten vorwiegend in Gehirn und Muskelgewebe ihrer Wirte.[59, 60] Was diesen Parasiten so besonders macht, stellte sich erst mit der Zeit heraus, und inzwischen sind mehr als 20 000 wissenschaftliche Artikel über diesen erstaunlichen Einzeller erschienen.[14]

Streubomben

Diese Besonderheiten hängen mit dem Lebenskreislauf des Parasiten zusammen, denn um ihn zu vollenden und sich zu vermehren, muss er zwischen zwei Wirten wechseln. Sexuell vermehren kann sich *Toxoplasma* nur im Darm von Katzenartigen, von der Hauskatze bis zum Löwen, und infizierte Katzen scheiden mit ihrem Kot widerstandsfähige Eier aus, so genannte Oocysten. Aber wie gelangen die Parasiten wieder in die Katzen, ihren Endwirt? Die fressen bekanntlich ihren eigenen Kot nicht, sondern verscharren ihn sorgfältig – also stehen die Chancen nur schlecht, den Endwirt direkt mit Oocysten zu infizieren.

Anders sieht es aus, wenn die Eier erst einmal von Ratten und Mäusen vertilgt werden, die dann als Beute in den Fängen der geschmeidigen Räuber landen. Diesen eleganten Umweg über so genannte Zwischenwirte beschreitet *Toxoplasma*. Dabei heißt es klotzen, nicht kleckern: Die ausgeschiedenen Eier vervielfältigen ihre Schlagkraft „intern" durch ungeschlechtliche Teilung, das steigert die Chancen, im neuen Wirt zu überleben, beträchtlich. Dabei entstehen in jeder Oocyste insgesamt acht infektiöse Keime, die von Biologen Sporozoiten (Sichelkeime) genannt werden. Jetzt sind die Oocysten zu „scharfen" Streubomben geworden und harren der Aufnahme durch einen ahnungslosen Zwischenwirt.

Zunächst betätigen sich Mistkäfer, Schaben, Regenwurm & Co. als Oocysten-Spediteure und verstreuen die winzigen Zeitbomben, die bald in die Mägen von Mäusen und Ratten gelangen.[81] Die Hüllen der Oocysten werden von den Verdauungssäften ihres Darms zerstört und die Sporozoiten freigesetzt. Diese passieren die Darmwand und wandern dann in die Muskulatur, die Netzhaut, aber vor allem ins Gehirn ein, wo sie sich ins Innere der Nervenzellen zurückziehen.[9] Dort vermehren sie sich nochmals ungeschlechtlich durch Teilung, was die Schlagkraft der *Toxo*-Truppe weiter erhöht. Das Immunsystem des Wirtes kann die Parasiten zwar einigermaßen unter Kontrolle halten, sie aber nicht vollständig eliminieren, denn die Eindringlinge schützen sich durch die Bildung von Dauerstadien im Gewebe, den Zysten. Wird ein solcher zystendurchzogener Ratz dann von der Katze erwischt, beginnt der Zyklus von neuem: Die *Toxo*-Sichelkeime werden im Katzendarm frei, vermehren sich dort geschlechtlich und produzieren Oocysten.[56, 59, 60, 80]

Dummerweise vertilgen aber nicht nur Nager, sondern auch Huhn und Schaf, Schwein, Rind und Mensch regelmäßig *Toxo*-Oocysten sowie Gewebezysten, und sogar in wirbellosen Strudlern wie Austern können sie sich ansammeln.[28] So kann sich der Mensch beispielsweise durch Katzenkot, aber auch mit kontaminierter Gartenerde und verseuchtem Trinkwasser, mit rohem bzw. nicht durchgegartem Fleisch (vor allem von Schaf, Ziege und Schwein [Mett], seltener Rind [Tartar], Geflügel, Austern usw.) infizieren.[56] Damit steckt der Parasit zwar in einer Sackgasse, denn Menschen werden heutzutage nur selten von Angehörigen der Katzenfamilie erlegt und gefressen, daher sind wir nun ein Fehlwirt, doch das war früher möglicherweise ganz anders (siehe Kasten Seite 167).[24] Aber ob nun Fehlwirt oder „echter" Zwischenwirt, diese Parasitenstadien bleiben ihrem unfreiwilligen Gastgeber für den Rest seines Lebens erhalten und interagieren mit seinem Nervensystem.[44]

Fatal Attraction

Nun haben weder Mäuse noch Ratten ein gesteigertes Interesse daran, in den Fängen einer Katze zu landen. Sie meiden die Samtpfoten tunlichst, und das mindert die Fortpflanzungschancen ihres Parasiten natürlich beträchtlich. Um diese zu verbessern, hat *Toxoplasma* im Laufe der Evolution die Fähigkeit entwickelt, die Psyche seiner unfreiwilligen Gastgeber gezielt zu manipulieren, indem er ihnen die angeborene Angst vor Katzen und dem Geruch von Katzenurin nimmt! Und das ist keine Science Fiction. Der Parasit beeinflusst den Geruchssinn der Nager in seinem Sinne. Ihr Riechvermögen an sich bleibt völlig intakt, und sie fürchten sich auch weiterhin vor dem Geruch anderer Mäusejäger wie Marder, aber eben nicht mehr vor dem Geruch von Katzen, den einzigen Tieren, in denen sich *Toxoplasma* geschlechtlich vermehren kann.* [73]

Furchtlose Ratten und Mäuse sind natürlich im wahrsten Sinne des Wortes ein gefundenes Fressen für die Miezen, und der Parasit kann seinen Lebenszyklus im Katzendarm vollenden. *Fatal attraction*, „tödliche Anziehung" nannten *Toxoplasma*-Forscher dieses vom Parasit hervorgerufene und für ihre Nagerbeute selbstmörderische Verhalten.[6, 29, 37, 73]

Aber warum wirkt Katzenurin plötzlich anziehend auf *Toxo*-Ratten? An der Universität Stanford deckte der Parasitologe Robert Sapolsky mit seinem Team einen bizarren Mechanismus auf: Der Parasit kidnappt genau diejenigen Schaltkreise im Gehirn, die für die sexuelle Erregung männlicher Ratten zuständig sind, und zwar indem er den Spiegel des „Glückshormons" Dop-

---

* Interessant in diesem Zusammenhang ist, dass *Toxo*-infizierte Ratten von dem Uringeruch wilder Kleinkatzen (Puma, Gepard) noch stärker angezogen werden als von dem von Hauskatzen – vielleicht ein Hinweis auf die evolutionäre Vergangenheit des Parasiten (siehe Kasten Seite 167).[41]

amin im Lustzentrum erhöht. Der Duft einer Katze schreckt einen infizierten Rattenbock also nicht mehr ab, sondern zieht ihn geradezu magisch an. Denn sein Angstzentrum im limbischen System ist abgeschaltet, sein Lustzentrum hochgefahren: Der Mandelkern (Amygdala) kommt in einem Maße auf Touren, wie es sonst nur geschieht, wenn ein Rattenmännchen ein paarungsbereites Rattenweibchen wittert. „Mit anderen Worten: Toxo lässt Katzengeruch für Rattenmännchen sexy erscheinen", so Sapolsky – Katzenpipi als Aphrodisiakum.[37, 52, 73] Hinter der „fatalen Anziehung" steckt also, wie so oft, eine fatale *sexuelle* Anziehung, und Katz' oder Kater müssen nur noch warten, bis ihnen die liebestrunkenen Rattenböcke ins Maul springen.

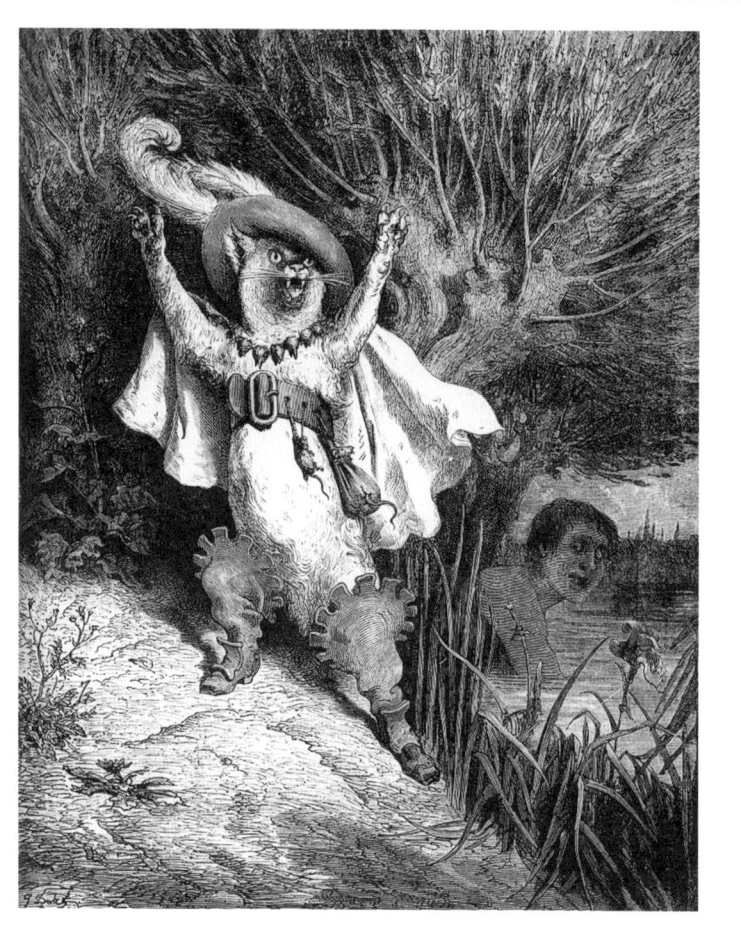

Sexy Kater auf Rattenfang. Stich von Gustave Doré aus dem 19. Jahrhundert

Das erscheint schon reichlich raffiniert für einen simplen Einzeller, doch damit der Heimtücke nicht genug; Ratten – und nicht nur die, sondern auch Kaninchen, Schafe und Hunde[4, 13, 51] – können sich auch bei der Paarung mit *Toxoplasma* infizieren. Die Parasiten dringen in die Hoden von Rattenmännchen ein und gelangen mit den Spermien in die Vagina des Weibchens. Dort infizieren die Spermien sowohl die Rättin als auch den resultierenden Nachwuchs. Die angeborene Katzenfurcht wird vom Parasiten damit von Geburt an ausgeschaltet. Aktuelle Untersuchungen (2014) haben übrigens ergeben, dass dieser Übertragungsweg auch beim Menschen funktioniert: Offenbar können *Toxo*-infizierte Männer ihre Partnerinnen anstecken, was bei deren Kindern unter Umständen zu einer angeborenen (congenitalen) Toxoplasmose führt. Umgekehrt – Frau steckt Mann an – scheint's übrigens nicht zu klappen.[26]

Das ist an sich schon ein Geniestreich, aber es kommt noch besser. Normalerweise machen Rattenweibchen einen großen Bogen um parasitenbefallene Männchen; solche Männchen „stinken" ihnen im wahrsten Sinne des Wortes, und sie paaren sich kaum mit ihnen. Aber damit der Übertragungsweg für den Parasiten funktioniert, müssen infizierte Rattenmännchen ihren potenziellen Partnerinnen möglichst sexy erscheinen. Und genau das ist der Fall: *Toxo*-infizierte Böcke wirken auf Weibchen ganz besonders attraktiv. Drei Viertel aller Weibchen verbringen ihre Zeit lieber mit ihnen als mit nicht-infizierten Männchen. Der Parasit manipuliert also nicht nur seinen Wirt, sondern er stellt auch das Paarungsverhalten der Weibchen auf den Kopf.[37, 52, 73]

Eine Infektion mit *Toxoplasma gondii* lässt den Testosteronspiegel der Männchen ansteigen, und zwar dadurch, dass sich die Anzahl der Rezeptoren in den Testosteron produzierenden Hodenzellen erhöht. (Dieser Mechanismus erklärt auch, warum nur Männchen mit einem Testosteronschub reagieren, aber weder Weibchen noch kastrierte Tiere.)[20, 24, 48] Derart testosterondurchtränkte Männchen sind für die Weibchen unwiderstehlich und sichern damit die Weitergabe des Parasiten beim Sex.[73] Bekanntlich macht Testosteron Männchen gleich welcher Art tollkühn. Inzwischen ist klar, dass die Risikobereitschaft von Rattenböcken tatsächlich durch Testosteron-High erhöht wird, denn riskantes Verhalten lässt sich auch allein durch eine Testosteroninjektion auslösen.[66]

Stoff für einen Psychothriller
So weit war die Forschung 2013, aber der letzte, entscheidende Schritt zur Aufklärung des Rätsels fehlte: Wie gelingt *Toxoplasma* dieses Kunststück? Auf wel-

che Weise erhöht der „blinde Ingenieur" die Ausschüttung von so wichtigen Botenstoffen wie Dopamin und Testosteron in seinen Wirten? Das wollten die Molekularbiologin Shantala Hari Dass und ihr Kollege, der Neurowissenschaftler Ajai Vyas, genauer wissen.[12, 74] Und was sie fanden, sorgte für einen Paukenschlag: *Toxoplasma* kann die genetische Maschinerie in Gehirn und Hoden von Ratten manipulieren und dadurch Angst- und Sexualverhalten der Rattenböcke kontrollieren.

Dabei geht *Toxoplasma* zweigleisig vor: Zum einen synthetisiert der Parasit mithilfe eigener Gene Dopamin (siehe unten), zum anderen programmiert er ein Schlüssel-Gen im medialen Mandelkern (Amygdala) seines Wirtes um, den Arginin-Vasopressin-Promotor (AVP). Das bedeutet, *Toxoplasma* greift durch so genannte epigenetische Manipulationen, also Veränderungen in der Genregulation seines Wirts, direkt ins Gefühlsleben des gastfreundlichen Rattenbocks ein!* Und das funktioniert so: Der AVP reguliert die Ausschüttung eines wichtigen Botenstoffs, Arginin-Vasopressin (AV). AV kontrolliert im Gehirn die Verarbeitung von Duftsignalen, die das soziale Zusammenleben regeln (zum Beispiel Paarbindung, Aggression zwischen Männchen)[74] Durch die Manipulation des AVP via Testosteron (siehe unten) sorgt der Parasit dafür, dass mehr AV ausgeschüttet wird – und das löst bei dem Rattenbock gravierende Verhaltensänderungen aus: Riecht er nun Katzenurin, werden überall im Hirn verstärkt Neuronen aktiviert, die dieses Peptid als Botenstoff nutzen. Das führt zu der von *Toxoplasma* gewünschten Furchtlosigkeit. Deaktiviert man den AVP experimentell, fürchten sich selbst infizierte Ratten wieder vor Katzengeruch. Faszinierend ist, dass man nicht-infizierten Ratten ihre normale Katzenfurcht „wegspritzen" kann, indem man die Aminosäure L-Methionin in die Amygdala einbringt. Methionin verhindert die Aktivierung des AVPs.[12, 74]

Damit die Sache funktioniert, braucht *Toxoplasma* nicht nur einen Sitz im Gehirn, sondern auch eine Filiale im Hoden der Rattenböcke, wo das Immunsystem ebenfalls weniger aktiv ist. Dort regt der Parasit die Testosteronproduktion an. Das macht die befallenen Männchen nicht nur sexuell attraktiver und sorgt via infiziertes Ejakulat für die horizontale Verbreitung des Parasiten (siehe oben), sondern Testosteron (bzw. seine Stoffwechselprodukte) wandert auch zur medialen Amygdala, wo es die AV-Produktion anregt. Die mediale Amygdala ist für das Verhalten der Rattenböcke deshalb so wichtig, weil dort Geruchsinformationen aus mehreren Quellen (Nase, Vomeronasalorgan) zusammenlaufen.

---

* Eine derartige Manipulation ist ein Beispiel für einen so genannten erweiterten Phänotyp. Dieser von dem Evolutionsbiologen Richard Dawkins geprägte Begriff umfasst die Summe aller Merkmale eines Organismus einschließlich denjenigen, die durch das Genom eines Parasiten entstehen, indem dieser das Verhalten des Wirts verändert (siehe Epilog).[74]

Ihre Neurone projizieren praktischerweise wiederum in Regionen, die für die sexuelle Erregung zuständig sind, womit sich der Kreis schließt.[74] Damit ist den beiden Forschern ein eleganter und überzeugender Beweis gelungen, dass *Toxoplasma* die Mikroanatomie im Gehirn seines Wirtes gezielt umgestaltet und damit dessen Verhalten so verändert, dass die eigenen Fortpflanzungschancen steigen. Gleichzeitig ist dies der erste klare Beweis bei einem Säuger, dass ein Parasit mit raffinierten epigenetischen Methoden den Phänotyp seines Wirtes, also dessen morphologische, physiologische und verhaltensbiologische Merkmale, manipulieren kann.[27]

Interessanterweise gilt dieses Testosteron-High nicht nur für Ratten: So ist der Testosterongehalt im Speichel von Männern mit einer schlafenden (latenten) *T.-gondii*-Infektion höher als bei nicht-infizierten Männern[20], und Frauen bewerten die infizierten Herren als besonders maskulin und dominant.[35] Zudem sind infizierte Männer im Schnitt 3 Zentimeter größer[23] und schätzen wie Rattenmännchen den Geruch von Katzenurin[22] – auch männliche *Homo sapiens* erliegen offenbar der *fatal attraction*.[23] Wie der Film *Basic Instinct* eindrucksvoll gezeigt hat, kann sexuelle Anziehungskraft nicht nur bei Rattenböcken stärker sein als der Instinkt zur Selbsterhaltung.

Strippenzieher im Gehirn

Dass ein Parasit seinen Wirt manipuliert, erscheint evolutionsbiologisch durchaus plausibel, da er auf diese Weise die Zahl seiner Nachkommen erhöhen kann. Sollte *Toxoplasma* etwa auch in der Lage sein, seine menschlichen Wirte zu manipulieren? Sollte das Programm, das der Parasit im Lauf seiner Evolution entwickelte hatte, um *Toxo*-infizierte Nager leichter in die Fänge von Katzen zu treiben, auch ähnliche Bahnen im Gehirn von Menschen manipulieren? Schließlich sind alle Säugerhirne ähnlich aufgebaut. Diese Frage stellte sich der tschechische Parasitologe Jaroslav Flegr von der Prager Karls-Universität. Als er in den 1990er Jahren an latent *Toxo*-infizierten Freiwilligen zu forschen begann – solche Studien seien im finanziell chronisch klammen Ostblock billiger gewesen als Tierversuche, erklärte er später –, war *Toxoplasma* für Mediziner und Psychologen noch kein Thema.[15, 16, 23, 24, 52]

Der diskrete Charme des Leoparden-Urins

Heute sind Menschen für *Toxoplasma* ein Fehlwirt, aber zu Zeiten von Säbelzahnkatze & Co. sah das möglicherweise ganz anders aus. Es ist schon spekuliert worden, ob *Toxoplasma* in Zeiten, als Großkatzen noch die unbestrittenen Herrscher ihres Lebensraums waren und Primaten, darunter auch unsere (Menschenaffen)-Vorfahren, einen beträchtlichen Teil ihrer Beute ausmachten, auf die Manipulation von Affengehirnen spezialisiert war. Gegenwärtig ist der wichtigste Endwirt von *Toxoplasma* die Hauskatze, der wichtigste Zwischenwirt sind kleine Nager. Die Zahl der Hauskatzen wird heute auf 600–1000 Millionen geschätzt, aber das ist eine recht junge Entwicklung.[84] Flegr vermutet, dass Großkatzen die Hauptwirte des Parasiten waren, als unsere Vorfahren noch selbst zur Beute wehrhafter Katzen gehörten.[24]

Diese zunächst belächelte These hat inzwischen durch Untersuchungen an unseren nächsten Verwandten, den Schimpansen, unerwartet klare Unterstützung gefunden. Erst kürzlich (2016) konnte gezeigt werden, dass sich *Toxo*-infizierte Schimpansen in Gegensatz zu ihren gesunden Artgenossen magisch von Leopardenurin angezogen fühlen.[62] Leoparden gehören (neben dem Menschen) vielerorts zu den Hauptfeinden von Schimpansen und sind für die meisten Todesfälle durch Raubtiere unter diesen Primaten verantwortlich. Da diese Großkatzen ihr Territorium mit Urin markieren, könnte dessen fatale Anziehungskraft zu häufigerem Kontakt zwischen Räuber und Beute führen – nimmt man bei Schimpansen so wie bei anderen *Toxo*-Wirten eine größere Risikobereitschaft und eine verlangsamte Reaktionszeit hinzu, ist das Ergebnis vorhersehbar. Interessanterweise gilt die Vorliebe der infizierten Affen *nicht* für den Urin anderer Großkatzen wie Löwen und Tiger, die keine Schimpansen jagen.[62] Wie es dem Parasiten gelingt, das Verhalten seiner Primatenwirte so gezielt zu manipulieren, ist bisher ungeklärt – der *Toxoplasma*-Forschung werden die Themen jedenfalls so schnell nicht ausgehen.

Die von *Toxoplasma* ausgelösten Verhaltensveränderungen beim modernen Menschen könnten also tatsächlich ein uraltes Erbe unserer evolutionären Vergangenheit sein. Denn stammesgeschichtlich gesehen ist es noch nicht allzu lange her, dass Hominiden zum Beuteschema von Großkatzen wie Leoparden gehörten. Es wäre durchaus möglich, dass *Toxoplasma* deswegen so geschickt darin ist, unser Gehirn zu manipulieren, weil sich frühe Hominiden als Zwischenwirte eigneten[62] – ein Katz-und-Maus-Spiel der etwas anderen Art.

In Deutschland weist etwa die Hälfte der erwachsenen Bevölkerung Antikörper gegen *Toxoplasma* auf (bei den über 50-Jährigen sind es sogar 70 Prozent) und ist damit gegen künftige Infektionen immun[71]; weltweit ist es rund ein Drittel.[25] (Bei Frauen im gebärfähigen Alter reicht die Spanne von 10 Prozent in Ländern mit einer vegetarisch geprägten Esskultur – wie Thailand, Vietnam, Südkorea – über 50 Prozent in einigen Industrienationen bis zu mehr als 70 Prozent in manchen Ländern Afrikas und Lateinamerikas.)[25] Und nachdem das Immunsystem die Eindringlinge in den Griff bekommen hat, so war lange Zeit die Lehrmeinung, ziehen sich diese in Muskel- und vor allem Hirnzellen zurück, wo sie ein Leben lang „schlafen". Weitere Forschung erschien daher unnötig.

Die vielen Gesichter einer Krankheit[24]

Toxoplasmose ist eine höchst wandelbare Infektion und kann fast unbemerkt verlaufen oder zu schweren Missbildungen und zum Tod führen. Die *akute Toxoplasmose*, bei der sich die infektiösen Parasitenstadien (Sporozoiten) nach Passieren der Darmwand in verschiedenen Organen ansiedeln und sich dort rasch vermehren (Tachyzoiten-Stadium), klingt bei Menschen mit gesundem Immunsystem meist rasch und weitgehend unauffällig wieder ab. Ihr Immunsystem sorgt dafür, dass die akute in eine *latente oder chronische Toxoplasmose* übergeht. Dabei bilden sich Zysten mit Parasitenstadien, die sich langsam vermehren (so genannte Bradyzoiten) und in verschiedenen Geweben – auch im Gehirn – jahrelang bzw. bis zum Lebensende des Wirtes überdauern. Das kann zu lokalen Entzündungen führen und bewirkt eine Freisetzung von Dopamin im Gewebe, schützt den Wirt aber vor einer Neuinfektion. Wird das Immunsystem jedoch unterdrückt (bei Aids, Krebstherapie oder nach einer Organtransplantation), kann eine bis dato latente Toxoplasmose *erneut und virulent* ausbrechen und eine oft tödlichen Gehirnentzündung auslösen. Infiziert sich eine Frau kurz vor oder zu Beginn ihrer Schwangerschaft, so kommt es in 10 Prozent der Fälle zu einem Abort oder einer schweren Missbildung des Fetus (Wasserkopf, Mikrocephalus), während eine Infektion im letzten Schwangerschaftsdrittel mit einer Wahrscheinlichkeit von 50–60 Prozent zu einer Infektion des Fetus führt, die Folgen einer derartigen *kongenitalen Toxoplasmose* sind aber in der Regel nicht ganz so gravierend (zum Beispiel Augenentzündungen, intrakranielle Verkalkung).

Inzwischen hat sich allerdings herausgestellt, dass vorgeburtliche Infektionen wie eine *Toxoplasmose* das Risiko eines Neugeborenen erhöhen, später an psychischen Störungen wie Schizophrenie zu erkranken, dass *Toxo*-positive Frauen in der Schwangerschaft vermehrt unter Angstgefühlen und Depressionen leiden, dass sie nach der Geburt zu selbstzerstörerischem Verhalten neigen und dass auch Zwangsstörungen bei Männern und Frauen mit einer chronischen Toxoplasmose deutlich häufiger auftreten als bei Nicht-infizierten.[8, 28, 32, 34, 40, 44, 55, 61, 82]

Flegr nahm dies zum Anlass zu untersuchen, ob die vermeintlich schlafenden Toxoplasmen nicht doch Einfluss auf die menschliche Psyche nehmen. Was er herausfand, war ebenso erstaunlich wie erschreckend: Eine latente *Toxoplasma*-Infektion konnte massiv in unser psychisches Gleichgewicht eingreifen. Beispielsweise stellte er fest, dass *Toxo*-Infizierte eher zum Selbstmord neigen[28, 38] und das Risiko, psychisch zu erkranken[18, 23, 24, 47, 50] oder Arbeits- oder Autounfälle zu erleiden, bei ihnen deutlich erhöht ist.[2, 17, 21] Dies wurde mittlerweile durch Studien aus der Türkei bestätigt.[43, 83]

Vermehrte Arbeits- und Autounfälle könnten neben einer erhöhten Risikobereitschaft auf eine verlängerte Reaktionszeit zurückgehen, wie Flegr sie bei Versuchspersonen mit schlafender *Toxoplasma*-Infektion fand.[17] Dies betraf Männer wie Frauen, doch ansonsten unterscheiden sich die Reaktionen auf eine Infektion in geschlechtsspezifischer Weise: *Toxo*-Männer weisen einen höheren, *Toxo*-Frauen hingegen einen geringeren Testosteronspiegel auf als Nichtinfizierte auf – das passt zu den Rattenergebnissen (siehe oben), könnte aber auch zumindest teilweise erklären, warum viele Persönlichkeitsmerkmale bei Männern und Frauen nach einer *Toxoplasma*-Infektion in entgegengesetzte Richtungen driften.[49] *Toxo*-Männer zeigten sich im Mittel stärker introvertiert, misstrauischer, weniger an Neuem (*novelty seeking*) oder an der Meinung anderer interessiert und neigten eher dazu, Regeln zu missachten.[18] Ganz anders *Toxo*-Frauen: Sie gingen mehr aus sich heraus, waren vertrauensvoller, mehr an der Meinung anderer interessiert und hielten sich stärker an gesellschaftliche Regeln als ihre nicht infizierten Geschlechtsgenossinnen.[19] Und „infizierte Frauen bevorzugen teure, modische Kleidung, ganz im Gegensatz zu infizierten Männern", erklärte Flegr unlängst in einem Interview. „Schauen Sie mich an."[54] Flegr, selbst *Toxo*-infiziert, kleidet sich, freundlich gesagt, äußerst lässig.

Warum es geschlechtsspezifische Unterschiede gibt, ist bisher ungeklärt, aber Flegr vermutet, es könne sich um zwei Seiten einer Medaille handeln: Parasitenbefall bedeutet für jeden Organismus chronischen Stress, und unter Stress verhalten sich Männer und Frauen tendenziell anders. Gestresste Männer neigen eher dazu, sich in sich zurückzuziehen und abweisend oder antisozial zu reagieren, dagegen greifen viele Frauen auf soziale Bindungen zurück und suchen diese zu stärken – statt auf „fight or flight" (Kampf oder Flucht) setzen sie auf eine „tend and befriend"-Strategie (sich kümmern und Freundschaften schließen).[67]

Der Forscher verweist jedoch darauf, dass der Parasit die Persönlichkeit eines Menschen nicht etwa vollständig umkrempelt, sondern dass die Effekte subtil sind. Wer als Frau vor der Infektion introvertiert ist, verwandelt sich nicht in einen stark extrovertierten, sondern in einen etwas weniger introvertierten Menschen.[19, 23, 49, 52] Zudem geht wahrscheinlich nur ein Teil der beobachteten Verhaltensveränderungen auf Manipulationen des Parasiten zurück. Andere sind Folge der pathologischen Veränderungen, die die Vermehrung des Parasiten in den Wirtszellen mit sich bringt, und noch andere, wie ein veränderter Lymphokininspiegel, gehen auf Reaktionen des wirtseigenen Immunsystems zurück.[24]

Schizophrenie: gespaltene Meinungen

Und Flegr ging noch einen Schritt weiter: Er vermutete, dass auch psychische Erkrankungen wie Schizophrenie auf einen Befall mit *Toxoplasma* zurückgehen können. In der wissenschaftlichen Gemeinde stießen seine Ergebnisse auf allgemeine Skepsis, und er hatte zunächst Schwierigkeiten, sie überhaupt zu publizieren. „Die Möglichkeit, dass menschliches Verhalten von irgendeinem dummen Parasiten beeinflusst werden kann, ruft starken psychologischen Widerstand hervor. Niemand möchte sich wie eine Marionette fühlen. Die Gutachter [die über die Annahme von wissenschaftlichen Artikeln entscheiden] könnten sich verletzt gefühlt haben", erklärte er. Diese ablehnende Haltung der wissenschaftlichen Gemeinschaft änderte sich erst, als sich internationale Schwergewichte wie der bereits erwähnte Parasitologe Robert Sapolsky auf seine Seite schlugen, da die Befunde in seinem Labor Flegrs Ergebnisse stützten:[11, 72] „Insgesamt handelt es sich um wilde, bizarre Neurobiologie […] ich vermute, dass es bei Säugern haufenweise weitere Beispiele für so etwas gibt, ausgelöst von Parasiten, von denen wir noch nie gehört haben.".[52] Ein weiterer renommierter Wissenschaftler, der amerikanische Psychiater E. Fuller Torrey, stellte sich ebenfalls auf Flegrs Seite: „[Seine Forschung] ist offensichtlich nicht politisch korrekt, in dem Sinne, dass sich nicht viele Labors damit beschäftigen. Er hat die Sache weitgehend allein durchgezogen, mit sehr wenig Unterstützung. Ich denke, es lohnt sich, sich damit zu beschäftigen. Ich finde die Sache absolut glaubwürdig."[52, 69]

Die Vermutung, dass *Toxoplasma* Schizophrenie auslöst, wird von Tierversuchen und Befunden an Menschen gestützt. Wenn wir uns mit *Toxoplasma* infizieren, reagiert unser Immunsystem auf die Infektion, indem es den Abbau von Tryptophan veranlasst, eine Aminosäure, die für auch viele andere Parasiten lebenswichtig ist. Unser Immunsystem versucht, den Parasiten buchstäblich auszuhungern. Damit sinkt allerdings auch der Spiegel von Serotonin, einem Neurotransmitter, der aus Tryptophan synthetisiert wird. Im Gehirn von Schizophrenen sind neurochemische Veränderungen, wie sie typisch für den Abbau von Tryptophan sind, entdeckt worden. Sie können viele kennzeichnende Merkmale der Erkrankung erklären: So führt ein Serotoninmangel zu der Reizbarkeit und Niedergeschlagenheit, die für Schizo

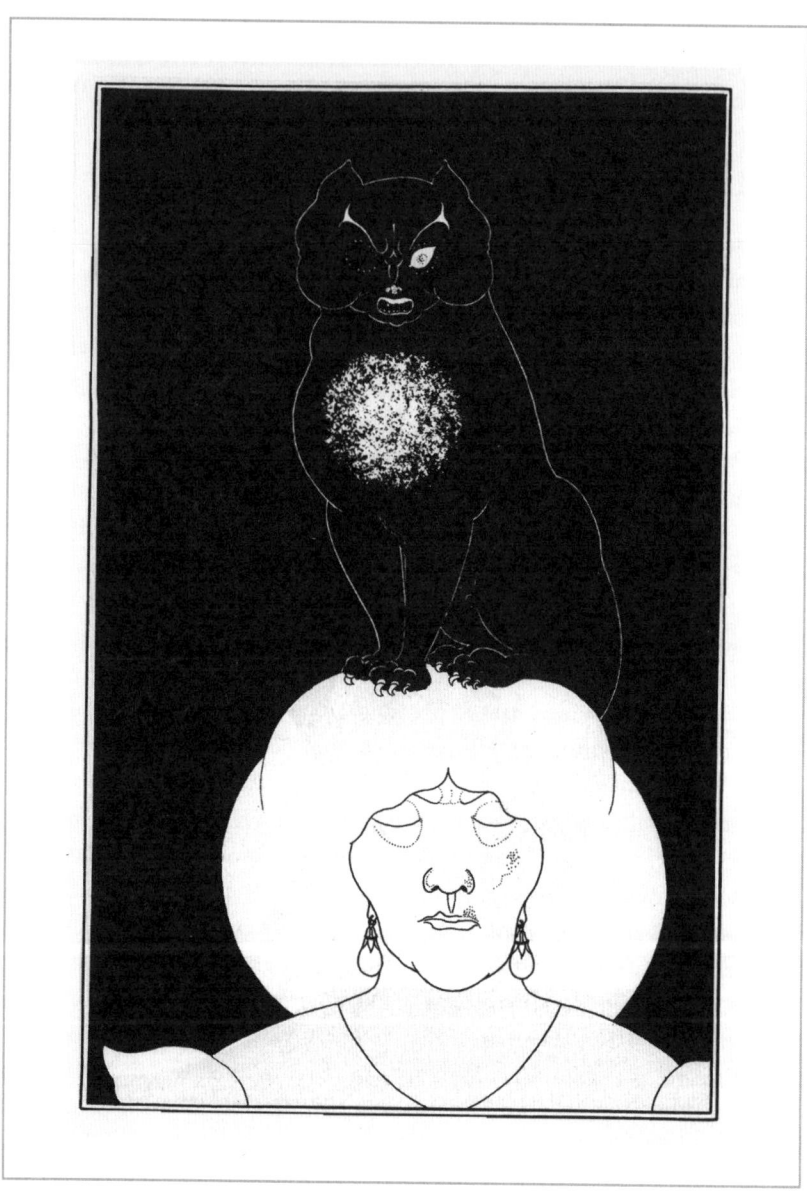

Die „**Schwarze Katze"** (1894) des englischen Jugendstilkünstlers Aubrey Beardsley auf dem Kopf, *Toxoplasma*-Zysten im Gehirn?

phrenie kennzeichnend sind und mit einem erhöhten Selbstmordrisiko einhergehen, wie es für psychiatrische Patienten mit einer hohen Konzentration von *Toxo*-Antikörpern im Blut typisch ist.[24, 44] Im Gegenzug kommt es im Gehirn im Rahmen des Tryptophanabbaus zu einer Erhöhung des Dopaminspiegels.[24, 44] Auf diese Dopamin-steigernden Reaktionen des Immunsystems setzt *Toxoplasma* noch eins drauf: Der Parasit verfügt über zwei Gene, mit denen er die Produktion von Dopamin durch Ausschüttung eines Enzyms namens Tyrosinhydroxylase bei seinem Wirt noch weiter ankurbeln kann.[31, 53, 63]

Dopamin ist als Neurotransmitter im Gehirn ein Tausendsassa: Es spielt in den Basalganglien eine wichtige Rolle bei der Bewegungskontrolle (ein Mangel führt zu Parkinson), im limbischen System als „Glückshormon", dessen Ausschüttung belohnend wirkt, aber an anderer Stelle auch als „Angstanzeiger" (ein hoher Spiegel signalisiert Furcht), und im Frontalhirn beeinflusst es planmäßiges Verhalten und Motivation.[42] Sein Spiegel ist bei Menschen mit Schizophrenie deutlich erhöht. Aus Rattenversuchen ist bekannt, dass sich *Toxo*-Zysten im ganzen Gehirn verteilen, wobei die meisten jedoch im Belohnungs- und Angstzentrum im limbischen System nachgewiesen wurden.[5, 79, 80] Aber ganz gleich, wo die parasitären Zysten im Gehirn sitzen, stets produzieren sie Dopamin und wirken damit gezielt auf die dopaminergen Nervenzellen und die von ihnen gesteuerten Verhaltensweisen ein.[53] Zudem kann der Erreger offenbar direkt auf die wirtseigene DNA und die Ablesung ihrer Gene zugreifen, um ans Ziel zu gelangen.[33]

In vitro ist die Dopaminfreisetzung in *Toxo*-infizierten Mäusezellen siebenmal so hoch wie in nicht-infizierten Zellen, *in vivo* ist der Effekt vermutlich noch höher.[53, 63] Ein erhöhter Dopaminspiegel wird mit Leichtsinn, Draufgängertum und den positiven Schizophreniesymptomen (Wahnvorstellungen wie Paranoia, aber auch Größenwahn, Halluzinationen wie „Stimmen hören") in Verbindung gebracht.[23, 24, 44] Und wie eine Studie an 180 amerikanischen Soldaten zeigte, die wegen Schizophrenie aus der Armee entlassen wurden, ließ sich die Krankheit durch *Toxoplasma*-Antikörper (Beleg für eine Infektion) voraussagen – Antikörper fanden sich nicht nur in frischen Blutproben *nach* der Diagnose, sondern auch in gefrorenen Blutproben, die den Soldaten bis zu einem halben Jahr *zuvor* abgenommen worden waren.[58] Alles in allem erhöht eine Toxoplasmose das Schizophrenie-Risiko um fast das Dreifache.[23, 24]

Höchst interessant ist in diesem Zusammenhang, dass angstlösende Medikamente wie Haloperidol die Schizophrenie-Symptome wie Halluzinationen und Wahnvorstellungen bekämpfen, die Dopaminwirkung blockieren

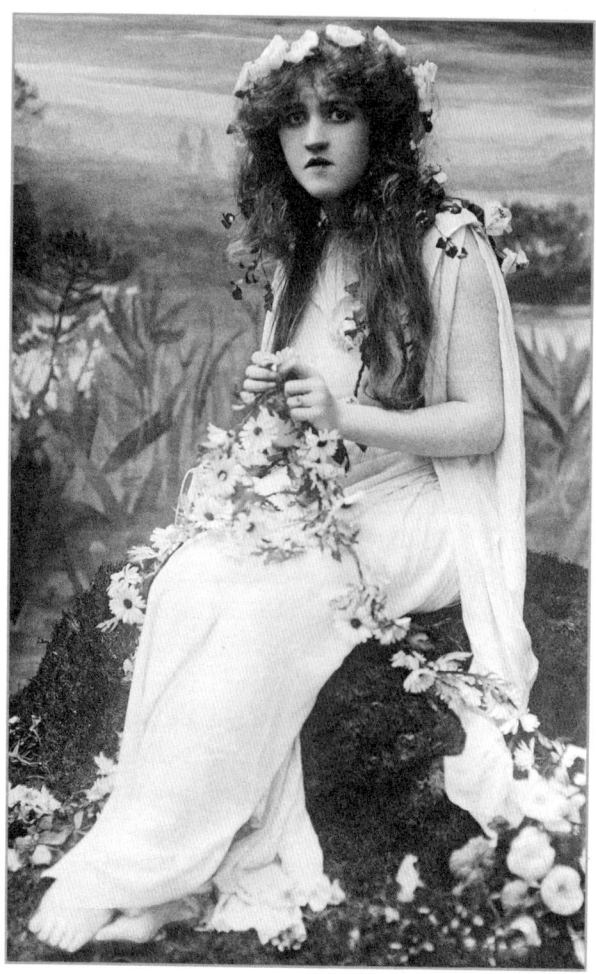

Die wohl berühmteste schizophrene Gestalt der Literaturgeschichte: Ophelia
(dargestellt von Mignon Nevada, wahrscheinlich 1910) aus Shakespeares Trauer-
spiel „Hamlet". Diese Krankheit ist geprägt durch Symptome wie Wahnvorstellungen (zum Beispiel Verfolgungswahn) und Halluzinationen („Stimmen hören"). Die
Wahrscheinlichkeit, irgendwann im Leben an Schizophrenie zu erkranken, liegt
weltweit bei rund 1 Prozent.[29]

und so die Einwirkung des Parasiten auf das Verhalten hintertreiben. Verabreichte man frisch infizierten Ratten nämlich Haloperidol, so verloren Katzen ihre „fatale Anziehungskraft" auf sie. Diese Psychopillen waren dabei
wirksamer als ein Antibiotikum wie Trimethoprim, mit dem die Ärzte eine
Toxoplasmose normalerweise behandeln.[77, 78]

Wirken Psychopharmaka also dadurch auf die Psyche, dass sie Parasiten bekämpfen?[39] Da *T. gondii* eine bedeutende Erhöhung der Dopaminproduktion in Nervenzellen bewirkt und überall im Gehirn sitzen kann (siehe oben), könnten die Symptome der Infektion davon abhängen, wo er sich niederlässt.[3] Inzwischen vermuten manche Experten, dass *T. gondii* nicht nur für Schizophrenie, sondern auch für andere psychische Störungen verantwortlich ist, die mit einem gestörten Dopaminstoffwechsel einhergehen – beispielsweise Zwangsstörungen, ADHS und starke Stimmungsschwankungen. Ratten leben nur 2–3 Jahre, Menschen hingegen viele Jahrzehnte, daher ist es durchaus vorstellbar, dass man solche dramatischen Effekte nur beim Menschen findet.[29, 80]

Schizophrenie betrifft ca. 0,5–1 Prozent der Bevölkerung weltweit.[23, 24] *Toxo*-Infektionen sind bei Schizophrenen im Vergleich zur Allgemeinbevölkerung ungewöhnlich häufig; zudem unterscheiden sich Schizophreniepatienten mit *Toxo*-Antikörpern von solchen ohne sie.[69, 76] Bei einer aktuellen Studie im Kernspintomografen wies mehr als ein Viertel der untersuchten Patienten weniger graue Substanz in Teilen des Cortex und des limbischen Systems auf – das galt aber *nur* für diejenige Untergruppe von Schizophreniepatienten, die positiv auf *T. gondi* getestet wurden. Demnach ist der Schwund grauer Substanz höchstwahrscheinlich eine Folge des Einzellerbefalls. Die Ergebnisse waren so eindeutig, dass der Autor der Studie, der Psychiater Jiři Horáček, der Flegrs Thesen bis dahin eher skeptisch gegenübergestanden hatte, seine Meinung grundlegend änderte: „Ich war erstaunt, wie ausgeprägt der Effekt war. Meines Erachtens spricht das dafür, dass der Parasit bei genetisch empfindlichen Menschen Schizophrenie auslösen kann."[36, 52]

Vorsicht, Trojaner!

Die Vorliebe, die *T. gondii* fürs Gehirn hegt, bringt ihn in eine privilegierte Position, um das Verhalten seines Zwischenwirtes zu beeinflussen. Wie aber gelangt der Parasit aus dem Darm schließlich ins Gehirn, wie gelingt es ihm, die Blut-Hirn-Schranke zu überwinden, die Parasiten gewöhnlich den Zugang zu unserem empfindlichsten Organ verwehrt?

Bestimmte weiße Blutkörperchen, die dendritischen Zellen, gelten bei Säugern als die Torwächter des Immunsystems. Doch der Parasit schafft es, diese Blutkörperchen „umzustimmen" und außerdem den Botenstoff GABA (Gamma-amino-Buttersäure) auszuschütten. GABA wird normalerweise nur von Hirnzellen produziert, er ist der wichtigste hemmende neuronale Botenstoff im Gehirn (er hemmt unter anderem Angstgefühle). Als Hirnzellen getarnt, gelingt es den Blutkörperchen nun, mit ihrer Zystenfracht die Blut-Hirn-Schranke zu überwinden und ins Gehirn vorzudringen, genau wie die alten Griechen ihre Krieger in einem hohlen Holzpferd versteckt nach Troja schummelten – eine wirklich geniale Taktik. „Wir haben nachgewiesen, dass dies sowohl in den dendritischen Zellen von gesunden menschlichen Spendern als auch im Mausmodell passiert. Es zeigt, dass der Parasit dendritische Zellen als eine Art Trojanisches Pferd benutzt, um sich selbst aus dem menschlichen Darm ins Gehirn schleusen zu lassen", erklärte Studienleiter Antonio Barragan kürzlich in einem Interview. „Damit haben wir erstmals gezeigt, wie der Parasit sich im Körper seines Wirts verhält, wie er ins Gehirn eindringt und seinen Wirt manipuliert, indem er die Neurotransmitter des Gehirns übernimmt."[10, 30] Tatsächlich zeigen Menschen mit Schizophrenie nicht nur einen abnormen Neurotransmitterspiegel für Dopamin, sondern auch für GABA.[84] GABA könnte ein weiteres Werkzeug des Parasiten sein, mit dem er das Verhalten des Wirts zu seinen Gunsten verändert.

Inzwischen bestätigen zahlreiche Studien den von Flegr vermuteten Zusammenhang zwischen Schizophrenie und *Toxo*-Infektion[23], und die zunächst bizarr anmutende These eines Einzelkämpfers und Außenseiters gewinnt mit jeder neuen Studie an Plausibilität. Offenbar kann eine Toxoplasmose bei genetisch dazu veranlagten Menschen das Gehirn verändern[36] und zusammen mit Manipulationen des Neurotransmitterspiegels Schizophrenie auslösen. Die Ausprägung dieser Schizophrenie hängt dabei neben der genetischen Konstitution des Betroffenen sicherlich auch von der Virulenz des infizierenden *Toxo*-Stammes, vom Zeitpunkt und der Route der Infektion sowie vom Sitz der Zysten ab.[23, 28, 44, 64, 78, 84] Aus all diesen Gründen erkranken nur rund 3 Prozent aller mit *Toxoplasma* infizierten Menschen an Schizophrenie.[24]

Angeschlichen

Der Psychiater E. Fuller Torrey stützt Flegrs Katzen/*Toxoplasma*/Schizophrenie-Hypothese aus ganz anderer, nämlich historischer Sicht. „In den Lehrbüchern findet man noch immer die dumme Behauptung, dass es Schizophrenie schon immer gegeben hat, dass sie überall auf der Welt gleich häufig ist und dass sie seit undenklichen Zeiten existiert. Dem widerspricht die die epidemiologische Literatur jedoch völlig."[52, 69, 84] Zwar wurden schon im alten Ägypten Katzen als Haustiere gehalten, aber auffällig ist, dass die Häufigkeit von Schizophrenie in der zweiten Hälfte des 18. Jahrhunderts in Europa anstieg; damals kamen in Paris und London Stubentiger in Künstler- und Kulturkreisen groß in Mode und der Kontakt zwischen Haustier und Halter wurde sehr eng.[69] Im 20. Jahrhundert konnten und wollten sich Mediziner und freudianisch geprägte Psychiater einfach nicht vorstellen, dass Schizophrenie eine akute oder chronische Hirnerkrankung ist. Dabei war man Ende des 19. Jahrhunderts schon weiter: 1896 erschien im *Scientific American* ein Artikel mit dem Titel „Werden Geistesstörungen von einer Mikrobe hervorgerufen?"

Hinweise für Katzenfreunde

Katzen, die ausschließlich im Haus gehalten werden, tragen den Parasiten nicht. So genannte Freigänger sind nur etwa 3 Wochen ihres Lebens potenziell infektiös, und zwar gewöhnlich, wenn sie gerade zu jagen begonnen haben und mit infizierten Nagern in Kontakt kommen. Wichtigste Überträger sind daher Jungkatzen. Wenn sie sich infiziert haben, beginnen sie etwa 3 Tage später mit der Ausscheidung von Oocysten, und das hält bis zu 3 Wochen an. Die ausgeschiedenen Dauerstadien werden nach ein paar Tagen im Freien infektiös und bleiben es in der Regel einige Monate. Nach der Erstinfektion entwickeln Katzen eine Immunität, das heißt, dass es selbst bei einer erneuten Toxoplasma-Infektion keine Erreger mehr ausgeschieden werden; auch Menschen sind nach überstandener Infektion immunisiert (siehe Kasten Seite 169). Während der kurzen Zeitspanne, in der Katzen potenziell infektiös sind, ist vermehrtes Händewaschen sowie normale Küchen- und Tischhygiene angesagt. Viel wichtiger, als Katzen aus dem Haus zu verbannen, ist es, Gemüse gründlich zu putzen; vor allem Schwangere sollten möglicherweise mit Dauerstadien verunreinigtes Trinkwasser (z.B. aus offenen Brunnen), Gartenarbeit und Spielen in der Sandkiste sowie den Kontakt mit mäusejagenden Katzen meiden.[1, 7, 24, 52, 65] Wegen der Gefahr für den Fötus wird ihnen zudem ein Antikörpertest auf Toxoplasmen empfohlen.

Doch fast das ganze 20. Jahrhundert hindurch galt die Schizophrenie als Erkrankung mit vornehmlich psychologischen und psychosozialen Wurzeln. Dass sie familiär gehäuft auftritt, stützte die Annahme, dass ihr eine genetische Komponente zugrunde liegt. In keiner Studie konnten jedoch Gene gefunden werden, die ein deutlich erhöhtes Schizophrenierisiko mit sich bringen – anscheinend sind weniger genetische Einflüsse als die familiären Lebensumstände (gemeinsame Nahrung, Trinkwasser, Katzenhaltung) verantwortlich.[7, 65, 84]

Gestützt wird diese Vermutung durch Untersuchungen in Papua-Neuguinea. Die Bergvölker im Hochland haben bis vor nicht allzu langer Zeit keine Katzen als Haustiere gehalten, und da dort auch wilde Katzenarten selten sind, fanden sich nur bei 2 Prozent der Bevölkerung Antikörper gegen *T. gondii* – gleichzeitig gehörte die Schizophreniehäufigkeit zu den niedrigsten weltweit.[68, 69, 75, 84] Geisteskrankheiten waren bei *Toxo*-infizierten Menschen nach der Einführung von Katzen zwei- bis dreimal so häufig wie bei gesunden Kontrollpersonen aus derselben Region. Eine schlummernde Toxoplasmose erhöhte das Schizophrenie-Risiko *stärker* als irgendeine mit Schizophrenie verknüpfte Genvariante.[69] Experten wie Torrey vermuten inzwischen, dass rund drei Viertel aller Schizophreniefälle auf infektiösen Erreger zurückgehen und dass *Toxoplasma* bei einem großen Teil dieser Fälle „seine Finger im Spiel" hat.[52, 70]

Ein Parasit als Religionsstifter?

Wolbachia ist die unbestrittene Meisterin in der Kunst, Wirbellose nach ihrer Pfeife tanzen zu lassen. Doch wenn es einen Parasiten gibt, der als exemplarisches Beispiel dafür dienen kann, wie man ein Wirbeltier, nämlich einen Säuger, kidnappt und manipuliert, dann ist es zweifellos *Toxoplasma gondii*. *Toxoplasma* ist der wohl erfolgreichste einzellige Parasit der Welt: Bei Hunden, Kaninchen und Seeottern kann der Befall 50 Prozent überschreiten, bei Mäusen, Ratten und Wildvögeln 60 Prozent und bei Katzen, Bären, Rotwild und Menschen 70 Prozent. *Toxo*-infizierte Seeotter fallen fast viermal häufiger Haien zum Opfer als ihre gesunden Artgenossen – erinnert das nicht stark an die *fatal attraction,* die Katzen auf Ratten und Mäuse ausüben?[45, 78]

Dieser Parasit spielt bei seinen Wirten virtuos auf der Tastatur der wichtigen Botenstoffe, seien es Hormone wie Testosteron oder Neurotransmitter wie Dopamin und GABA. Wäre es also denkbar, dass das Bestreben eines winzigen einzelligen Parasiten, komme, was wolle, von einer Katze gefressen zu werden, unsere Psyche, unsere psychischen Erkrankungen und damit unsere Kultur mitgestaltet hat?[46] Schließlich galten und gelten Halluzinationen und das Hören von Stimmen in vielen Kulturen als Beweis für die Existenz einer höheren Macht. Damit wäre ein mikroskopisch kleiner Hirnparasit ein Wegbereiter religiöser Gefühle.[60]

Epilog: Wir sind viele

Im Jahr 2002 benötigte die 52-jährige Bostonerin Karen Keegan eine Spenderniere, deshalb sollte abgeklärt werden, ob einer ihrer drei Söhne als Spender infrage kam. Schnell stellte sich heraus, dass sie nur die biologische Mutter eines der Söhne sein konnte. Ärzte und Familie standen vor einem Rätsel, alle drei Schwangerschaften und Geburten waren völlig normal verlaufen, keine künstliche Befruchtung, keine Leihmutterschaft. Und auch eine Kindsvertauschung kam nicht infrage, denn alle drei Söhne waren eindeutig die Enkel ihrer Großeltern mütterlicherseits. Wie war das möglich?

Schließlich knackten die Ärzte das Rätsel: Die Bostonerin war eine genetische Chimäre, das heißt, in ihrem Körper befand sich das Erbgut zweier Menschen. Das andere Erbgut stammte offenbar von ihrer zweieiigen Zwillingsschwester, die nie geboren wurde, mit der sie aber eine kurze Weile die Gebärmutter geteilt und deren Zellen sie zu einem Zeitpunkt, als ihr Immunsystem noch nicht „selbst" und „fremd" unterscheiden konnte, resorbiert hatte. Einige dieser Zellen wanderten in ihren Eierstock und wurden später befruchtet – Keegan hatte also im gewissen Sinne ihre eigenen Neffen zur Welt gebracht.[12]

Ein bizarrer Einzelfall? Wohl kaum. Kurze Zeit später wäre die Britin Lydia Fairchild fast wegen Sozialbetrugs verurteilt worden, weil sie Sozialhilfe für ihre Kinder beantragte, die laut DNA-Test nicht ihre Kinder sein konnten.[1] Und DNA-Tests könnten bekanntlich nicht irren, betonte das Sozialamt. Wären ihre Anwälte nicht zufällig auf den Fall Keegan gestoßen, wäre Fairchild, die hartnäckig auf ihrer Unschuld beharrte, wohl nicht nur im Gefängnis gelandet, sondern hätte auch das Sorgerecht für ihre Kinder verloren. Über ihren Fall wurde ein Film gedreht (*The Twin Inside Me*, deutsch *Der Zwilling in mir*).

Das Fremde in uns

Wie häufig solche Fälle sind, wissen wir nicht, denn wie oft kommt es vor, dass geprüft wird, ob Kinder, die eine Frau geboren hat, genetisch auch wirklich ihre Kinder sind? Inzwischen geht man davon aus, dass Chimärismus nicht selten ist, sondern lediglich selten *entdeckt* wird. „Rund ein Achtel aller Empfängnisse und rund ein Achtel aller Lebendgeburten sind Zwillinge – die Mehrheit von ihnen wird allein geboren, ohne einen lebenden Zwilling. Rund jeder Achte, der herumläuft, ist ein Zwilling, der allein geboren wurde", erklärt der Entwicklungsbiologe Charles Boklage, der sich seit 25 Jahren mit Chimärismus beschäftigt[11], und er verweist darauf, dass dieses Phänomen bei Blutinfusionen sowie Organtransplantationen eine entscheidende Rolle spielen kann. Und er fragt provokativ: „Wie viele Seelen hat eine Chimäre?"[11]

Auch wenn es für viele Menschen und ihre Vorstellung von Individualität schwer zu verdauen ist: Wir sind nicht einer, wir sind viele. Zwillinge tragen Zellen ihres ungeborenen Geschwisters in sich, Frauen, die Söhne geboren haben, tragen nicht selten Y-Chromosomen in sich, die sich irgendwo im Körper ansiedeln und vermehren – auch im Gehirn.[8]

Und nicht nur menschliche Zellen nennen unseren Körper „Heimat", sondern auch unser Darm ist ein eigenes mikrobielles Ökosystem. Dieses Mikrobiom enthält bis zu 100 Billionen Mikroorganismen und damit zehnmal mehr Zellen als unser Körper und hundertmal mehr Gene als unser Genom.[8] Diese Mikroorganismen spielen auf der Klaviatur unserer Emotionen – nicht zufällig sprechen wir von unserem „Bauchgefühl" und haben „Bauchgrimmen" vor einer schwierigen Entscheidung, denn die Darmflora übt offenbar einen prägenden Einfluss auf unsere Stressreaktion aus. So konnte bei Mäusen nachgewiesen werden, dass das Vorhandensein oder Fehlen von Darmbakterien eine entscheidende Rolle bei der Entstehung von Angst und Depressionen spielen. Das ist nicht so abwegig, wie es zunächst scheinen mag: Schließlich bestehen zwischen dem enterischen Nervensystem mit seinen 200–500 Millionen Nervenzellen, das den ganzen Magen-Darm-Trakt durchzieht und kurz „Bauchhirn" genannt wird, und dem Zentralnervensystem enge Verbindungen – kein Wunder, dass Darmflora und Gehirn einander auf dem Laufenden halten.[2] Und Babys werden bei der Geburt gleich mit den Darmbakterien der Mutter „imprägniert".

Parasiten als Erweiterung des Phänotyps

Noch fremder und unheimlicher als Darmbewohner sind uns ungebetene Gäste im Gehirn. „Jeder Organismus, der unser Gehirn mit uns teilt, ist es wert, untersucht zu werden", meinte ein Parasitologe einmal treffend.[4] Und das sind nicht gerade wenige, denn in unserem „persönlichstes" Organ tummeln sich Vielzeller wie Einzeller, Bakterien wie Viren. Und ihre Interessen sind nicht immer die unseren, was sich besonders deutlich an Parasiten zeigt, die sich in unserem Gehirn einnisten und Beschwerden ganz unterschiedlicher Art auslösen, darunter Stadien von Bandwürmern wie der Schweine-, Hunde- und Fuchsbandwurm (Neurocystizerkose, zerebrale zystische bzw. alveolare Echinokokkose), von Saugwürmern wie Pärchenegel (zerebrale Bilharziose), Fadenwürmern wie Hunde- und Katzenspulwurm (Neurotoxoca-riose), Trichinen (Neurotrichinellose), Einzeller wie *Toxoplasma* (Neuroto-xoplasmose), *Entamoeba* (Hirnabzess), *Plasmodium* (zerebrale Malaria), Try-panosomen (Schlafkrankheit, zerebrale Chagas-Krankheit)[5]; dazu kommen Bakterien wie Streptokokken und *Treponema* sowie Viren wie das Borna- und das Tollwutvirus – die Reihe ließe sich problemlos fortführen.

Inzwischen behaupten einige Evolutionsbiologen sogar, der moderne Mensch ließe sich ohne sein jahrtausendelanges Zusammenleben mit seinen Pathogenen gar nicht begreifen – weder körperlich noch mental. So haben Parasiten & Co. im Lauf unserer evolutionären „Kohabitation" nicht nur phy-sische Aspekte wie Fruchtbarkeit, Sexualverhalten, Schwangerschaftsübelkeit und Geburtsgewicht beeinflusst, sondern auch Faktoren wie IQ, Sprache und Religion und nicht zuletzt unsere Küche: Es ist sicher kein Zufall, dass in wärmeren Ländern mit hoher Parasitenlast scharf und stark gewürzt wird, schließlich haben viele Gewürze nicht nur antimikrobielle Eigenschaften, sondern vertreiben auch Würmer ...[9, 10]

Dass Gene von Parasiten das Verhalten ihrer Wirte zu ihren Gunsten be-einflussen können, wurde schon länger vermutet. In seinem Sachbuch-Best-seller 1982 *The Extended Phenotype* (deutsch: *Der erweiterte Phänotyp*) er-weitert der Evolutionsbiologe Richard Dawkins den Begriff des Phänotyps als Summe aller Merkmale (morphologisch, physiologisch, verhaltensbiolo-gisch) und zählt auch Verhaltensänderungen hinzu, die durch den Einfluss bzw. das Genom von Parasiten bedingt sind.[3] Ein solcher Fall wurde zunächst bei Insekten nachgewiesen: Mit Baculoviren infizierte Schwammspinnerrau-pen fressen ständig, häuten sich aber nicht mehr, während sich die Viren fröhlich vermehren, bis ihr Wirt fast platzt. Und statt sich tagsüber zu verste-cken, bleiben die Raupen hoch oben in den Baumkronen, wo sie schließlich sterben und ihre Virenlast „in alle Winde" verstreuen (siehe Vorwort). Das Parasiten-Gen, das diese „Wipfelkrankheit" hervorruft, codiert für ein En-zym, das das Häutungshormon Ecdyson stilllegt – damit wurde erstmals eine genetische Basis für den „erweiterten Phänotyp" nachgewiesen.[6] Inzwischen ist eine derartige Verhaltensbeeinflussung auch für das Paar *Toxoplasma*/Rat-te belegt (siehe Kapitel *Toxoplasma*).

Der Mensch als Superorganismus

Im Lauf unserer Evolution als Spezies hat *Homo sapiens* sich zu einem Super-organismus entwickelt, der seinen Körper mit unzähligen „egoistischen Ein-heiten" teilt[8], die sein Verhalten direkt oder indirekt beeinflussen, manche nur vorübergehend, andere auf Dauer. Dabei kommt es durchaus vor, dass sich die Ziele dieser „Vielen" nicht decken: Die Genome dieser egoistischen Einheiten verhalten sich – nun eben, egoistisch. Und das gilt vermutlich auch für fremde menschliche Zellen, für die verschiedenen Stämme der Darmflora und natürlich für Parasiten. So ist es ganz in *Toxoplasma*s Sinne, dass infizierte Ratten leichtsinniger sind und langsamer reagieren, im Sinne eines menschlichen Wirtes jedoch, der eine höhere Neigung zu Verkehrs- und Arbeitsunfällen zeigt, sicherlich nicht.

Die Experimentalpsychologen Peter Kramer und Paola Bressan sind daher überzeugt: „Es ist Zeit, das ganze Konzept infrage zu stellen, das wir von uns selbst haben, und zu erkennen, das ein einzelnes menschliches Individuum weder nur menschlich noch nur ein einziges Individuum ist."[8] Wir werden nicht assimiliert, wir sind es schon. Widerstand ist zwecklos. Wir haben mehr mit dem unheimlichen Borg-Kollektiv aus *Star Trek* gemein, als wir denken.

Diese Erkenntnis ist besonders wichtig, wenn es um psychische Erkrankungen geht. Psychotherapien müssen versagen, wenn die Ursache von Depressionen, Zwangsstörungen oder Schizophrenie kein verdrängtes psychisches Problem ist, sondern die Krankheit auf eine Infektion oder eine gestörte Darmflora zurückgeht. Bei psychischen Erkrankungen gehen Mediziner jedoch allgemein von einer genetischen Prädisposition aus, als Auslöser der Krankheit gelten traumatische Ereignisse.[7] Dies steht aber gar nicht im Widerspruch zu der These, dass solche Erkrankungen von Parasiten ausgelöst werden können. Gewalterfahrungen, Verlust eines geliebten Menschen oder auch der Verlust des Arbeitsplatzes setzen uns unter starken, mitunter chronischen Stress, der das Immunsystem nachhaltig beeinträchtigen kann und damit den Ausbruch einer latenten Parasiteninfektion möglich macht.

Bei so vielen Hinweisen auf infektionsbedingte psychische Erkrankungen erscheint der Widerstand seitens der neurologischen und psychiatrischen Zunft umso unverständlicher. Natürlich ist die Beweislage bei chronischen Infektionen ungleich schwerer zur erbringen als bei akuten Infektionskrankheiten, denn nicht alle Menschen, die Antikörper gegen einen Erreger aufweisen, erkranken auch. Und bei denjenigen, die erkranken, kann die Infektion 10, 20 oder gar 30 Jahre zurückliegen. Mit der ständigen Weiterentwicklung von Labordiagnostik und Therapien lassen sich immer mehr dieser Eindringlinge nachweisen und bekämpfen – sofern man nach ihnen sucht. Für Psychiater und Psychotherapeuten heißt das wohl, öfter ein Lehrbuch über Parasitologie aufzuschlagen.

Glossar

Gehirnteile bzw. -regionen (siehe Abb. Seite 141)

Hypophyse (Hirnanhangsdrüse): übergeordnete Hormondrüse im Zentralnervensystem (ZNS), die die körpereigenen Hormonsysteme kontrolliert.

Hypothalamus: liegt im ZNS über der Hypophyse und kontrolliert unser inneres Milieu (zum Beispiel Regulation von pH-Wert und Temperatur, Ionenzusammensetzung) sowie vegetative Funktionen wie Hunger, Durst, Tagesrhythmik und Sexualverhalten.

Limbisches System: stammesgeschichtlich relativ alte Funktionseinheit tief im Gehirn von Säugetieren, zu der unter anderem Gyrus cinguli, Amygdala und Hippocampus zählen und in der vor allem Emotionen verarbeitet werden.

Neocortex: stammesgeschichtlich jüngster Teil der Großhirnrinde, der sich ausschließlich bei Säugetieren findet; beim Menschen bildet er rund 90 Prozent der Großhirnrinde.

Mitochondrien: für den Energiestoffwechsel zuständige „Kraftwerke" der Zelle. Man nimmt an, dass es sich um ehemals freilebende Bakterien handelt, die im Lauf der Evolution zu Symbionten früher Zellen geworden sind (Endosymbiontentheorie).

Neurotransmitter sind chemische Botenstoffe, die Signale zwischen Nervenzellen (Neuronen) übertragen und deren Verhalten (zum Beispiel die Erregbarkeit) beeinflussen.

Dopamin gehört zu den wichtigsten Neurotransmittern im ZNS und hat vielfältige Funktionen. So wirkt es auf die Bewegungskontrolle, dient im limbischen System als „Glückshormon", dessen Ausschüttung belohnend wirkt, und beeinflusst im Stirnlappen (Frontalhirn) planmäßiges Verhalten. Viele neurologische psychische Erkrankungen gehen mit einem gestörten Dopaminspiegel einher (zum Beispiel Parkinson, Schizophrenie).

Serotonin beeinflusst als Neurotransmitter im ZNS unter anderem den Schlaf-Wach-Rhythmus. Ein Mangel kann zu Depressionen führen.

Parasit: „Gast", der seinem unfreiwilligen Wirten Schaden zufügt.

Viren stellen einen Sonderfall dar, da sie keinen eigenen Stoffwechsel besitzen, und sie werden daher von vielen Parasitologen nicht zu den Parasiten gezählt. Da sie zur eigenen Vermehrung jedoch mit ihrem Genom (ob DNA oder RNA) auf die Zellmaschinerie ihres Wirtes zurückgreifen und diese dabei nicht selten schwer schädigen, also das Verhalten eines Parasiten zeigen, beziehen wir sie mit ein. Ein Beispiel ist das Tollwutvirus.

Bakterien sind in der Regel größer als Viren. Die DNA von Bakterien liegt nicht in einem abgegrenzten Zellkern, sondern bildet eine ihm ähnliche Struktur, ein so genanntes Kernäquivalent. Neben Infektionserregern wie *Treponema pallidum*, *Yersinia pestis* oder *Rickettsia prowazekii* gibt es zahllose harmlose oder nützliche Bakterienarten, beispielsweise in unserer Darmflora.

Einzeller sind in der Regel größer als Bakterien, bestehen nur aus einer einzigen Zelle und haben stets einen echten Zellkern. Die meisten sind harmlos, etwa Pantoffeltierchen (*Paramecium*), aber es gibt auch ziemlich unangenehme Vertreter, wie *Entamoeba histolytica* (führt zu Amöbenruhr) oder *Toxoplasma*.

Vielzeller sind in der Regel größer als Einzeller und bestehen aus zahlreichen Zellen mit echtem Zellkern. In diese Gruppe gehören Ektoparasiten, die außen auf ihrem Wirt schmarotzen, wie Stechmücken, Läuse und Flöhe, und nicht nur Blut saugen, sondern auch als *Vektoren* mikrobielle Krankheitserreger – Einzeller, Bakterien und Viren –übertragen können; dazu zählen aber auch Endoparasiten, die im Körperinneren ihres Wirtes leben, wie Bandwürmer und Filarien.

Unter **Endemiegebieten** verstehen Parasitologen (und Biologen allgemein) begrenzte geografische Gebiete, in denen eine Infektionskrankheit (zum Beispiel Tollwut, Elephantiasis) andauernd und gehäuft auftritt.

Wirt: ein tierischer Organismus, der unfreiwillig Gäste beherbergt, die auf seine Kosten leben.

Endwirt: derjenige Wirt, in dem es zu einer geschlechtlichen Vermehrung des Parasiten kommt. Für *Toxoplasma* ist's die Katze, für die Filarie *Wuchereria* ist's der Mensch.

Fehlwirt: ein Wirt, in dem sich das Parasitenstadium nicht weiterentwickeln und/oder nicht vom Endwirt aufgenommen werden kann. Heutzutage ist der Mensch für *Toxoplasma* ein Fehlwirt, weil der Erreger aus unserem Körper in der Regel nicht in den einer Katze gelangen kann.

Hauptwirt: derjenige Wirt, in dem der Parasit am häufigsten gefunden wird; für *Toxoplasma* ist die Hauskatze sowohl End- als auch Hauptwirt.

Zwischenwirt: Wirt, der Jugendstadien eines Parasiten aufnimmt, die sich in seinem Körper ungeschlechtlich vermehren und diese auf einen anderen Wirt überträgt (das kann ein weiterer Zwischenwirt sein oder aber der Endwirt). Beispiele sind Nager, die die Oocysten von *Toxoplasma* aufnehmen, und blutsaugende Insekten, die die Larven von Filarien wie *Wuchereria* aufnehmen.

Zytokine: chemische Botenstoffe des Immunsystems.

Bildnachweis

Abb. 1: Foto Andrea Pfuhl

Abb. 2: National Museum of Health and Medicine, Otis Historical Archives

Abb. 3: Zeichnung Andrea Pfuhl, nach J. Kühn

Abb. 4: Holzschnitt von Michael Wolgemut in Hartmann Schedels Weltchronik von 1493

Abb. 5: Paul Fürst, 1656

Abb. 6: Albrecht Dürer, 1497–1498

Abb. 7: Geißlerzug, um 1350. Aus: Chronik von Gilles Li Muisis, fol. 16v Bibliothèque Royale de Belgique, Brüssel

Abb. 8: Aus: Glennan, A. H. (1899) National Museum of Health and Medicine, Otis Historical Archives

Abb. 9: WHO, aus: Otis Historical Archives National Museum of Health & Medicine

Abb. 10: Aus: Hyde, J. N., Montgomery, F. H. (1897) A practical treatise on diseases of the skin, for the use of students and practitioners. Philadelphia, New York, S. 499

Abb. 11: Aus: Scott O'Neill (2004) Genome Sequence of the Intracellular Bacterium Wolbachia. PLoS Biol 2/3/2004: e76. doi:10.1371/journal.pbio.0020076

Abb. 12: Jean Perréal: Charles VIII. (1490-1495). Bibliothèque nationale de France, département des Manuscrits Lat. 1190, Paris

Abb. 13: Baden in Wildbad, aus einer Schrift von Hans Folz, um 1480

Abb. 14: National Museum of Health and Medicine, Otis Historical Archives

Abb. 15: Sarah Bernhardt als Hamlet. Foto James Lafayette, London, 1899

Abb. 16: Charles Baudelaire, Foto Etienne Carjat, ca. 1862

Abb. 17: Foto Window & Grove, ca. 1888

Abb. 18: Aus: Swedo, S. E. et al (2012) From research subgroup to clinical syndrome: modifying the PANDAS criteria to describe PANS (Pediatric Acute-onset Neuropsychiatric Syndrome). Pediatrics & Therapeutics 2: e113; Abdruck mit freundlicher Genehmigung.

Abb. 19: Aus: Harald Stümpke (1967) Bau und Leben der Rhinogradentia. G. Fischer, Stuttgart. Abdruck mit freundlicher Genehmigung von Springer Spektrum.

Abb. 20: Holzschnitt von Lucas Cranach d. Ä., ca. 1512

Abb. 21: Der Wolf vom Gévaudan anlässlich der Präsentation bei Ludwig XV., ca. 1765

Abb. 22: Illustration von Gustave Doré für das Buch Les Contes de Perrault, Paris 1862

Abb. 23: Illustration von Gustave Doré für das Buch Baron von Münchhausen, 1862

Abb. 24: Illustration von Gustave Doré, 1862

Abb. 25: Illustration von Aubrey Beardsley für die Kurzgeschichte „The Black Cat" von Edgar Allan Poe, 1894–1895

Abb. 26: Mignon Nevada als Ophelia, ca. 1910

Literatur

Vorwort

1 Adamo SA: Modulating the modulators: parasites, neuromodulators and host behavioral change. *Brain, Behavior and Evolution* 2002; 60: 370–377

2 Adamo SA: Parasites: evolution's neurobiologists. *Journal of Experimental Biology* 2013; 216: 3–10

3 Auvichayapat N et al: Kluver-Bucy syndrome after mycoplasmal bronchitis. *Epilepsy and Behavior* 2006; 8: 320–322

4 Baldauf S et al: Infection with an acanthocephalan manipulates an amphipod's reaction to a fish predator's odours. *International Journal for Parasitology* 2007; 37: 61–65

5 Balin BJ et al: *Chlamydophila Pneumoniae* and the etiology of late-onset Alzheimer's Disease. *Journal of Alzheimer's Disease* 2008; 13: 371–380

6 Bethel WM, Holmes JC: Increased vulnerability of amphipods to predation owing to altered behavior induced by larval acanthocephalans. *Canadian Journal of Zoology* 1977; 55: 110–115

7 Breitenborn K: Bornavirus: Kontroverse um Humanpathogenität. *Deutsches Ärzteblatt* 2007; 104: A-1365–1368

8 Callahan G: Infectious madness: disease with a past and a purpose: Mental illness may not be just craziness, but have a parasitic, fungal, or viral etiology. *Emergency Medicine News* 2002; 24: 52–54

9 Dantzer R: Cytokine-induced sickness behavior: where do we stand? *Brain, Behavior and Immunology* 2001; 15: 7–24

10 Dudley R, Mitton K: Parasite deterrence and the energetic costs of slapping in howler monkeys, *Alouatta palliata. Journal of Mammalogy* 1990; 71: 463–465

11 Empting LD: Neurological and neuropsychiatric syndrome features of mold and mycotoxin exposure. *Toxicology and Industrial Health* 2009; 25: 577–581

12 Goulson D: Wipfelkrankheit: modification of host behaviour during baculoviral infection. *Oecologia* 1997; 109: 219–228

13 Helluy S, Holmes JC: Serotonin, octopamine, and the clinging behavior induced by the parasite *Polymorphus paradoxus* (Acanthocephala) in *Gammarus lacustris* (Crustacea). *Canadian Journal of Zoology* 1990; 68: 1214–1220

14 Hofmann O: *Die Schlaffsucht (Flacherie) der Nonne (Liparis monacha) nebst einem Anhang. Insektentötende Pilze mit besonderer Berücksichtigung der Nonne.* P. Weber (Frankfurt), 1891

15 Hooshmand H et al: Neurosyphilis. *Journal of the American Medical Association* 1972; 219: 726–729

16 Hoover K et al: A gene for an extended phenotype. *Science* 2011; 333: 1401

17 Itzhaki R et al: Herpes simplex virus type 1 in brain and risk of Alzheimer's disease. *Lancet* 1997; 349: 241–244

18 Knight K: How pernicious parasites turn victims into zombies. *Journal of Experimental Biology* 2013; 216: i–iv

19 Maynard BJ et al: *Gammarus lacustris* harboring *Polymorphus paradoxus* show altered patterns of serotonin-like immunoreactivity. *Journal of Parasitology* 1996; 82: 663–666

20 McAuliffe K: How your cat is making you crazy. *Atlantic Magazine* März 2012

21 McCusker RH, Kelley KW: Immune–neural connections: how the immune system's response to infectious agents influences behavior. *Journal of Experimental Biology* 2013; 216: 84–98

22 Moore J: An overview of parasite-induced behavioral alterations – and some lessons from bats. *Journal of Experimental Biology* 2013; 216: 11–17

23 Poinar G, Yanoviak SP: *Myrmeconema neotropicum* n. g., n. sp., a new tetradonematid nematode parasitising South American populations of *Cephalotes atratus* (Hymenoptera: Formicidae), with the discovery of an apparent parasite-induced host morph. *Systematic Parasitology* 2008; 69: 145–153

24 Schoental R: Fusarial mycotoxins and behaviour: possible implications for psychiatric disorder. *British Journal of Psychiatry* 1985; 146: 115–119

25 Tierney AJ, Mangiamele LA: Effects of serotonin and serotonin analogs on posture and agonistic behavior in crayfish. *Journal of Comparative Physiology* A 2001; 187: 757–767

26 Wolfe, N: *Virus – die Wiederkehr der Seuchen*. Rowohlt (Reinbek), 2012

27 Yanoviak SP et al: Parasite-induced fruit mimicry in a tropical canopy ant. *American Naturalist* 2008; 171: 536–544

28 Yucesan C, Sriram S: *Chlamydia pneumoniae* infection of the central nervous system. *Current Opinion in Neurology* 2001; 14: 355–359

29 Zimmer C: Do chronic diseases have an infectious root? Science 2001, 393: 1974–1977

Läuse

1 Anderson JO, Andersson SG: A century of typhus, lice and Rickettsia. *Research in Microbiology* 2000; 151: 143–150

2 Anon: Professor von Prowazek, Nachruf in *Journal of Parasitology* 1915; 2: 51–53

3 Bauer AW: Der „Weichselzopf" in medizinhistorischer Perspektive. *Acta Dermatologica* 2004; 30: 218–222

4 Bechah Y et al: Epidemic typhus. *Lancet Infectious Diseases* 2008; 8: 417–426

5 Birt T: Aus dem Leben der Antike. Dearbooks (Berlin), 2016

6 Bonilla DL et al: The biology and taxonomy of head and body lice – implications for louse-borne disease prevention. *PLOS Pathogens* 2013; 9: e1003724

7 Breitschwerdt EB et al: *Bartonella vinsonii* subsp. *berkhoffii* and *Bartonella henselae bacteremia* in a father and daughter with neurological disease. *Parasites & Vectors* 2010; 3: 29

8   Breitschwerdt EB: Did *Bartonella henselae* contribute to the deaths of two veterinarians? *Parasites & Vectors* 2015; 8: 317

9   Burkhart CB, Burkhart CN: Head lice therapies revisited. *Dermatology Online Journal* 2006; 12: 3

10 Buzek A et al: *Pediculosis capitis* among school children in urban and rural areas of Eastern Poland. *European Journal of Epidemiology* 2004; 19: 491–495

11 Byman D: *Deadly Connections: States That Sponsor Terrorism.* Cambridge University Press, 2007

12 Caspary J: Ueber chronische Quecksilberbehandlung der Syphilis. *Vierteljahresschrift für Dermatologie und Syphilis* 1887; 19: 3–35

13 Corráin D: Emancipation, Famine & Religion: Ireland under the Union 1815–1870. Multitext Project in Irish History. University College Cork, Ireland, 2006; abrufbar unter: http://multitext.ucc.ie/d/Famine

14 Dettner K, Peters W: *Lehrbuch der Entomologie.* G. Fischer (Stuttgart), 1999

15 Friedli A et al: Die Plica Polonica im 21. Jahrhundert. *Der Hautarzt* 2000; 51: 201–202

16 Garth J: *Tolkien and the Great War: The Threshold of Middle-earth.* HarperCollins Publishers (New York), 2003

17 Gillhoff J: *Jürnjakob Swehn, der Amerikafahrer.* dtv (München), 2001

18 Gnanaraj P et al: Plica polonica in association with pediculosis capitis and scabies – a case report. *Int J Dermatol* 2007; 46: 2, 151–152

19 Hatton TJ, Williamson JG: After the famine: emigration from Ireland 1850–1913. *Journal of Economic History* 1993; 53: 575–600

20 Heysham J et al: An account of the jail fever: Or typhus carcerum: as it appeared at Carlisle in the Year 1781. Carlisle, 1782

21 Jahnke C et al: *Pediculosis capitis* im Kindesalter: epidemiologische und sozialmedizinische Erkenntnisse einer Reihenuntersuchung von Schulanfängern. *Gesundheitswesen* 2008; 70: 667–673

22 Kemper H: *Kurzgefaßte Geschichte der tierischen Schädlinge, der Schädlingskunde und der Schädlingsbekämpfung.* Duncker & Humblot (Berlin), 1968

23 Kittler R et al: Molecular evolution of *Pediculus humanus* and the origin of clothing. *Current Biology* 2003; 13: 1414–1417

24 Kuschinsky G, Lüllmann H: Kurzes Lehrbuch der Pharmakologie und Toxikologie. Thieme Verlag (Stuttgart), 1984

25 Liman von Sanders O: https://archive.org/details/fnfjahretrke00limauoft

26 Lind J: Two papers on fevers and infection. London, 1763: D Wilson; abrufbar unter http://www.jameslindlibrary.org/lind-j-1763/

27 Madke B, Khopkar U: *Pediculosis capitis*: An update. *Indian Journal of Dermatology, Venereology and Leprology* 2012; 78: 429–438

28 Mehlhorn H: *Die Parasiten des Menschen.* Springer Spektrum, Heidelberg 2012

29 Mittelalter-Lexikon: http://u01151612502.user.hosting-agency.de/malexwiki/index.php/Hygiene

30 Miyamura S et al: Comparision of in vitro susceptibilities of *Rickettsia prowazekii, R. rickettsii, R. sibirica* and *R. tsutsugamushi* to antimicrobial agents. *Nihon Saikingaku Zasshi* 1989; 44: 717–721

31 Morewitz H: A Brief History of Plica Polonica (2007) http://nuvoforheadlice.com/Plica.htm

32 Mumcuoglu KY, Zias J: Pre-pottery neolithic B head lice found in Nahal Hemar Cave and dated 6,900–6,300 B.C.E. *Atikot* 1991; 20: 167–168

33 Mumford A: *The Counter-Insurgency Myth. The British Experience of Irregular Warfare*. Routledge (Oxford), 2012

34 Nobel Lectures, *Physiology or Medicine 1942–1962*. Elsevier Publishing Company (Amsterdam), 1964. Online abrufbar unter: http://www.nobelprize.org/nobel_prizes/medicine/laureates/1948/press.html

35 Ohl ME, Spach DH: *Bartonella quintana* and urban trench fever. *Clinical infectious Diseases* 2000; 31: 131–135

36 Pepys S: *The Diary of Samuel Pepys – A New and Complete Transcription*. Robert Latham/William Matthews (Hrsg), Bell & Hyman (London), 1970–1983

37 Pierce WD (Hrsg): *Sanitary Entomology*. Gorham Press (Boston), 1921

38 Porter R: *Die Kunst des Heilens*. Spektrum Akademischer Verlag (Heidelberg), 2000

39 Pruszyński JJ et al: Plica neuropathica – a short history and description of a particular case. *Hygeia Public Health* 2013; 48: 481–485

40 Raoult D: Evidence for louse-transmitted diseases in soldiers of Napoleon's Grand Army in Vilnius. *Journal of Infectious Diseases* 2006; 193: 112–120

41 Röhrich L: *Lexikon der sprichwörtlichen Redenarten*. Herder (Freiburg), 1995

42 Schilling H: *Siedler Deutsche Geschichte. Aufbruch und Krise, Deutschland 1517–1648*. Siedler (Berlin), 1994

43 Simon C: DDT. *Kulturgeschichte einer chemischen Verbindung*. Merian (Basel), 1999

44 Tischler W: *Grundriß der Humanparasitologie*. G. Fischer (Stuttgart), 1982

45 University of London; Institute of Historical Research: BHO – British History Online; abrufbar unter: british-history.ac.uk

46 Volbehr K: *Gesundheit an Bord*. Ernst Kabel (Hamburg), 1987

47 Weber-Kellermann I: *Eine preußische Königstochter: Glanz und Elend am Hofe des Soldatenkönigs in den Memoiren der Markgräfin Wilhelmine von Bayreuth*. Insel-Verlag (Frankfurt), 1990

48 Wenk P, Renz A: *Parasitologie*. Thieme Verlag (Stuttgart), 2003

49 Werther T: *Fleckfieberforschung im Deutschen Reich 1914–1945. Untersuchungen zur Beziehung zwischen Wissenschaft, Industrie und Politik unter besonderer Berücksichtigung der IG Farben*. Dissertationsschrift, Universität Marburg, 2004

50 Wheeler CM: Control of typhus in Italy 1943–1944 by use of DDT. American Journal of Public Nations Health 1946; 36: 119–129

51 Winkle S: *Geißeln der Menschheit*. Artemis & Winkler (Düsseldorf), 2005

52 Winkle S: Johann Friedrich Struensee (1737–1772) – Arzt, Aufklärer und Staatsmann. In: Donnert E (Hrsg): *Europa in der Frühen Neuzeit Festschrift für Günter Mühlpfordt Band 7 Unbekannte Quellen. Aufsätze zu Entwicklung, Vorstufen, Grenzen und Fortwirken der Frühneuzeit in und um Europa. Inhaltsverzeichnisse der Bände 1–6. Personenregister der Bände 1–7.* Böhlau Verlag (Köln), 2008

53 Zinsser H: *Rats, Lice and History.* Little, Brown and Company (Boston), 1963

Flöhe

1 Abbott RC, Rocke TE: *Plague.* National Wildlife Health Center Circular 1372 U.S. Geological Survey, Reston, Virginia, 2012

2 Allentoft M et al: Population genomics of the Bronze Age Eurasia. *Nature* 2015; 522: 167–172

3 Anon: Infiziert. *Süddeutsche Zeitung* vom 21.8.2015

4 Aplin K et al: Multiple geographic origins of commensalism and complex dispersal history of black rats. *PLOS ONE* 2011; 6: e26357

5 Bacot AW, Martin CJ: Observations on the mechanism of the transmission of plague by fleas. *Journal of Hygiene* 1914; 13: 423–439

6 Barnaby W: *Biowaffen.* Goldmann (München), 2002

7 Bergdolt K: *Die Pest: Geschichte des Schwarzen Todes.* C.H. Beck (München), 2011

8 Berkenhout J: *Outlines of the natural history of Great Britain and Ireland.* London (Elmsly), 1769, Bd. 1; abrufbar unter http://gdz.sub.uni-goettingen.de/dms/load/img/?PPN=PPN367209748&IDDOC=222256

9 Billeaud J: Ariz. Biologist likely died on plague. *Associated Press* 10. November 2007

10 Boccaccio G: *Das Dekameron.* 2 Bde, Insel-Verlag (Frankfurt), 1999

11 Brehm A: *Brehms Tierleben,* Bd. 29. Nach der zweiten Originalausgabe bearbeitet von Dr. Alfred Meyer, Gutenberg-Verlag (Wien, Hamburg, Zürich), 1927–1929

12 Buckland PC, Sadler JP: A biogeography of the human flea, *Pulex irritans* L. (Siphonaptera: Pulicidae). *Journal of Biogeography* 1989; 16: 115–120

13 Dettner K, Peters W: *Lehrbuch der Entomologie.* G. Fischer (Stuttgart), 1999

14 DeWitte SN, Wood W: Selectivity of Black Death mortality with respect to preexisting health. *Proceedings of the National Academy of Sciences* 2008; 105: 1436–1441

15 Drancourt M et al: *Yersinia pestis* as a telluric, human ectoparasiteborne organism. *Lancet Infectious Diseases* 2006; 6: 234–241

16 Eisen RJ et al: Early-phase transmission of *Yersinia pestis* by unblocked fleas as a mechanism explaining rapidly spreading plague epizootics. *Proceedings of the National Academy of Sciences* 2006; 103: 15380–15385

17 Fukuto HS, Bliska JB: Editorial: *Yersinia pestis* survives in neutrophils and sends a PS to macrophages: bon appétit! *Journal of Leukocyte Biology* 2014; 95: 383–385

18 Gibbons A: Bronze Age plague wasn't spread by fleas. *Science AAAS*, 22.10.2015

19 Huang D et al: Diverse transitional giant fleas from the mesozoic era of China. *Nature* 2012; 483 (7388): 201–204

20 Hufthammer AK, Walløe L: Rats cannot have been intermediate hosts for *Yersinia pestis* during medieval plague epidemics in Northern Europe. *Journal of Archaeological Science* 2013; 40: 1752–1759

21 Ibn Battûta: Voyages III. Inde, Extrême-Orient, Espagne & Soudan. Traduction de l'arabe de C. Defremery et B. R. Sanguinetti (1858). Introduction et notes de Stéphane Yérasimos François Maspero. Paris 1982, Collection FM/La Découverte, abrufbar unter http://classiques.uqac.ca/classiques/ibn_battuta/voyages_tome_III/ibn_battuta_t3.pdf

22 Jorge R, Roubaud E: Les faunes regionales des rongeurs et des puces dans leurs rapports avec la peste, resultats de l'enquete, 1924–27. Office international d'hygiene publique, Paris. Comite permanent. Paris, Masson, 1928

23 Lingg H von: Der Schwarze Tod, abrufbar unter http://gutenberg.spiegel.de/buch/hermann-von-lingg-gedichte-1295/1

24 Mehlhorn H: *Die Parasiten des Menschen*. Spektrum Akademischer Verlag (Heidelberg), 2012

25 Mollaret HH: La découverte par Paul-Louis Simond du rôle de la puce dans la transmission de la peste. *Revue du Practicien* 1991; 41: 1947–1952, abrufbar unter http://www.pathexo.fr/documents/articles-bull/T92-5b-PLS5.pdf

26 Moltke H von: *Unter dem Halbmond 1835–1839*. Edition Erdmann (Lenningen), 1981

27 Montaigne M de: *Tagebuch einer Badereise*. Steingrüben (Stuttgart), 1963

28 Ogata M: Ueber die Pestepidemie in Formosa. *Zentralblatt für Bakteriologie* 1897; 21: 769–777

29 Pallas PS: *Zoographia Rosso-Asiatica*. Petropoli: In officina Caes. Acadamiae Scientiarum Impress. MDCCCXI, 1831, abrufbar unter http://www.biodiversitylibrary.org/item/92513#page/34/mode/1up

30 Panagiotakopulu E: Pharaonic Egypt and the origins of plague. *Journal of Biogeography* 2004; 31: 269–275

31 Pepys S: *The Diary of Samuel Pepys – A New and Complete Transcription*. Robert Latham/William Matthews (Hrsg). Bell & Hyman (London), 1970–1983

32 Porter R: *Die Kunst des Heilens*. Spektrum Akademischer Verlag (Heidelberg), 2000

33 Pradel E et al: New insights into how *Yersinia pestis* adapts to its mammalian host during Bubonic Plague. *Public Library of Science Pathogens* 2014; 10: e1004029

34 Prentice MB, Rahalison L: Plague. *Lancet* 2007; 369: 1196–1207

35 Rakin A: *Yersinia pestis*: Eine Bedrohung für die Menschheit. *Bundesgesund-heitsblatt-Gesundheitsforschung-Gesundheitsschutz* 2003; 46; 949–955

36 Rasmussen S et al: Early divergent strains of *Yersinia pestis* in Eurasia 5,000 years ago. *Cell* 2015; 163: 571–582

37 Ratovonjato J et al: *Yersinia pestis* in *Pulex irritans* fleas during plague outbreak, Madagascar. *Emerging Infectious Diseases* 2014; 20: 1414–1415

38 Rothschild NC: New species of Siphonaptera from Egypt and the Soudan. *Entomologist's Monthly* 1903; 39: 83–87, abrufbar unter http://ia800300.us.archive.org/8/items/entomologistsmon391903oxfo/entomologistsmon391903oxfo.pdf

39 Schünemann V, Krause J: Auf den Spuren des Schwarzen Todes – Untersuchungen am Pesterreger. *Archäologie in Deutschland* 2015; 2: 6–11

40 Seifert l et al: Genotyping *Yersinia pestis* in historical plague: Evidence for long-term persistence of *Y. pestis* in Europe from the 14th to the17th century. *PLOS ONE* 2016; 11: e0145194

41 Simond PL: La Propagation de la Peste. *Annals de l'Institut Pasteur* 1898; 12: 625–687

42 Simond PL: Comment fut mis en évidence le rôle de la puce dans la transmission de la peste. *Revue Hygiene* 1936; 58: 1–17

43 Sun CY et al: Retracing the evolutionary path that led to flea-borne transmission of *Yersinia pestis*. *Cell Host & Microbe* 2014; 15: 578–586

44 Tan SY, Zia JK: Alexandre Yersin (1863–1943): Vietnam's ‚Fifth Uncle‘. *Singapore Medical Journal* 2012; 53: 564–565

45 Venkatesh S et al: Bioterrorism – a new challenge for public health. *International Journal for Antimicrobial Agents* 2003; 200–206

46 Wagner DM et al: Yersinia pestis and the Plague of Justinian 541–543 AD: a genomic analysis. *Lancet Infectious Diseases* 2014; 14: 319–326

47 Wenk P, Renz A: *Parasitologie*. Thieme (Stuttgart), 2003

48 Whiting MF et al: A molecular phylogeny of fleas (Insecta: Siphonaptera): origins and host associations. *Cladistics* 2008; 24: 677–707

49 Winkle, S: *Geißeln der Menschheit*. Artemis & Winkler (Düsseldorf), 2005

50 Yersin AEJ: La peste bubonique à Hong-Kong. *Annales de l'Institut Pasteur* 1894; 8: 662–667 + une planche. Abrufbar unter https://www.bibnum.education.fr/sciencesdelavie/m%C3%A9decine-clinique/la-mise-en-%C3%A9vidence-du-bacille-de-la-peste-hongkong-1894

51 Zinsser H: *Rats, Lice and History*. Little, Brown and Company (Boston), 1963 (Nachdruck von 1935)

Würmer

1 Andersson J et al: Avermectin and Artemisinin – Revolutionary Therapies against Parasitic Diseases. The Nobel Assembly at Karolinska Institutet 2015,

abrufbar unter http://www.nobelprize.org/nobel_prizes/medicine/laureates/2015/advanced-medicineprize2015.pdf

2 Babu S et al: Regulatory networks induced by live parasites impair both Th1 and Th2 pathways in patent lymphatic filariasis: implications for parasite persistence. *Journal of Immunology* 2006; 176: 3248–3256

3 Bandi C et al: *Wolbachia* in filarial nematodes: evolutionary aspects and implications for the pathogenesis and treatment of filarial diseases. *Veterinary Parasitology* 2001; 98: 215–238

4 Blackwell AD: Helminth infection, fecundity, and age of first pregnancy in women. *Science* 2015; 350: 970–972

5 Burg RW … Ōmura S: Avermectins, new family of potent anthelmintic agents: producing organism and fermentation. *Antimicrobial Agents and Chemotherapy* 1979; 15: 361–367

6 Calman A et al: Vaccines against poverty. *Proceedings of the National Academy of Sciences* 2014; 111: 12307–12312

7 Correale J, Farez M: The impact of parasite infections on the course of multiple sclerosis. *Journal of Neuroimmunology* 2011; 233: 6–11

8 Cox EFG: History of human parasitology. *Clinical Microbiology Review* 2002; 15: 595–612

9 Dunne DW, Cooke A: A worm's eye view of the immune system: consequences for evolution of human autoimmune disease. *Nature Reviews Immunology* 2005; 5: 420–426

10 Egerton JR … Campbell WC: Avermectins, new family of potent anthelmintic agents: efficacy of the b1a component. *Antimicrobial Agents and Chemotherapy* 1979; 15: 372–378

11 Elliott DE, Weinstock JV: Helminthic therapy: using worms to treat immune-mediated disease. *Advances in Experimental Medicine and Biology* 2009; 666: 157–166

12 Eppig C et al: Parasite prevalence and the worldwide distribution of cognitive ability. *Proceedings of the Royal Society B (Biological Sciences)* 2010; 277: 3801–3808

13 Esdaile J: *Mesmerism in India, and its Practical Application in Surgery and Medicine.* Longman, Brown, Green, and Longmans (London), 1846

14 Esdaile J: *Natural and Mesmeric Clairvoyance, With the Practical Application of Mesmerism in Surgery and Medicine.* Hippolyte Bailliere (London), 1852

15 Finlay C et al: Induction of regulatory cells by helminth parasites: exploitation for the treatment of inflammatory diseases. *Immunological Reviews* 2014; 259: 206–230

16 Fumagalli M et al: Parasites represent a major selective force for interleukin genes and shape the genetic predisposition to autoimmune conditions. *Journal of Experimental Medicine* 2009; 6: 1395–1408

17 Hadley C: Should auld acquaintance be forgot ... *EMBO Reports* 2004; 5: 1122–1124

18 Harris NL: Advances in helminth immunology: optimism for future vaccine design? *Trends in Parasitology* 2011; 27: 288–293

19 Hörauf A et al: Doxycyclin zur Chemotherapie von Filariosen. *Deutsches Ärzteblatt* 2003; 100: A2383–A2386

20 Hotez PJ et al: Control of neglected tropical diseases. *New England Journal of Medicine* 2007; 357: 1018–1027

21 Hotez PJ et al: Helminth infections: the great neglected tropical diseases. *Journal of Clinical Investigation* 2008; 118: 1311–1321

22 Hotez PJ, Herricks JR: Helminth elimination in the pursuit of sustainable development goals: a „worm index" for human development. *PLOS Neglected Tropical Diseases* 2015; 9: e0003618

23 Jay V: Sir Patrick Manson. Father of tropical medicine. *Archives of Pathology & Laboratory Medicine* 2000; 124: 1594–1595

24 Kierman FA: The Blood Fluke that saved Formosa. *Harper's Magazine* 1959; 218: 45–47

25 Kozek WJ, Marroquin HF: Intracytoplasmic bacteria in *Onchocerca volvulus*. *American Journal of Tropical Medicine and Hygiene* 1977; 26: 663–678

26 Laurence BR: The curse of Saint Thomas. *Medical History* 1970; 14: 352–363

27 Lentz CS et al: A Selective inhibitor of heme biosynthesis in endosymbiotic bacteria elicits antifilarial activity in vitro. *Chemistry & Biology* 2013; 20: 177–187

28 Lentz CS et al: Endosymbiontische *Wolbachia*-Bakterien als Wirkstoffziel in Filarienwürmern. *Vasomed* 2013; 25: 204–205

29 Leslie M: Intestinal worms may help women to get pregnant more often. *Science AAAS* 19. November 2015

30 Lucius R, Loos-Frank B: *Biologie von Parasiten*. Springer (Berlin), 2008

31 Marchant J: *Cure*. Canongate Books (Edinburgh), 2016

32 Mazzotti L: Observations on the use of hetrazan in onchocerciasis in Mexico. *American Journal of Tropical Medicine and Hygiene* 1951; 5: 628–632

33 Mehlhorn H: *Die Parasiten des Menschen*. Springer Spektrum (Heidelberg), 2012

34 Metropolitan Museum: http://www.metmuseum.org/toah/works-of-art/26.3.29

35 Mitchell PD: Human parasites in the Roman World: health consequences of conquering an empire. *Parasitology* 2016; 1–11; www.ncbi.nlm.nih.gov/pubmed/26741568

36 Palumbo E: Filariasis: diagnosis, treatment and prevention. *Acta Biomedica* 2008; 79: 106–109

37 Prout W: *On the Nature and Treatment of Stomach and Urinary Diseases*. John Churchill (London), 1849

38 Rook GA et al: Innate immune responses to mycobacteria and the downregulation of atopic responses. *Current Opinion in Allergy and Clinical Immunology* 2003; 3: 337–342

39 Rook GA et al: Microbial old friends, immunoregulation and stress resilience. *Evolution, Medicine and Public Health* 2013; 1: 46–64

40 Schäberle TF et al: Corallopyronin A – a promising antibiotic for treatment of filiariasis. *International Journal of Medical Microbiology* 2014; 304: 72–78

41 Slatko BE et al: The *Wolbachia* Endosymbiont as an anti-filarial nematode target. *Symbiosis* 2010; 55: 55–65

42 Strachan DP: Hay fever, hygiene and household size. *British Medical Journal* 1989; 299: 1259–1260

43 Taylor MJ et al: Anti-*Wolbachia* drug discovery and development: safe macrofilaricides for onchocerciasis and lymphatic filariasis. *Parasitology* 2014; 141: 119–127

44 Thomas F et al: Can we understand modern humans without considering pathogens? *Evolutionary Applications* 2012; 5: 368–379

45 Weinstock JV et al: Helminths and harmony. *Gut* 2004; 53: 7–9

46 WHO: *Lymphatic filariasis*. Fact sheet N°102. Updated May 2015; abrufbar unter http://www.who.int/mediacentre/factsheets/fs102/en/

47 Wrangham R: *Catching fire: How cooking made us human*. Profile Books (London), 2009

48 Wucherer O: Noticia preliminar sobre vermes de uma espécie ainda não descripta, encontrados na urina de doentes de hematuria intertropical no Brazil. *Gazeta Médica* 1868; 3: 97–99

Wolbachia

1 Alemu A: Endosymbiont bacterium *Wolbachia*: Emerged as a weapon in the war against mosquito-borne diseases. *International Journal of Medicine and Medical Sciences* 2015; 7: 36–45

2 Bandi C et al: Inherited microorganisms, sex-specific virulence and reproductive parasitism. *Trends in Parasitology* 2001; 17: 88–94

3 Bordenstein SR et al: *Wolbachia*-induced incompatibility precedes other hybrid incompatibilities in Nasonia. *Nature* 2001; 409: 707–710

4 Charlat S et al: Male-killing bacteria trigger a cycle of increasing male fatigue and female promiscuity. *Current Biology* 2007; 17: 273–277

5 Chen XP et al: Detection of *Wolbachia* genes in a patient with non-Hodgkin's lymphoma. *Clinical Microbiology and Infection* 2015; 21: 182.e1–182.e4

6 Dawkins R: *Der blinde Uhrmacher*. Kindler (München), 1987

7 Desjardins CA et al: Genomics of *Loa loa*, a *Wolbachia*-free filarial parasite of humans. *Nature Genetics* 2013; 45: 495–500

8   Ebert D: Introduction to *Daphnia* biology. Ecology, Epidemiology, and Evolution of Parasitism in Daphnia. National Center for Biotechnology Information (Bethesda, MD), 2005

9   Fenn K, Blaxter M: Are filarial nematode *Wolbachia* obligate mutualist symbionts? *Trends in Ecology and Evolution* 2004; 19: 163–166

10 Fenollar F et al: Culture and Phenotypic Characterization of a *Wolbachia pipientis* Isolate. *Journal of Clinical Microbiology* 2003; 41; 5434–5441

11 Feschotte C: Bornavirus enters the genome. *Nature* 2010; 463: 39–40

12 Frost CL et al: *Wolbachia* in the flesh: symbiont intensities in germ-line and somatic tissues challenge the conventional view of *Wolbachia* transmission routes. *PLOS ONE* 2014; 9: e95122

13 Frentiu FD et al: Limited Dengue virus replication in field-collected *Aedes aegypti* mosquitoes infected with *Wolbachia*. *PLOS Neglected Tropical Diseases* 2014, 8: e2688

14 Frydman HM et al: Somatic stem cell niche tropism in *Wolbachia*. *Nature* 2006; 441: 509–512

15 Gottlieb Y, Zchori-Fein E: Irreversible thelytokous reproduction in *Muscidifurax uniraptor*. *Entomologica Experimentalis et Applicata* 2001; 100: 271–278

16 Hertig M, Wolbach SB: Studies on Rickettsia-like micro-organisms in insects. *Journal of Medical Research* 1924; 44: 329–374

17 Hoffmann AA et al: Successful establishment of *Wolbachia* in *Aedes* populations to suppress dengue transmission. *Nature* 2011; 476: 454–457

18 Hughes GL et al: *Wolbachia* can enhance *Plasmodium* Infection in mosquitoes: implications for malaria control? *PLoS Pathogens* 2014; 10: e1004182

19 Hurst GDD et al: Male-killing *Wolbachia* in two species of insect. *Proceedings of the Royal Society London B* 1999; 266: 735–740

20 Knight J: Meet the Herod bug. *Nature* 2001; 412: 12–14

21 Laith Y, Walker T: Zika virus outbreak in the Americas: the need for novel mosquito control methods. *Lancet Global Health* 2016; 4: e148–149

22 Mayr E: *Das ist Biologie*. Spektrum Akademischer Verlag (Heidelberg), 1998

23 Narita S et al: Unexpected mechanism of symbiont-induced reversal of insect sex: feminizing *Wolbachia* continuously acts on the butterfly *Eurema hecabe* during larval development. *Applied and Environmental Microbiology* 2007; 73: 4332–4341

24 Niehaus M, Pfuhl A: *Wolbachia*: Das Herodesbakterium. *Eu.L.E.n-Spiegel* 2013; H 1–2: 32–37

25 Nikoh N et al: *Wolbachia* genome integrated in an insect chromosome: evolution and fate of laterally transferred endosymbiont genes. *Genome Research* 2008; 18: 272–280

26 Raychoudhury R, Werren JH: Host genotype changes bidirectional to unidirectional cytoplasmic incompatibility in *Nasonia longicornis*. *Heredity* 2012; 108: 105–114

27 Starr DJ, Cline TW: A host–parasite interaction rescues *Drosophila* oogenesis defects. *Nature* 2002; 418: 76–79

28 Stevens L et al: Male-killing, nematode infections, bacteriophage infections, and virulence of cytoplasmatic bacteria in the genus *Wolbachia. Annual Revue of Ecology and Systematics* 2001; 32: 519–545

29 Stouthamer R et al: Selfish element maintains sex in natural populations of a parasitoid wasp. *Proceedings of the Royal Society of London B* 2001; 268: 1467, 617–622

30 Sun S, Cline TW: Effects of *Wolbachia* Infection and ovarian tumor mutations on sex-lethal germline functioning in *Drosophila. Genetics Society of America* 2009

31 Telschow A et al: Dobzhansky-Muller and *Wolbachia*-induced incompatibilities in a diploid genetic system. *PLOS ONE* 2014; 9: e95488

32 Timmer J: Gonad-chomping parasite may block transmission of Dengue fever. *Ars Technica* 24, August 2011

33 Timmer J: Meet Wolbachia: the male-killing, gender-bending, gonad-eating bacteria. *Ars Technica* 24, Oktober 2011

34 Wade MJ: Infectious speciation. *Nature* 2001; 409: 675–677

35 Walker T et al: The wMel *Wolbachia* strain blocks dengue and invades caged *Aedes aegypti* populations. *Nature* 2011; 476: 450

36 Werren JH et al: *Wolbachia*: master manipulators of invertebrate biology. *Nature Reviews Microbiology* 2008; 6: 741–751

37 Yen JH, Barr R: New hypothesis of the cause of cytoplasmic incompatibility in *Culex pipiens* L. *Nature* 1971; 232: 657–658

38 Zabalou S et al: Multiple rescue factors within a *Wolbachia* strain. *Genetics* 2008; 178: 2145–2160

Syphilis

1 Adamo SA: Parasitic aphrodisiacs: manipulation of the hosts' behavioral defenses by sexually transmitted diseases. *Integrative and Comparative Biology* 2014; 54: 159–165

2 Almkvist J et al: *Syphilis Therapie.* Springer (Berlin), 1928

3 Anon: Syphilis on the rise in the USA. *Lancet* 2011; 378: 542

4 Anon: Immer mehr Deutsche leiden an Syphilis. *DAZ spektrum.* https://www.deutsche-apotheker-zeitung.de/news/artikel/2015/12/11/immer-mehr-deutsche-leiden-an-syphilis

5 Apári P, de Sousa JD, Müller V: Why sexually transmitted infections tend to cause infertility: an evolutionary hypothesis. *PLOS Pathogens* 2014; 10: e1004111

6 Aristone A: Syphilis: etiology, epidemiology, and origin theory. *Totem: The University of Western Ontario Journal of Anthropology* 1997; 3: Article 6

7 Bogerts B: Psychiatrie aus naturwissenschaftlicher Sicht. *Magdeburger Wissenschaftsjournal* 2002; 1: 17–26

8 Cachin F et al: *Manet.* Ausstellungskatalog (Paris) 1983, deutsche Ausgabe (Berlin) 1984

9 Cohn RC, Farau A: *Gelebte Geschichte der Psychotherapie. Zwei Perspektiven.* Klett-Cotta (Stuttgart), 1984

10 Collet M et al: Infertility in Central Africa: infection is the cause. *International Journal of Gynaecology and Obstretrics* 1988; 26: 423–428

11 Cruz AR et al: Immune evasion and recognition of the syphilis spirochaete in blood and skin of secondary syphilis patients: two immunologically distinct compartments. *PLOS Neglected Tropical Diseases* 2012; 6: e1717

12 Cybulska EM: The madness of Nietzsche: a misdiagnosis of the millenium? *Hospital Medicine* 2000; 61: 571–575

13 Degen R: Parasiten kapern fremde Nervensysteme und manipulieren das Verhalten ihrer Wirte. *Tagesspiegel* 22.9.1999

14 De Jesus MB et al: *Mini-review: Syphilis.* In: Méndez-Vilas A (Hrsg): Microbial pathogens and strategies for combating them: science, technology and education. FORMATEX, 2013 http://www.formatex.info/microbiology4/vol3/1787-1798.pdf

15 DeMelo FL et al: Syphilis at the crossroad of phylogenetics and paleopathology. PLOS *Neglected Tropical Diseases* 2010; 4: e575

16 Ehrlich P: Ueber den jetzigen Stand der Chemotherapie. *Berichte der Deutschen Chemischen Gesellschaft* 1909; 42: 17–47

17 Ehrlich P: Abhandlungen über Salvarsan (Ehrlich-Hata-Präparat 606 gegen Syphilis). Lehmann (München), 1911: 375–402

18 Fock A, Pollmer U: Die Welt wird bunt. Die dunkle Geschichte der Zusatzstoffe. *Eu.L.E.n-Spiegel* 2009; H 3–4: 3–27

19 Fracastoro G: *Syphilis, sive morbi gallici, libri tres.* Verona, 1530

20 Friedrich C: Paul Ehrlich. Von der Immunologie zum Salvarsan. *Pharmazeutische Zeitung* 2004; 149: 808–812

21 Fuchs CH (Hrsg): *Die ältesten Schriftsteller über die Lustseuche in Deutschland von 1495 bis 1510 nebst mehreren Anecdotis späterer Zeit, gesammelt und mit literaturhistorischen Notizen und einer kurzen Darstellung der epidemischen Syphilis in Deutschland.* Dieterichsche Verlagsbuchhandlung (Göttingen), 1843

22 Gaul JS et al: A probable case of congenital syphilis from pre-Columbian Austria. *Anthropologischer Anzeiger* 2015; 72: 451–472

23 Giacani L et al: Footprint of positive selection in *Treponema pallidum* subsp. *pallidum* genome sequences suggests adaptive microevolution of the syphilis pathogen. *PLOS Neglected Tropical Diseases* 2012; 6: e1698

24 Glickman FS: Syphilis. *Journal of the American Academy of Dermatology* 1985; 12: 593–596

25 Goddemeyer C: Alexander Fleming (1881–1955): Penicillin. *Deutsches Ärzteblatt* 2006; 108: H 36

26 Hach W et al: Der lange Weg der Syphilis bis zum Ulcus cruris syphiliticum. *Phlebologie* 2013; 42: 82–88

27 Hahn R, Maes C: *Die Geschlechtskrankheiten*. Gräfe und Sillem (Hamburg), 1908

28 Hänsel R, Sticher O: *Pharmakognosie – Phytopharmazie*. Springer (Heidelberg), 2007

29 Heller J: *Die Haut- und Geschlechtskrankheiten im Staats-, Straf-, Zivil- und Sozialrecht. Entwurf einer Geschichte der ansteckenden Geschlechtskrankheiten*. Springer (Berlin), 1931

30 Hemelsoet D et al: The neurological illness of Friedrich Nietzsche. *Acta Neurologica Belgica* 2008; 108: 9–16

31 Ho EL, Lukehart SA: Syphilis: using modern approaches to understand an old disease. *Journal of Clinical Investigation* 2011; 121: 4584–4592

32 Hoogestraat R: Fremdgesteuert durch Parasiten. [w] wie wissen. ARD, Sendung vom 21.4.2013

33 Hutten U von: *De guaiaci medicina et morbo gallico liber unus*. Mainz, 1519

34 Jauregui F, Lancelotti L: Hacia la suerotopia de la sifilis. *Semana Médica* 1925; 1: 9–15

35 Karem KL, Pillay A: On the origin of Syphilis and contemporary views of disease dynamics. *Journal of Ancient Diseases & Preventive Remedies* 2014; 2: 1000118

36 La Fond R, Lukehart S: Biological basis for syphilis. *Clinical Microbiology Reviews* 2006; 19: 29–49

37 Lahn AV: *Syphilis im Hamburg der Nachkriegszeit*. Dissertation, Universität Hamburg, 2009

38 Luger A: Non-venerally transmitted ‚endemic‘ syphilis in Vienna. *British Journal of Venereal Diseases* 1972; 48: 356–369

39 MacLaurin C: *Post Mortems of Mere Mortals*. Garden City, NY; Doubleday, Doran & Co, 1930

40 Mann T: *Doktor Faustus. Das Leben des deutschen Tonsetzers Adrian Leverkühn, erzählt von einem Freunde*. Suhrkamp (Berlin/Frankfurt), 1947

41 Marinković Ž, Đukić S: The origin of syphilis – still controversial? *Sanamed* 2012; 7: 127–130

42 Marra CM: Update on Neurosyphilis. *Current Infectious Disease Reports* 2009; 11: 127–134

43 Mulligan CJ, Norris SJ, Lukehart SA: Molecular studies in *Treponema pallidum*: evolution toward clarity? *PLOS Neglected Tropical Diseases* 2008; 2: e184

44 *Nobel Lectures, Physiology or Medicine 1922–1941*. Elsevier, Amsterdam 1965

45 Norris SJ, Cox DL, Weinstock GM: Biology of *Treponema pallidum*: correlation of functional activities with genome sequence data. *Journal of Molecular Microbiology and Biotechnology* 2001; 3: 37–62

46 Parascandola J: From mercury to miracle drugs: syphilis therapy over the centuries. *Pharmacy in History* 2009: 5114–5123

47 Parisot J: *Dein Kondom, das unbekannte Wesen.* Ernst Kabel Verlag (Hamburg), 1990

48 Pětrosová H et al: Whole genome sequence of *Treponema pallidum* ssp. *pallidum* strain Mexiko A, suggests recombination between yaws and syphilis strains. *PLOS Neglected Tropical Diseases* 2012; 6: e1832

49 Quétel C: Der Preis der Sünde: die Lustseuche im Ancient Régime. In: Corbin A: Die sexuelle Gewalt in der Geschichte. Berlin, 1992: 29–43

50 Retau O: *Die Selbst-Verwahrung. Aerztlicher Rathgeber bei allen Krankheiten und Zerrüttungen des Nerven- und Zeugungssystemes durch Onanie, Ausschweifungen und Ansteckung.* G. Poenicke's Schulbuchhandlung (Leipzig), 1881

51 Rothschild BM: History of syphilis. *Clinical Infectous Diseases* 2005; 40: 1454–1463

52 Sauerteig L: Medizin und Moral in der Syphilisbekämpfung. *Medizin, Gesellschaft und Geschichte* 2000; 19: 55–70

53 Sax L: What was the cause of Nietzsche's dementia? *Journal of Medical Biography* 2003; 11: 47–54

54 Schain R: The legend of Nietzsche's Syphilis. *Contributions in Medical Studies* No. 46, Greenwood Press (Westport, CONN.), 2001

55 Sörgel F et al: Vom Farbstoff zum Rezeptor: Paul Ehrlich und die Chemie. *Nachrichten aus der Chemie* 2004; 52: 777–782

56 Sousa Pereira L et al: Vitreitis and movement disorder associated with neurosyphilis and human immunodeficiency virus (HIV) infection: case report. *Arquivos Brasileiros Oftalmologia* 2008; 71: 717–718

57 Tischler W: *Grundriß der Humanparasitologie.* Gustav Fischer (Stuttgart), 1982

58 Volbehr K: *Gesundheit an Bord.* Kabel/DSM, Hamburg, 1987

59 Wagner-Jauregg J: Verhütung und Behandlung der Progressiven Paralyse durch Impfmalaria. In: *Handbuch der experimentellen Therapie, Ergänzungsband.* München, 1931

60 Willcox RR: Changing Patterns of treponemal disease. *British Journal of Venereal Disease* 1974; 50: 169–178

61 Winkle S: *Kulturgeschichte der Seuchen.* Artemis und Winkler (Düsseldorf), 2005

62 Wöhrle D (Hrsg): Fracastoro G: *Lehrgedicht über die Syphilis.* Harrassowitz-Verlag (Wiesbaden), 1993

Bornavirus

1 Amsterdam JD et al: Borna disease virus. A possible etiologic factor in human affective disorders? *Archives of General Psychiatry* 1985; 42: 1093–1096

2 Atanasova B et al: Olfaction: a potential cognitive marker of psychiatric disorders. *Neuroscience & Biobehavioral Reviews* 2008; 32: 1315–1325

3 Bode L: *Borna Disease Virus – natürliche Infektion und Krankheit bei Mensch und Tier. Wissensstand und Neubewertung von Diagnostik, Pathogenese und Epidemiologie unter Einbeziehung eigener Studien.* Habilitationsschrift am Fachbereich Veterinärmedizin der Freien Universität Berlin, 1999

4 Bode L et al: Borna disease virus genome transcribed and expressed in psychiatric patients. *Nature Medicine* 1995; 1: 232–236

5 Bode L et al: First isolates of infectious human Borna disease virus from patients with mood disorders. *Molecular Psychiatry* 1996; 1: 200–212

6 Bode L et al: Amantadine and human Borna disease virus in vitro and in vivo in an infected patient with bipolar depression. *Lancet* 1997; 349: 178–179

7 Bode L et al: Human Bornaviruses and laboratory strains. *Lancet* 2000; 355: 1462

8 Bode L et al: Borna disease virus-specific circulating immune complexes, antigenemia, and free antibodies – the key marker triplet determining infection and prevailing in severe mood disorders. *Molecular Psychiatry* 2001; 6: 481–491

9 Bode L, Ludwig H: Borna disease virus infection, a human mental-health risk. *Clinical Microbiology Review* 2003; 16: 534–545

10 Bode, L: Whistleblower-Preis 13.4.2007, Dankesrede. http://shg-bergstrasse.de/Bornavirus/pdf/Dankesrede%20Bode.pdf

11 Bode L: Human Bornavirus infection – towards a valid diagnostic system. *Acta Pathologica, Microbiologica, et Immunologica Scandinavica* 2008 (Suppl 124); 116: 21–39

12 Breitenborn, K: Bornavirus: Kontroverse um Humanpathogenität. *Deutsches Ärzteblatt* 2007; 104: 19

13 Brnic D et al: Borna disease virus infects human neural progenitor cells and impairs neurogenesis. *Journal of Virology* 2012; 86: 2512–2522

14 Carbone KM: Borna disease virus and human disease. *Clinical Microbiology Reviews* 2001; 14: 513–527

15 Crichton M: Aliens cause Global Warming. *California Institute of Technology, Caltech Michelin Lecture* 17. Januar 2003

16 de la Torre JC et al: Detection of Borna disease virus antigen and RNA in Human autopsy brain samples from neuropsychiatric patients. *Virology* 1996; 223: 272–282

17 Deuschle M et al: Hypothalamic–pituitary–adrenal (HPA) system activity in depression and infection with Borna disease virus and *Chlamydia pneumoniae.* Molecular Psychiatry 2003; 8: 469–470

18 Dieckhöfer R et al: Bornavirus (BDV) beim Pferd – Klinik, Diagnostik und Therapie bei einem lokalen Infektionsgeschehen im Saarland und tierseuchenrechtliche Betrachtungen. *Tierärztliche Umschau* 2004; 59: 619 632

19 Dietrich DE et al: Amantadine in depressive patients with Borna disease virus (BDV) infection: an open trial. *Bipolar Disorders* 2000; 2: 65–70

20 Ferszt R et al: Amantadine revisited: an open trial of amantadinesulfate treatment in chronically depressed patients with borna disease virus infection. *Pharmacopsychiatry* 1999; 32: 142–147

21 Feschotte C: Bornavirus enters the genome. *Nature* 2010; 463: 39–40

22 Hoffmann B et al: A variegated squirrel bornavirus associated with fatal human encephalitis. *New England Journal of Medicine* 2015; 373: 154–162

23 Honkavuori KS et al: Novel borna virus in psittacine birds with proventricular dilatation disease. *Emerging Infectious Diseases* 2008; 14: 1883–1886

24 Hosenbocus S, Chahal R: Amantadine: a review of use in child and adolescent psychiatry. *Journal Canadian Academy of Child and Adolescent Psychiatry* 2013; 22: 55–60

25 Horie H et al: Endogenous non-retroviral RNA virus elements in mammalian genomes. *Nature* 2010; 463: 84–87

26 Huber TJ et al: Possible use of Amantadine in depression. *Pharmacopsychiatry* 1999; 32: 47–55

27 Iben B: Nicht nur bei Pferden: Borna-Disease-Virus (BDV)-Erkrankungen. *Großtierpraxis* 2006a; 7: 138–146

28 Iben B: Nicht nur bei Pferden: Borna-Disease-Virus (BDV)-Erkrankungen. *Großtierpraxis* 2006b; 7: 209–215

29 ICD-10 online: http://www.dimdi.de/static/de/klassi/icd-10-who/kodesuche/onlinefassungen/htmlamtl2013/

30 Kamitani W et al: Glial expression of Borna disease virus phosphoprotein induces behavioural und neurological abnormalities in transgenic mice. *Proceedings of the National Academy of Sciences* 2003; 100: 15, 8969–8974

31 Kinnunen PM et al: Serological evidence for Borna disease virus infection in humans, wild rodents and other vertebrates in Finland. *Journal of Clinical Virology* 2007; 38: 64–69

32 Kinnunen PM et al: Epidemiology and host spectrum of Borna disease virus infections. *Journal of General Virology* 2013; 94: 247–262

33 Li D et al: Human but not laboratory Borna disease virus inhibits proliferation and induces apoptosis in human oligodendrocytes *in vitro. PLOS ONE* 2013; 8: e66623

34 Lipkin I et al: Borna disease virus and neuropsychiatric disease – a reappraisal. *Trends in Microbiology* 2001; 9: 295–298

35 Liu X et al: Health care professionals at risk of infection with Borna disease virus – evidence from a large hospital in China (Chongqing). *Virology Journal* 2015; 12

36 Ludlow M et al: Neurotropic virus infection as the cause of immediate and delayed neuropathology. *Acta Neuropathologica* 2016; 131: 159–184

37 Ludwig H: Fachwissenschaftliche Hinweise, die einen Anfangsverdacht für die Strafverfolgungsbehörden in Bezug zu Bornavirus in Blutprodukten begründen. FU Berlin, Offener Brief vom 12.7.2006, abrufbar unter http://www.vdw-ev.de/images/stories/vdwdokumente/whistleblower/HannsLudwig.pdf

38 Ludwig H: The biology of Bornavirus. *Acta Pathologica, Microbiologica, et Immunologica Scandinavica* 2008 (Suppl 124); 116: 14–20

39 Ludwig H, Bode L: Borna disease virus: new aspects on infection, disease, diagnosis and epidemiology. *Scientific and Technical Review of the Office International des Epizooties (Paris)* 2000; 19: 259–288

40 Ludwig G, Bode L: Bornavirus. In: Darai G. et al (Hrsg): *Lexikon der Infektionskrankheiten des Menschen: Erreger, Symptome, Diagnose, Therapie und Prophylaxe*. Springer (Heidelberg), 2011; 107–113

41 Mazaheri-Tehrani M et al: Borna disease virus (BDV) infection in psychiatric patients and healthy controls in Iran. *Virology Journal* 2014; 11: 161

42 Mohammadi M et al: Amantadine versus methylphenidate in children and adolescents with attention deficit/hyperactivity disorder: a randomized, double-blind trial. *Human Psychopharmacology* 2010; 25: 560–565

43 Niehaus M, Pollmer U: Borna – erzählt mir was vom Pferd. *Eu.L.En-Spiegel* 2013; H 1–2: 9–17

44 Norrild B (Hrsg): The International Berlin Symposium on Bornavirus Infections – from animals to man – 50 years of development. *Acta Pathologica, Microbiologica, et Immunologica Scandinavica* 2008 (Suppl 124); 116:14–97

45 Nunes SO et al: RNA from Borna disease virus in patients with schizophrenia, schizoaffective patients, and in their biological relatives. *Journal of Clinical Laboratory Analysis* 2008; 22: 314–320

46 Pancratius M: *Untersuchung zur Sekundärstruktur der nicht kodierenden Bereiche in der genomischen RNS des Virus der Bornaschen Krankheit*. Inaugural-Dissertation zur Erlangung des Doktorgrades beim Fachbereich Biologie der Justus-Liebig-Universität Gießen, 2007

47 Patti AM et al: Borna disease virus infection in Italian children. A potential risk for the developing brain? *Acta Pathologica, Microbiologica, et Immunologica Scandinavica* 2008 (Suppl 124); 116: 70–73

48 Robert-Koch-Institut (RKI): http://www.rki.de/DE/Content/Forsch/Forschungsschwerpunkte/NeueRisiken/NeuartigeErreger/Einstellung_Projekt_Bornavirus.html

49 Rott R et al: Detection of serum antibodies to Borna disease virus in patients with psychiatric disorders. *Science* 1985; 28: 755–756

50 Scordel C et al: Borna disease virus phosphoprotein impairs the developmental program controlling neurogenesis and reduces human GABAergic neurogenesis. *PLOS Pathogens* 2015; 11: e1004859

51 Scholbach T, Bode L: Borna disease virus infection in young children. *Acta Pathologica, Microbiologica, et Immunologica Scandinavica* 2008 (Suppl 124); 116: 83–86

52 Sind JB von: *Der im Feld und auf der Reise geschwind heilende Pferdearzt, welcher einen gründlichen Unterricht von den gewöhnlichsten Krankheiten der Pferde im Feld und auf der Reise, wie auch einen auserlesenen Vorrath der nützlichsten und durch die Erfahrung bewährt.* H.L. Brönner (Frankfurt/Leipzig), 1767

53 Solbrig MV, Koob GF: Neuropharmacological sequelae of persistent CNS viral infection: lessons from Borna disease virus. *Pharmacology, Biochemistry and Behaviour* 2003; 74: 777–787

54 Sprankel H et al: Behavior alterations in tree shrews (*Tupaia glis*, Diard 1820) induced by Borna disease virus. *Medical Microbiology and Immunology* 1978; 165: 1–18

55 Thakur R et al: Role of *Borna* disease virus in neuropsychiatric illnesses: are we inching closer? *Indian Journal of Medical Microbiology* 2009; 27: 191–201

56 Thomsen AF et al: Aquatic Bird Bornavirus 1 in wild geese, Denmark. *Emerging Infectious Diseases* 2015; 2201–2203

57 Van den Pol AN: Viral infection leading to brain dysfunction: more prevalent than appreciated? *Neuron* 2009; 64: 17–20

58 VandeWoude S et al: A Borna virus cDNA encoding a protein recognized by antibodies in humans with behavioral diseases. *Science* 1990; 250: 1278–1281

59 Whistleblower-Preis 2007: Begründung des Auswahlkomitees zur Vergabe des Whistleblower-Preises 2007 an Frau PD Dr. Liv Bode. vdw-ev.de/whistleblower-Preis.html

60 Wittchen HU, Jacobi F: Was sind die häufigsten psychischen Störungen in Deutschland? DEGS-Symposium, Dresden 14. Juni 2012

61 Zwick W et al: Experimentelle Untersuchungen über die seuchenhafte Gehirn- und Rückenmarksentzündung der Pferde (Bornasche Krankheit). *Zeitschrift für Infektionskrankheiten, Parasitäre Krankheiten und Hygiene der Haustiere* 1927; 30: 42–136

PANDAS

1 Allen AJ et al: Case study: a new infection triggered, autoimmune subtype of pediatric OCD and Tourette's syndrome. *Journal of the American Academy of Child & Adolescent Psychiatry* 1995; 34: 307–311

2 Breitenborn K: Bornavirus: Kontroverse um Humanpathogenität. *Deutsches Ärzteblatt* 2007; 104: A 1365–1368

3 Buchmeier MJ, Campbell IL: *Neurovirology: Viruses and the Brain.* Academic Press, San Diego, 2001

4 Chang K et al: Clinical evaluation of youth with pediatric acute-onset neuropsychiatric syndrome (PANS): recommendations from the 2013 PANS Consen-

sus Conference. *Journal of Child and Adolescent Psychopharmacology* 2015; 25: 3–13

5 Clarke G et al: The microbiome-gut-brain axis during early life regulates the hippocampal erotonergic system in a sex-dependent manner. *Molecular Psychiatry* 2013; 18: 666–673

6 Collins SM et al: The interplay between the intestinal microbiota and the brain. *Nature Reviews Microbiology* 2012; 10: 735–742

7 Cryan JF, O'Mahony SM: The microbiome-gut-brain axis: from bowel to behavior. *Neurogastroenterology & Motility* 2011; 23: 187–192

8 Cunningham MW: Pathogenesis of group A streptococcal infections. *Clinical Microbiological Reviews* 2000; 13: 470–511

9 Cunningham MW, Cox CJ: Autoimmunity against dopamine receptors in neuropsychiatric and movement disorders: a review of Sydenham chorea and beyond. *Acta Physiologica* 2016; 216: 90–100

10 Dale RC et al: Dyskinesias and associated psychiatric disorders following streptococcal infections. *Archives of Diseases in Childhood* 2004; 89: 604–610

11 Danielyan L et al: Intranasal delivery of cells to the brain. *European Journal of Cell Biology* 2009; 88: 315–324

12 DeJoia C et al: Prion infection of oral and nasal mucosa. *Journal of Virology* 2006; 80: 4546–4556

13 Dileepan T et al: Group A Streptococcus intranasal infection promotes CNS infiltration by streptococcal-specific Th17 cells. *Journal of Clinical Investigation* 2016; 126: 303–317

14 Dinkla K et al: Crucial role of the CB3-region of collagen IV in PARF-induced acute rheumatic fever. *PLOS ONE* 2009; 4: e4666

15 Ercan TE et al: Mycoplasma pneumoniae infection and obsessive-compulsive disease: a case report. *Journal of Child Neurology* 2008; 23: 338–340

16 Ferguson AV, Bains JS: Electrophysiology of the circumventricular organs. *Frontiers in Neuroendocrinology* 1996; 17: 440–475

17 Frye RE: Sudden onset complex tic associated with streptococcal infection in a neonate: the first case of neonatal PANDAS. *North American Journal of Medicine and Science* 2015; 8: 92–96

18 Gay F: Bacterial toxins and multiple sclerosis. *Journal of the Neurological Sciences* 2007; 262: 105–112

19 Greenberg BD et al: Symptom exacerbation of vocal tics and other symptoms associated with streptococcal pharyngitis in a patient with obsessive-compulsive disorder and tics. *American Journal of Psychiatry* 1998; 155: 1459–1460

20 Harden LM et al: Interleukin-10 modulates the synthesis of inflammatory mediators in the sensory circumventricular organs: implications for the regulation of fever and sickness behaviors. *Journal of Neuroinflammation* 2013; 10: e22

21 Heijtz RD et al: Normal gut microbiota modulates brain development and behaviour. *PNAS* 2011; 108: 3047–3052

22 Jang H et al: Highly pathogenic H5N1 influenza virus can enter the central nervous system and induce neuroinflammation and neurodegeneration. *PNAS* 2009; 106: 14063–14068

23 Kalra SK, Swedo SE: Children with obsessive-compulsive disorder: are they just „little adults"? *Journal of Clinical Investigation* 2009; 119: 737–746

24 Karyekar CS et al: Zonula occludens toxin increases the permeability of molecular weight markers and chemotherapeutic agents across the bovine brain microvessel endothelial cells. *Journal of Pharmaceutical Sciences* 2003; 92: 414–423

25 Kim SW et al: A possible association of recurrent streptococcal infections and acute onset of obsessive-compulsive disorder. *Journal of Neuropsychiatry and Clinical Neurosciences* 2004; 16: 252–260

26 Kirvan CA et al: Antibody-mediated neuronal cell signalling in behavior and movement disorders. *Journal of Neuroimmunology* 2006; 179: 173–179

27 Krause D: Infektionen und psychische Störungen am Beispiel von Tic-Erkrankungen. *Jahrestagung der Deutschen Borreliose-Gesellschaft*, Wuppertal 9. April 2011

28 Kulkarni Y, Warkari R: Pandas: a rare case report. *International Journal of Science and Research* 2016; 5: 148–149

29 Leckman JF et al: Streptococcal upper respiratory tract infections and exacerbations of tic and obsessive-compulsive symptoms: a prospective longitudinal study. *Journal of the American Academy of Child & Adolescent Psychiatry* 2011; 50: 108–118

30 Leslie DL et al: Neuropsychiatric disorders associated with streptococcal infection: a case-control study among privately insured children. *Journal of the American Academy of Child & Adolescent Psychiatry* 2008; 47: 1166–1172

31 Lewin AB et al: Neurocognitive functioning in youth with pediatric autoimmune neuropsychiatric disorders associated with *Streptococcus. Journal of Neuropsychiatry and Clinical Neurosciences* 2011; 23: 391–398

32 Lin H et al: Streptococcal upper respiratory tract infections and psychosocial stress predict future tic and obsessive-compulsive symptom severity in children and adolescents with Tourette syndrome and/or obsessive-compulsive disorder. *Biological Psychiatry* 2010; 67: 684–691

33 Mattson MP: Infectious agents and age-related neurodegenerative disorders. *Ageing Research Reviews* 2004; 3: 105–120

34 Mayer EA et al: Gut microbes and the brain: paradigm shift in neuroscience. *Journal of Neuroscience* 2014; 44: 15490–15496

35 Mayr A (Hrsg): *Medizinische Mikrobiologie, Infektions- und Seuchenlehre.* Enke (Stuttgart), 2007

36 Max-Planck-Institut: http://www.mpipsykl.mpg.de/clinic/erkrankungen/zwang/index.html

37 Mell LK et al: Association between streptococcal infection and obsessive-compulsive disorder, Tourette's syndrome, and tic disorder. *Pediatrics* 2005; 116: 56–60

38 Moretti G et al: What every psychiatrist should know about PANDAS: a review. *Clinical Practice and Epidemiology in Mental Health* 2008; 4: e13

39 Müller N et al: Mycoplasma pneumoniae infection and Tourette's syndrome. *Psychiatry Research* 2004; 129: 119–125

40 Murphy ML, Pichichero ME: Prospective identification and treatment of children with pediatric autoimmune neuropsychiatric disorder associated with group a streptococcal infection (PANDAS). *Archives of Pediatrics & Adolescent Medicine* 2002; 156: 356–361

41 Murphy TK et al: Relationship of movements and behaviors to group A *Streptococcus* behaviors to group A *Streptococcus* infections in elementary school children. *Biological Psychiatry* 2007; 61: 279–284

42 Nicolini H et al: Detection of anti-streptococcal, anti-enolase, and anti-neural antibodies in subjects with early-onset psychiatric disorders. *Actas Espaniolas de Psiquiatria* 2015; 43: 35–41

43 Nicolson GL, Haier J: Role of chronic bacterial and viral infections in neurodegenerative, neurobehavioral, psychiatric, autoimmune and fatiguing illnesses. *British Journal of Medical Practitioners* 2009; 2: 20–28

44 Ningaraj NS: Drug delivery to brain tumours: challenges and progress. *Expert Opinion on Drug Delivery* 2006; 3: 499–509

45 Orefici G et al: Pediatric autoimmune disorders associated with streptococcal infections (PANDAS). In: Ferretti JJ et al (Hrsg): *Streptococcus pyogenes*: Basic Biology to Clinical Manifestations. University of Oklahoma Health Sciences Center (Oklahoma City, OK), 2016

46 Ott D et al: Neurons and glial cells of the rat organum vasculosum laminae terminalis directly respond to lipopolysaccharide and pyrogenic cytokines. *Brain Research* 2010; 1363: 93–106

47 Pavone P et al: Autoimmune neuropsychiatric disorders associated with streptococcal infection: Sydenham Chorea, PANDAS, and PANDAS variants. *Journal of Child Neurology* 2006; 21: 727–736

48 Pfuhl A, Niehaus M: PANDAS – Kleinvieh macht auch Mist. *Eu.L.E.n-Spiegel* 2013; H 1–2: 18–24

49 Prange H, Bitsch A: *Infektionskrankheiten des Zentralnervensystems*. WVG (Stuttgart), 2001

50 Rhee H, Cameron DJ: Lyme disease and pediatric autoimmune neuropsychiatric disorders associated with streptococcal infections (PANDAS): an overview. *International Journal of General Medicine* 2012; 5: 163–174

51 Rohde M, Cleary PP: Adhesion and invasion of *Streptococcus pyogenes* into host cells and clinical relevance of intracellular streptococci. In: Ferretti JJ et al

(Hrsg): *Streptococcus pyogenes*: Basic Biology to Clinical Manifestations. University of Oklahoma Health Sciences Center (Oklahoma City, OK), 2016

52 Ruiz-Mendoza S et al: *Streptococcus pneumoniae* infection regulates expression of neurotrophic factors in the olfactory bulb and cultured olfactory ensheating cells. *Neuroscience* 2016; 317: 149–161

53 Singer HS et al: Moving from PANDAS to CANS. *Journal of Pediatrics* 2011; 160: 725–731

54 Steiger A: Ursachen der Zwangsstörung. *MPI für Psychiatrie* http://www.mpi-psykl.mpg.de/clinic/erkrankungen/zwang/index.html

55 Swedo SE et al: Obsessive-compulsive disorder in children and adolescents. Clinical phenomenology of 70 consecutive cases. *Archives of General Psychiatry* 1989; 46: 335–341

56 Swedo SE et al: Pediatric autoimmune neuropsychiatric disorders associated with streptococcal infections: clinical description of the first 50 cases. *American Journal of Psychiatry* 1998; 155: 264–271

57 Swedo SE et al: From research subgroup to clinical syndrome: modifying the PANDAS criteria to describe PANS (Pediatric Acute-onset Neuropsychiatric Syndrome). *Pediatrics & Therapeutics* 2012; 2: e113

58 Swedo SE et al: Clinical presentation of pediatric autoimmune neuropsychiatric disorders associated with streptococcal infections in research and community settings. *Journal of Child and Adolescent Psychopharmacology* 2015; 25: 26–30

59 Swidey N: The PANDAS puzzle: can a common infection cause OCD in kids? *The Boston Globe* 28.10.2012

60 Szymansky J: Can an infection suddenly cause OCD? *Harvard Health Publication*, http://www.health.harvard.edu/blog/can-an-infection-suddenlycause-ocd-201202274417

61 Toufexis MD et al: Disordered eating and food restrictions in children with PANDAS/PANS. *Journal of Child and Adolescent Psychopharmacology* 2015; 25: 48–56

62 Yaddanapudi K et al: Passive transfer of streptococcus-induced antibodies reproduces behavioural disturbances in a mouse model of pediatric autoimmune neuropsychiatric disorders associated with streptococcal infection. *Molecular Psychiatry* 2010; 15: 712–726

Intergalaktische Schmarotzer

1 Adams DC: *Best Beaches in Space.* Aldebaran Press, Andromeda 42. 758. Auflage 2015

2 McCoy LH: UV-radiation in daily medical praxis. *Journal of Cosmic Infectious Diseases*, Sternzeit 9878.4; 815: 666–670

3 McCoy LH: *Leonard McCoys vergleichende Physiologie außerirdischer Spezies* (engl. Originalfassung: *Leonard McCoy's Comparative Alien Physiology*. Ohne Jahrgang. Verfasst auf den Exkursionen der USS Enterprise, daher auch ohne Ort.

4 Nieuwenhuis M, Pasen J: Wirtswechsel bei *Cerebroleon immigrans*, beobachtet in Donnas Kaschemme. *Galaktische Gazette (Milchstraße, Sirius B)*, Sternzeit 0981.7; 234: e656

5 Pirx: *Per Frachtschiff durch die Galaxis*. Aldebaran Press, Andromeda 42. 5. Auflage 2016

6 Pjuergen J, Blackwood A: Keimungsraten von *Neuramoeba denevaensis*-Zysten in den Abwassersystemen der solaren, klingonischen und vulkanischen Planetensysteme. *Zeitschrift für Astrobiologie* (dt. Version), Sternzeit 9195.6; 26: 372–398

7 Pjuergen J, Lem S: UV lasers boost steroid hormone levels. *Journal of Cosmic Pharmacy*, Sternzeit 7925.8; 876: e989–994

8 Star Trek, The Original Series Season 1; Episode 29: Operation: Annihilate! USA 1967. Sternzeit 3287.2. Daten online unter: http://www.startrek.com/database_article/operation-annihilate

9 Star Trek II: The Wrath of Khan. USA 1982. Sternzeit: unbekannt. Daten online unter: http://www.startrek.com/database/movie/star-trek-ii-the-wrath-of-khan

10 Stümpke H: *Bau und Leben der Rhinogradentia*. Fischer Verlag (Stuttgart), 1993

11 Tarantoga AS: The xenoparasites of quadrant XFSα. *Interstellares Journal für Kosmozoologie*, Sternzeit 3653.3; 789: 09000–09087

12 Walldorf V: persönliche Mitteilung

13 Weigand K, Weigand J: *Über die erstaunliche Flugfähigkeit eines intergalaktischen Formwandlers – von Selbstversuchen ist dringend abzuraten*! In: Le Blanc T (Hrsg): Zur Biologie von *Neuramoeba denevaensis*. Annalen der Phantastischen Bibliothek Wetzlar, Sternzeit 2268.4; 53: 213–233

Tollwut

1 Anhalt U: Der Werwolf. Ausgewählte Aspekte einer Figur der europäischen Mythengeschichte unter besonderer Berücksichtigung der Tollwut. Magisterarbeit, Universität Hannover, 1999

2 Anon: Medizinische Mikrobiologie: Rhabdoviridae: https://de.wikibooks.org/wiki/Medizinische_Mikrobiologie:_Rhabdoviridae. Stand 10.6.2006

3 Awasthia M et al: Imaging Findings in Rabies Encephalitis. *American Journal of Neuroradiology* 2001; 22: 677–680

4 Badrane H, Tordo N: Host Switching in Lyssavirus: History from the Chiroptera to the Carnivora Orders. *Journal of Virology*. 2001; 75: 8096–8104

5 Bhandari M, Kumar S: Penile hyperexcitability as the presenting symptom of rabies. *British Journal of Urology* 1986; 58: 224

6 Bonn D: Bats and the emerging threat of rabies. *Lancet Infectious Diseases* 2004; 4: 8

7 Braun S: *Der alltägliche Kick.* Birkhäuser (Basel), 1998

8 Bürger GA: *Wunderbare Reisen zu Wasser und zu Lande, Feldzüge und lustige Abenteuer des Freiherrn von Münchhausen.* Insel (Frankfurt am Main), 1975

9 Constantine DG: Rabies transmission by nonbite route. *Public Health Reports* (1896–1970) 1962; 77: 287–289

10 Da costa Santos L et al: Medical explanations for the myth of vampirism. *Revista Médica Minas Gerais* 2013; 23: 510–514

11 Daniels A: New Study: Rabies makes you horny! *Men's Health*, 10. Juli 2011. http://www.menshealth.com/sex-women/new-study-rabies-makes-you-horny

12 Debré P: *Louis Pasteur.* Flammarion (Paris), 2010

13 De Thoisy B et al: Bioecological Drivers of Rabies Virus Circulation in a Neotropical Bat Community. *PlOS Neglected Tropical Diseases* 2016

14 Dutta JK: Rabies presenting with priapism. *Journal of Association of Physicians of India* 1994; 42: 430

15 Dutta JK: Excessive libido in a woman with rabies. *Postgraduate Medical Journal* 1996; 72: 554

16 Fekadu M et al: Possible human-to-human transmission of Rabies in Ethiopia. *Ethiopian Medical Journal* 1996; 34: 123–127

17 Friedell E: *Kulturgeschichte des Altertums*, http://gutenberg.spiegel.de/buch/kulturgeschichte-des-altertums-6584/298

18 Gardner AM: An unusual case of rabies. *Lancet* 1970; ii: 523

19 Gielen W: *Repertorium der preußischen Veterinär-Polizei-Gesetze.* Nordhausen bei Wilhelm Köhne, 1836

20 Gilbert AT et al: Evidence of Rabies Virus Exposure among Humans in the Peruvian Amazon. *American Journal of Tropical Medicine and Hygiene* 2012; 87: 206

21 Gomez-Alonso J: Rabies: A possible explanation for the vampire legend. *Virology* 1998; 51: 856–859

22 Goswami U et al: Psychiatric presentations in rabies. A clinico-pathologic report from South India with a review of literature. *Tropical and Geographical Medicine* 1984; 36: 77–81

23 Hall J: Biochemical explanations for folk tales: vampires and werewolves. *Trends in Biochemical Sciences* 1986; 11: 31

24 Hampson K et al: Estimating the Global Burden of Endemic Canine Rabies. *PLOS Neglected Tropical Diseases* 2015; 9: e0003709

25 Hunter M et al: Immunovirological correlates in human rabies treated with therapeutic coma. *Journal of Medical Virology* 2010; 82: 1255–1265

26 Ito N et al: Role of Interferon Antagonist activity of rabies virus phosphoprotein in viral pathogenicity. *Journal of Virology* 2010; 84: 6699–6710

27 Jackson AC: Update on rabies. *Research and Reports in Tropical Medicine* 2011; 2: 31–42

28 Jackson AC: Diabolical effects of rabies encephalitis. *Journal of Neurovirology* 2015; 22: 8–13

29 Javadi M et al: Transmission of Rabies by Corneal Graft. *Cornea* 1996; 15: 431–433

30 Kole KA et al: Human rabies in India: a problem needing more attention. *Bulletin of the World Health Organization* 2014; 92: 230

31 Korou LM et al: Evaluation of the first oral rabies vaccination campaign of the red foxes in Greece. *Vaccine* 2016; 34: 41–48

32 Kuzmin IV et al: Bats, emerging infectious diseases, and the rabies paradigm revisited. *Emergency Health Threats Journal* 2011; 4: 7159

33 Lankester F et al: Implementing Pasteur's vision for rabies elimination. *Science* 2014; 345: 6204, 1562–1564

34 Laothamatas J et al: Furious and paralytic rabies of canine origin: neuroimaging with virological and cytokine studies. *Journal of Neurovirology* 2008; 200: 119–129

35 Mayr A (Hrsg): *Medizinische Mikrobiologie, Infektions- und Seuchenlehre*. Enke (Stuttgart), 2007

36 Mehlhorn H: No myth but reality: Blood licking bats. In: Klimpel S, Mehlhorn H (Hrsg): *Bats (Chiroptera) as Vector of Diseases and Parasites*. Springer (Berlin, Heidelberg), 2014

37 Nuovo GJ et al: Molecular detection of rabies encephalitis and correlation with cytokine expression. *Modern Pathology* 2005; 18: 62–67

38 Obonyo M et al: Suspected rabies in Humans and animals, Laikipia County, Kenia. *Emerging Infectious Diseases* 2016; 3: 551–553

39 Porter R: *Die Kunst des Heilens*. Spektrum Akademischer Verlag (Heidelberg), 2000

40 Robert-Koch-Institut: Tollwut in Deutschland: Gelöstes Problem oder versteckte Gefahr? *Epidemiologisches Bulletin* 2011; 8: 57–61

41 Rupprecht CE et al: Rabies re-examined. *Lancet Infectious Diseases* 2002; 2: 327–343

42 Senthilkumaran S et al: Hypersexuality in a 28-year-old woman with rabies. *Archives of Sexual Behavior* 2011; 40 (6): 1327–1328

43 Song Y et al: Street rabies virus causes dendritic injury and F-actin depolymerization in the hippocampus. *Journal of General Virology* 2013; 94: 267–283

44 Srinivasan A et al: Transmission of rabies virus from an organ donor to four transplant recipients. *New England Journal of Medicine* 2005; 352: 1103–1111

45 Stele JH: History of Rabies. In: Baer GM: *The Natural History of Rabies*. Academic Press (London), 1975

46 Swanson PA II, McGavern DB: Viral diseases of the central nervous system. *Current Opinion in Virology* 2015; 11: 44–54

47 Thanomsridetchai N et al: Comprehensive proteome analysis of hippocampus, brainstem, and spinal cord from paralytic and furious dogs naturally infected with rabies. *Journal of Proteome Research* 2011; 10: 4911–4924

48 Walldorf V, Mehlhorn H: Bats: A glimpse on their astonishing morphology and lifestyle. In: Klimpel S, Mehlhorn H (Hrsg): *Bats (Chiroptera) as Vector of Diseases and Parasites*. Springer (Berlin, Heidelberg), 2014

49 Wasik B, Murphy M: *Rabid*. Penguin (New York)

50 WHO: Rabies Bulletin Europe – Database Query, abgerufen am 22.9.2015

51 WHO: Rabies, Fact Sheet No 99. Updated September 2015

52 Wilde H et al: Worldwide rabies deaths prevention – A focus on the current inadequacies in postexposure prophylaxis of animal bite victims. *Vaccine* 2016; 34: 187–189

53 Willoughby RE: Are we getting closer to the treatment of rabies? *Future Virology* 2009; 4: 563–570

54 Winkle S: *Die Tollwut im Altertum*. Die Gelben Hefte (Behring-Werke), 1971; XI (H.1): 34–44

55 Winkle S: *Geißeln der Menschheit: Kulturgeschichte der Seuchen*. Artemis & Winkler (Düsseldorf), 2005

56 Wolfe N: *Virus – die Wiederkehr der Seuchen*. Rowohlt (Reinbek), 2012

57 Zalcman SS, Siegel A: The neurobiology of aggression and rage: role of cytokines. *Brain, Behavior and Immunity* 2006; 20: 507–514

Toxoplasma

1 Alvarado-Esquivel C: *Toxoplasma gondii* infection in workers occupationally exposed to unwashed raw fruits and vegetables: a case control seroprevalence study. *Parasites & Vectors* 2011; 4: 235

2 Alvarado-Esquivel C et al: High seroprevalence of *Toxoplasma gondii* infection in a subset of Mexican patients with work accidents and a low socioeconomic status. *Parasites & Vectors* 2012; 5: 13

3 Anon: Brain parasite directly alters brain chemistry. *Science Daily* 7.11.2011

4 Arantes TP et al: *Toxoplasma gondii*: evidence for the transmission by semen in dogs. *Experimental Parasitology*. 2009; 123: 190–194

5 Berdoy M et al: Fatal attraction in rats infected with *Toxoplasma gondii*. *Proceedings of the Royal Society B: Biological Sciences* 2000; 267: 1591–1594

6 Berenreiterová M et al: The distribution of *Toxoplasma gondii* cysts in the brain of a mouse with latent toxoplasmosis: implications for the behavioral manipulation hypothesis. *PLOS ONE* 2011; 6: e28925

7 Bowle W et al: Outbreak of toxoplasmosis associated with municipal drinking water. *Lancet* 1997; 350: 173–177

8 Brown SA: Exposure to prenatal infection and risk of schizophrenia. *Frontiers in Psychiatry* 2001; 2: 1–5

9 Cabral CM et al: Neurons are the primary target cell for the brain-tropic intracellular parasite *Toxoplasma gondii*. *PLOS Pathogens* 2016, 12: e1005447

10 Connor S: Cat parasite *Toxoplasma* uses ‚Trojan horse' to infect human brain and may cause suicidal thoughts and risk-taking. *Independent* 7.12.2012

11 Dass SA et al: Protozoan parasite *Toxoplasma gondii* manipulates mate choice in rats by enhancing attractiveness of males. *PLOS ONE* 2011; 6: e27229

12 Dass SA, Vyas A: *Toxoplasma gondii* infection reduces predator aversion in rats through epigenetic modulation in the host medial amygdala. *Molecular Ecology* 2014; 23: 6114–6122

13 de Moraes EP et al: Experimental infection by *Toxoplasma gondii* using contaminated semen containing different doses of tachyzoites in sheep. *Veterinary Parasitology* 2010; 170: 318–322

14 Ferguson DJ: *Toxoplasma gondii*: 1908–2008, homage to Nicolle, Manceaux and Splendore. *Memórias do Instituto Oswaldo Cruz*, Rio de Janeiro 2009; 104: 131–148

15 Flegr J et al: Induction of changes in human behaviour by the parasitic protozoan *Toxoplasma gondii*. *Parasitology* 1996; 113: 49–54

16 Flegr J, Havlíček J: Changes in the personality profile of young women with latent toxoplasmosis. *Folia Parasitologica* (Praha) 1999; 46: 22–28

17 Flegr J et al: Increased risk of traffic accidents in subjects with latent toxoplasmosis: a retrospective case-control study. *BioMed Central Infectious Diseases* 2002; 2: 11

18 Flegr J et al: Decreased level of psychobiological factor novelty seeking and lower intelligence in men latently infected with the protozoan parasite *Toxoplasma gondii*. Dopamine, a missing link between schizophrenia and toxoplasmosis? *Biological Psychology* 2003; 63: 253–268

19 Flegr J: Effects of *Toxoplasma* on human behavior. *Schizophrenia Bulletin* 2007; 33: 757–760

20 Flegr J et al: Sex-dependent toxoplasmosis-associated differences in testosterone concentration in humans. *Parasitology* 2008; 135: 427–431

21 Flegr J et al: Increased incidence of traffic accidents in *Toxoplasma*-infected military drivers and protective effect RhD molecule revealed by a large-scale prospective cohort study. *BioMed Central Infectious Diseases* 2009; 9: 72

22 Flegr J et al: Fatal attraction phenomenon in humans: cat odour attractiveness increased for *Toxoplasma*-infected men while decreased for infected women. *Public Library of Science Neglected Tropical Diseases* 2011; 5: e1389

23 Flegr J: Influence of latent *Toxoplasma* infection on human personality, physiology and morphology: pros and cons of the *Toxoplasma*–human model in studying the manipulation hypothesis. *Journal of Experimental Biology* 2013; 216: 127–133

24 Flegr J: How and why *Toxoplasma* makes us crazy. *Trends in Parasitology* 2013; 29: 156–163

25 Flegr J et al: Toxoplasmosis – A global threat. Correlation of latent toxoplasmosis with specific disease burden in a set of 88 countries. *PLOS ONE* 2014; 9: e90203

26 Flegr J et al: Toxoplasmosis can be a sexually transmitted infection with serious clinical consequences. Not all routes of infection are created equal. *Medical Hypotheses* 2014; 83: 286–289

27 Flegr J, Markoš A: Masterpiece of epigenetic engineering – how *Toxoplasma gondii* reprogrammes host brains to change fear to sexual attraction. *Molecular Ecology* 2014; 23: 5934–5936

28 Flegr J: Neurological and neuropsychiatric consequences of chronic *Toxoplasma* infection. *Current Clinical Microbiology Reports* 2015; 2: 163–172

29 Flegr J: Host manipulation by *Toxoplasma gondii*. In: Mehlhorn H (Hrsg) *Host Manipulation by Parasites and Viruses*. Springer (Heidelberg, New York), 2015

30 Fuks JM et al: GABAergic signaling is linked to a hypermigratory phenotype in dendritic cells infected by *Toxoplasma gondii*. *PLOS Pathogens* 2012; 8: e1003051

31 Gaskell EA et al: A unique dual activity amino acid hydroxylase in *Toxoplasma gondii*. *PLOS ONE* 2009; 4: e4801

32 Groer MW et al: Prenatal depression and anxiety in *Toxoplasma gondii*-positive women. *American Journal of Obstetrics & Gynecology* 2011; 204: 433.e1–433.e7

33 Hakimi MA, Cannella D: Apicomplexan parasites and subversion of the host cell microRNA pathway. *Trends in Parasitology* 2011; 27: 481–486

34 Henriquez SA et al: Neuropsychiatric disease and *Toxoplasma gondii* infection. *Neuroimmunomodulation* 2009; 16: 122–133

35 Hodková H et al: Higher perceived dominance in *Toxoplasma* infected men – a new evidence for role of increased level of testosterone in toxoplasmosis-associated changes in human behavior. *Neuroendocrinology Letters* 2007; 28: 110–114

36 Horacek J et al: Latent toxoplasmosis reduces gray matter density in schizophrenia but not in controls: voxel-based-morphometry (VBM) study. *World Journal of Biological Psychiatry* 2012; 13: 501–509

37 House PK et al: Predator cat odors activate sexual arousal pathways in brains of *Toxoplasma gondii* infected rats. *PLOS ONE* 2011; 6: e23277

38 Hsu PC et al: New findings: depression, suicide, and *Toxoplasma gondii* infection. *Journal of the American Association of Nurse Practitioners* 2014; 26: 629–637

39 Jones-Brando L et al: Drugs used in the treatment of schizophrenia and bipolar disorder inhibit the replication of *Toxoplasma gondii*. *Schizophrenia Research* 2003; 62: 237–244

40 Kankova S et al: Women infected with parasite *Toxoplasma* have more sons. *Naturwissenschaften* 2007; 94: 122–127

41 Kaushik M et al: What makes a feline fatal in *Toxoplasma gondii's* fatal feline attraction? Infected Rats Choose Wild Cats. *Integrative and Comparative Biology* 2014; 54: 118–128

42 Kienast T et al: Dopamine in amygdala gates limbic processing of aversive stimuli in humans. *Nature Neuroscience* 2008; 11: 1381–1382

43 Kocazeybek B: Higher prevalence of toxoplasmosis in victims of traffic accidents suggest increased risk of traffic accident in *Toxoplasma*-infected inhabitants of Istanbul and its suburbs. *Forensic Science International* 2009; 187: 103–108

44 Kramer P, Bressan P: Humans as superorganisms: How microbes, viruses, imprinted genes, and other selfish entities shape our behaviour. *Perspectives on Psychological Sciences* 2015; 10: 464–481

45 Kreuder C et al: Pattern of mortality in southern sea otters (*Enhydra lutris nereis*) from 1998–2001. *Journal of Wildlife Diseases* 2003; 39: 495–509

46 Lafferty KD: Can the common brain parasite, *Toxoplasma gondii*, influence human culture? *Proceedings of the Royal Society of London B* 2006; 273: 2749–2755

47 Lester D: Brain parasites and suicide. *Psychological Reports* 2010; 107: 424

48 Lim A et al: *Toxoplasma gondii* infection enhances testicular steroidogenesis in rats. *Molecular Ecology* 2013; 22: 102–110

49 Lindová J et al: Gender differences in behavioral changes induced by latent toxoplasmosis. *Australian Society for Parasitology* 2006; 36: 1485–1492

50 Ling JV et al: *Toxoplasma gondii* seropositivity and suicide rates in women. *Journal of Nervous and Mental Diseases* 2011; 199: 440–444

51 Liu SG et al: Study on the transmission of *Toxoplasma gondii* by semen in rabbits. *Zhongguo Ji Sheng Chong Xue Yu Ji Sheng Chong Bing Za Zhi* 2006; 24: 166–170

52 McAuliffe K: How your cat is making you crazy. *Atlantic Magazine* März 2012

53 McConkey HA et al: *Toxoplasma gondii* infection and behaviour – location, location, location? *Journal of Experimental Biology* 2013; 216: 113–119

54 Miller M: What the cat dragged in: a closer look at *Toxoplasma gondii*. Brown University 2013, http://cds.library.brown.edu/projects/CreativeNonfiction/spring13/millner13.pdf

55 Miman O et al: Is there any role of *Toxoplasma gondii* in the etiology of obsessive-compulsive disorder? *Psychiatric Research* 2010

56 Molzberger S: *Therapie der Toxoplasmose unter besonderer Berücksichtigung der Augenbeteiligung*. Dissertation, Universität München, 2002

57 Nicolle C, Manceaux L: Sur un protozoaire nouveau du gondi. *Comptes Rendus de l'Académie des Sciences* 1909; 148: 369–372

58 Niebuhr DW et al: Selected infectious agents and risk of schizophrenia among U.S. military personnel. *American Journal of Psychiatry* 2008; 165: 99–106

59 Niehaus M: Toxoplasmose: Schizophren durch Mettbrötchen? *Eu.L.En-Spiegel* 2007; H 2: 9–17

60 Niehaus M, Pollmer U: *Toxoplasma*: Ein verrücktes Katz-und-Maus-Spiel. *EU.L.En-Spiegel* 2013; H 1–2: 25–31

61 Pedersen MG et al: *Toxoplasma gondii* infection and self directed violence in mothers. *Archives of General Psychiatry* 2012; 69: 1123–1130

62 Poirotte C et al: Morbid attraction to leopard urine in *Toxoplasma*-infected chimpanzees. *Current Biology* 2016; 26: R89–R99

63 Prandovszky E et al: The neurotropic parasite *Toxoplasma gondii* increases dopamine metabolism. *PLOS ONE* 2011; 6: e23866

64 Saeij J et al: Differences among the three major strains of *Toxoplasma gondii* and their specific interactions with the infected host. *Trends in Parasitology* 2005; 21: 476–481

65 Sroka J et al: Occurrence of *Toxoplasma gondii* in water from wells located on farms. *Annals of Agricultural and Environmental Medicine* 2006; 13: 169–175

66 Tan D, Vyas A: *Toxoplasma gondii* infection and testosterone congruently increase tolerance of male rats for risk of reward forfeiture. *Hormones and Behavior* 2016; 79: 37–44

67 Taylor SE et al: Biobehavioral responses to stress in females: Tend-and-befriend, not fight-or-flight. *Psychological Review* 2000; 107: 411–429

68 Torrey EF: The epidemiology of schizophrenia in Papua New Guinea. *American Journal of Psychiatry* 1974; 131: 567–573

69 Torrey EF et al: Antibodies to *Toxoplasma gondii* in patients with schizophrenia: a meta-analysis. *Schizophrenia Bulletin* 2007; 33: 729–736

70 Torrey EF et al: *Toxoplasma gondii* and other risk factors for schizophrenia: an update. *Schizophrenia Bulletin* 2012; 38: 642–647

71 *Toxoplasmose* – RKI-Ratgeber für Ärzte Robert-Koch-Institut, 22. Juni 2009

72 Vyas A et al: Behavioral changes induced by *Toxoplasma* infection of rodents are highly specific to aversion of cat odors. *Proceedings of the National Academy of Sciences* 2007; 104: 6442–6447

73 Vyas A: Parasite-augmented mate choice and reduction in innate fear in rats infected by *Toxoplasma gondii*. *Journal of Experimental Biology* 2013; 216: 120–126

74 Vyas A: Extended epigenotype in a Rattus norvergicus-*Toxoplasma gondii* association. *Communicative & Integrative Biology* 2015; 8: 1–3: e992743

75 Wallace GD et al: Toxoplasmosis and cats in New Guinea. *American Journal of Tropical Medicine and Hygiene* 1974; 23: 8–14

76 Wang et al: Prevalence of *Toxoplasma* infection in first-episode schizophrenia and comparison between *Toxoplasma*-seropositive and *Toxoplasma*-seronegative schizophrenia. *Acta Psychiatrica Scandinavica* 2006; 114: 40–48

77 Webster JP et al: Parasites as causative agents of human affective disorders? The impact of anti-psychotic, mood-stabilizer and anti-parasite medication on *Toxoplasma gondii's* ability to alter host behaviour. *Proceedings of the Royal Society B* 2006; 273: 1023–1030

78 Webster JP: The impact of *Toxoplasma gondii* on animal behaviour: playing cat and mouse. *Schizophrenia Bulletin* 2007; 33: 752–756

79 Webster JP, McConkey GA: *Toxoplasma gondii*-altered host behaviour: clues as to mechanism of action. *Folia Parasitologica (Praha)* 2010; 57: 95–104

80 Webster JP et al: *Toxoplasma gondii* infection, from predation to schizophrenia: can animal behaviour help us understand human behaviour? *Journal of Experimental Biology* 2013; 216: 99–112

81 Wenk P, Renz A: *Parasitologie. Biologie der Humanparasiten*. Thieme (Stuttgart), 2003

82 Xiao J et al: Serological pattern consistent with infection with type I *Toxoplasma gondii* in mothers and risk of psychosis among adult offspring. *Microbes and Infection* 2009; 11: 1011–1018

83 Yereli K et al: Is *Toxoplasma gondii* a potential risk for traffic accidents in Turkey? *Forensic Science International* 2006; 163: 34–37

84 Yolken RH et al: *Toxoplasma* and schizophrenia. *Parasite Immunology* 2009; 31: 706–715

Epilog

1 ABC News: She is her own twin. http://abcnews.go.com/Primetime/story?id=2315693

2 Anglin R et al: Lost in Translation: The gut microbiota in psychiatric illness. *Canadian Journal of Psychiatry* 2015; 60: 460–463

3 Dawkins R: *The Extended Phenotype*. Oxford University Press (Oxford), 1982

4 Ferguson DJ: *Toxoplasma gondii*: 1908–2008, homage to Nicolle, Manceaux and Splendore. *Memórias do Instituto Oswaldo Cruz*, Rio de Janeiro 2009; 104: 2, 131–148

5 Finsterer J, Auer H: Parasitoses of the human central nervous system. *Journal of Helminthology* 2013; 87: 257–270

6 Hoover K et al: A Gene for the extended phenotype. *Science* 2011; 333: 1401

7 Huber G: *Psychiatrie*. Schattauer (Stuttgart), 2005

8 Kramer P, Bressan P: Humans as superorganisms: How microbes, viruses, imprinted genes, and other selfish entities shape our behaviour. *Perspectives on Psychological Sciences* 2015; 10: 464–481

9 Teuscher E, Lindequist U: *Biogene Gifte*. Gustav Fischer (Stuttgart), 1994

10 Thomas F et al: Can we understand modern humans without considering pathogens? *Evolutionary Applications* 2012; 368–379

11 Wolinsky H: A mythical beast. Increased attention highlights the hidden wonders of chimeras. *EMBO Reports* 2007; 8: 212–214

12 Yu N et al: Disputed maternity leading to identification of tetragametic chimerism. *New England Journal of Medicine* 2002; 346: 20, 1545–1552

Register

Oocysten 162, 177
Ophelia 174
Organtransplantationen 150
Osmanisches Reich 31, 51
Oströmisches Reich 41
OVLT 133

Polnische Krankheit 95
Polymorphus paradoxus 7
Porphyrismus 160
Posttraumatische Belastungsstörung 78
Prädisposition, genetische 75, 182
Präservative 102
Praziquantel 71
Primaten 114
Promiskuität 109
Prophylaxe, postexpositionelle 150, 156
Prostitution 104 f., 109
Prout, William 63
Prowazek, Stanislaus von 29
Psyche 109, 134, 163, 175
Psychiater 177
Psychiatrie 93, 135
–, romantische 107
Psychopharmaka 121, 128, 175
Psychosen 145
Psychotherapie 182
Pulex irritans 35, 37, 40
Purgieren 154

Q
Quarantäne 45
Quecksilberbehandlung 21, 97 ff.
Quecksilberpräparate 105, 110

R
Rabiesvirus 148, 152, 158, 160
RABV 148, 158
Rachenentzündung 133
Rachenlähmung 152
Raphe-Kerne 152
Rasieren 18
Raspelhüss 100

Ratten 39, 45, 49, 52 f., 56, 162 f., 165 f., 178
Rattenbekämpfung 55
Rattenblech 50
Rattenfloh 40, 49, 52–55
–, Indischer 40
–, Tropischer 37, 40
Rattus norvegicus 50
Rattus rattus 49
Raumschiffe 144
Reaktionszeit, verlängerte 170
Reizbarkeit 129, 134, 172
Reizdarm 74, 76
repetitive Elemente 86
Reservoir 57, 158
Restauratio imperii 56
Rhabdoviren 158
Rheuma 136
rheumatisches Fieber, akutes 128, 130, 132
Rhinogradentia 142 f.
Ricketts, Howard T. 29 f.
Rickettsia prowazekii 22, 30 f., 184
Rickettsien 23
Rickettsiosen 23
Riechbahn 133
Riechkolben 115, 127
Riechnerven 134, 141
Riechvermögen, Beeinträchtigung 115
Riechzentrum 133
Rifampicin 69
Rind 162
Ringelwürmer 59
Risikobereitschaft 165, 168, 170
RNA-Virus 114
Robert Koch-Institut 118, 120, 125
Rocha-Lima, Henrique da 30
Rokoko 97

Wildvögel 178
Wilhelmine von Bayreuth 21
Winkle, Stefan 152
Wipfelkrankheit 8, 181
Wirt 184
Wolbach, Burt 79
Wolbachia 10, 69 f., 79–88
Wolf 148, 152 f.
Wolfe, Nathan 10, 148
Wollhynisches Fieber 23, 27
Wucherer, Otto 63
Wuchereria 69, 184 f.
– bancrofti 61 ff.
Wunderarzneien 100, 154
Wurfmaschinen 42
Würmer 74 f.
Wurmindex 72 f.
Wurminfektionen 59, 70 f.
Wurmkur 75, 87
Wurmschneider 148
Wurmtherapie 77
Wut, rasende 149
Wut, stille 149
Wut, stumme 152
Wutanfälle, heftige 149
Wutausbrüche 145
Wutkrankheit 147
Wutverhalten 152

X

Xenopsylla cheopis 37, 40

Y

Yersin, Alexandre 52 f.
Yersinia Murine Toxin 37
Yersinia pestis 37 f., 40 f., 52, 55, 57, 184
Yersinia pseudotuberculosis 38
ymt-Gen 37

Z

Zählzwang 129
Zecken 29, 136
Zeidler, Othmar 32
Zellteilung 80
Zentralafrika 61
Zentralnervensystem 108, 115, 127, 139, 144, 149 f., 183
Zika-Virus 87 f.
Zinsser, Hans 17, 26
Zöliakie 76
Zuckungen 128
Zwangsbewegungen 113
Zwangsgedanken 123
Zwangshandlungen 123, 129
Zwangsstörungen 127 f., 130–133, 145, 169, 175, 182
Zwangssymptome 130
Zwick, Wilhelm 113
Zwillinge 179 f.
Zwischenwirt 61, 162, 185
Zysten 161 f., 173
Zytokine 9, 75 f., 108, 152

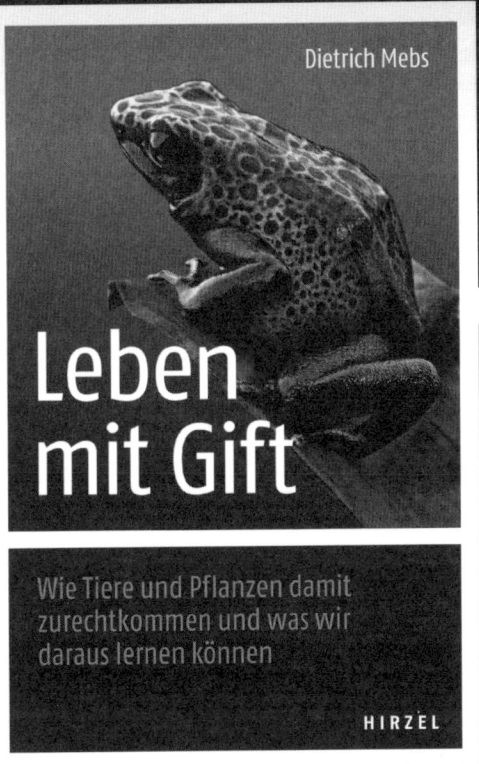